"十四五"普通高等教育本科规划教材

供基础、临床、护理、预防、口腔、中医、药学、医学技术类等专业用

医用物理学

（第6版）

主　编　李　辉　徐春环

副 主 编　李葵花　罗亚梅　魏　冀

编　　委（按姓名汉语拼音排序）

高　杨（牡丹江医学院医学影像学院）

郭　凯［贵州医科大学生物与工程学院（健康
医药现代产业学院）］

贺　兵（西南医科大学医学信息与工程学院）

黄世祥［贵州医科大学生物与工程学院（健康
医药现代产业学院）］

李　辉（北京大学医学部医学技术研究院）

李葵花（承德医学院生物医学工程系）

罗亚梅（西南医科大学医学信息与工程学院）

马　慧［贵州医科大学生物与工程学院（健康
医药现代产业学院）］

孙大公（北京大学医学部医学技术研究院）

魏　冀［贵州医科大学生物与工程学院（健康
医药现代产业学院）］

徐春环（牡丹江医学院医学影像学院）

北京大学医学出版社

YIYONG WULIXUE

图书在版编目（CIP）数据

医用物理学 / 李辉，徐春环主编．—6版．—北京：
北京大学医学出版社，2024.6（2024.8 重印）
ISBN 978-7-5659-3083-6

Ⅰ．①医…　Ⅱ．①李…②徐…　Ⅲ．①医用物理学－
医学院校－教材　Ⅳ．①R312

中国国家版本馆CIP数据核字（2024）第037858号

医用物理学（第 6 版）

主　　编：李　辉　徐春环
出版发行：北京大学医学出版社
地　　址：（100191）北京市海淀区学院路 38 号　北京大学医学部院内
电　　话：发行部 010-82802230；图书邮购 010-82802495
网　　址：http://www.pumpress.com.cn
E-mail：booksale@bjmu.edu.cn
印　　刷：北京溢漾印刷有限公司
经　　销：新华书店
责任编辑：刘云涛　　责任校对：靳新强　　责任印制：李　啸
开　　本：850 mm×1168 mm　1/16　印张：15.25　字数：436 千字
版　　次：2009 年 6 月第 1 版　2024 年 6 月第 6 版　2024 年 8 月第 2 次印刷
书　　号：ISBN 978-7-5659-3083-6
定　　价：39.00 元

第 5 轮修订说明

国务院办公厅印发的《关于加快医学教育创新发展的指导意见》提出以新理念谋划医学发展、以新定位推进医学教育发展、以新内涵强化医学生培养、以新医科统领医学教育创新，要求全力提升院校医学人才培养质量，培养仁心仁术的医学人才，发挥课程思政作用，着力培养医学生救死扶伤精神。《教育部关于深化本科教育教学改革全面提高人才培养质量的意见》要求严格教学管理，把思想政治教育贯穿人才培养全过程，全面提高课程建设质量，推动高水平教材编写使用，推动教材体系向教学体系转化。《普通高等学校教材管理办法》要求全面加强党的领导，落实国家事权，加强普通高等学校教材管理，打造精品教材。以上这些重要文件都对医学人才培养及教材建设提出了更高的要求，因此新时代本科临床医学教材建设面临更大的挑战。

北京大学医学出版社出版的本科临床医学专业教材，从 2001 年第 1 轮建设起始，历经多轮修订，高比例入选了教育部"十五""十一五""十二五"普通高等教育国家级规划教材。本套教材因骨干建设院校覆盖广，编委队伍水平高，教材体系种类完备，教材内容实用、衔接合理，编写体例符合人才培养需求，实现了由纸质教材向"纸质+数字"的新形态教材转变，得到了广大院校师生的好评，为我国高等医学教育人才培养做出了积极贡献。

为深入贯彻党的二十大精神，落实立德树人根本任务，更好地支持新时代高等医学教育事业发展，服务于我国本科临床医学专业人才培养，北京大学医学出版社有选择性地组织各地院校申报，通过广泛调研、综合论证，启动了第 5 轮教材建设，共计53 种教材。

第 5 轮教材建设延续研究型与教学型院校相结合的特点，注重不同地区的院校代表性，调整优化编写队伍，遴选教学经验丰富的学院教师与临床教师参编，为教材的实用性、权威性、院校普适性奠定了基础。第 5 轮教材主要做了如下修订：

1. 更新知识体系

继续以"符合人才培养需求、体现教育改革成果、教材形式新颖创新"为指导思想，坚持"三基、五性、三特定"原则，对照教育部本科临床医学类专业教学质量国家标准，密切结合国家执业医师资格考试、全国硕士研究生入学考试大纲，结合各地院校教学实际更新教材知识体系，更新已有定论的理论及临床实践知识，力求使教材既符合多数院校教学现状，又适度引领教学改革。

2. 创新编写特色

以深化岗位胜任力培养为导向，坚持引入案例，使教材贴近情境式学习、基于案例的学习、问题导向学习，促进学生的临床评判性思维能力培养；部分医学基础课教材设置"临床联系"模块，临床专业课教材设置"基础回顾"模块，探索知识整合，体现学科交叉；启发创新思维，促进"新医科"人才培养；适当加入"知识拓展"模块，引导学生自学，探索学习目标设计。

3. 融入课程思政

将思政元素、党的二十大精神潜移默化地融入教材中，着力培养学生"敬佑生命、救死扶伤、甘于奉献、大爱无疆"的医者精神，引导学生始终把人民群众生命安全和身体健康放在首位。

4. 优化数字内容

在第4轮教材与二维码技术结合，实现融媒体新形态教材建设的基础上，改进二维码技术，优化激活及使用形式，按章（或节）设置一个数字资源二维码，融知识拓展、案例解析、微课、视频等于一体。

为便于教师教学、学生自学，编写了与教材配套的 PPT 课件。PPT 课件统一制作成压缩包，用微信"扫一扫"扫描教材封底激活码，即可激活教材正文二维码，导出 PPT 课件。

第5轮教材主要供本科临床医学类专业使用，也可供基础、护理、预防、口腔、中医、药学、医学技术类等开设相同课程的专业使用，临床专业课教材同时可作为住院医师规范化培训辅导教材使用。希望广大师生多提宝贵意见，反馈使用信息，以便我们逐步完善教材内容，提高教材质量。

序

医学关乎人类生命的存在与繁衍，医学卫生事业的发展涉及国家安全、经济发展、社会文明和人民福祉。医者德为先，能为重，技为精。医学教育应既科学、严谨、规范，又充满温情与关怀。"健康中国"的美好愿景与目标，激励着医务工作者为之奋斗。医学教育要坚守为国育才、立德树人的根本任务，落实《关于深化新时代学校思想政治理论课改革创新的若干意见》《高等学校课程思政建设指导纲要》《教育部关于深化本科教育教学改革全面提高人才培养质量的意见》《关于深化医教协同进一步推进医学教育改革与发展的意见》《关于加快医学教育创新发展的指导意见》等文件精神，以适应我国"大医学、大卫生、大健康"的发展需求，为"健康中国"筑牢人才基础。

近年来，高等院校探索新医科建设，推进现代医学教育教学新模式，坚持以人和健康为中心，建立健全覆盖生命全周期和健康全过程、"促防诊控治康"一体化的人才培养体系，高度重视身心、社会、环境等要素，融通医工理文学科，提升新时代医学生的整体素养；运用现代数字信息技术，增强情境化教学，加强临床实践教学，有效地提高了学生专业胜任力。同时，高等院校深化落实党和国家关于加强大学生思想政治教育的指示精神，将思想政治教育贯穿于人才培养体系和课程教学，使习近平新时代中国特色社会主义思想进课堂、入头脑，培养人民群众满意的、医术精湛的社会主义卫生健康事业接班人。

北京大学是经历过百年洗礼的老校，为我国建设和发展做出了杰出贡献，与全国医学教育界的同道们共同努力，在医学教育教学研究、教师培养、教材建设、实践教学规范等多方面不断改革创新。北京大学医学出版社秉承医学教育宗旨，落实党和国家对教材建设的要求和任务，立足北大医学，服务全国高等医学教育，与各院校教师一起不懈努力，打造精品教材，以高质量完成课程教学活动的"最后一公里"。本套本科临床医学专业教材是在教育及卫生健康部门领导的关心指导下，由医学教育专家顶层设计，北京大学医学部携手全国各兄弟院校群策群力、共同建设的成果。本套教材多年来与高等医学教育改革相伴而行，与时俱进，历经多轮修订，体系日趋完善，符合专业要求，编写队伍与院校构成合理，编写体例不断优化创新，实现了纸质教材与数字教学资源结合的精品新形态教材建设。实践证明，这套教材满足本科医学教育的专业标准要求，在适应多数院校的教学能力与资源的情况下，能很好地引导、深化专业教学，已成为本科医学人才培养的精品教材，为我国高等医学教育事业发展做出了突出贡献。

第5轮教材建设坚持以习近平新时代中国特色社会主义思想为指引，积极探索思政元素融入教材，落实立德树人根本任务，坚持现代医学教育理念，体现生命全周期、健康全覆盖的整体要求，与相关学科恰当融合，全面更新了医学知识和能力体系，体现了"中国本科医学教育标准—临床医学专业（2022）"的要求，配合教学模式与方法的改革，吸收"金课程"建设经验，优化教材体例，融入医学文化，重视中华医学文明，强调适用、实用，行稳致远，开创新局，锤炼精品。

在第 5 轮教材出版之际，欣为之序。相信第 5 轮教材的高质量建设一定会为我国新时代高等医学教育人才培养和健康中国事业发展做出更大贡献。

前　言

　　物理学是研究物质的基本结构、基本运动形式及相互作用的自然科学。物理学的基本理论已渗透到自然科学的各个领域，并已应用于生产技术的许多部门，是其他自然科学和工程技术的基础。同时，在人类追求真理、探索未知世界的过程中，物理学所展现的一系列科学的世界观和方法论也深刻地影响着人类对物质世界的基本认识以及人类的思维方式和社会生活方式，是人类文明发展的基石，在人才的科学素质培养中具有十分重要的地位。物理学是公共基础课程，医学生学习物理学可以掌握物理学的基本概念、原理和方法，获得对自然界的基本认识，提高分析问题、解决问题的能力，在物理学课程学习中得到的训练对于自身科学素质的养成、研究能力的提高和科学世界观的形成也是其他课程无法替代的。正因如此，医学生在物理学课程上的学习成果将支撑他们今后的学习、研究和工作。

　　当然，物理学涉及的物理现象丰富，理论体系庞大，研究方法灵活多样，并且与大量的实验现象紧密结合，这些会使很多非物理学专业（特别是医学专业）的学生感到物理学课程难度大、掌握困难。要想学好物理学，就需要了解物理学课程的特点，应将物理学的基本概念、基本原理和基本方法作为学习的重点，学习、体会物理学对于不同研究对象、不同运动形式所使用的研究手段和研究方法，寻找它们之间的联系和区别，思考这些研究手段和方法可以解决哪些实际问题。对于重要的公式，要清楚各个变量的物理意义，了解公式推导或证明的思路和过程，明确适用条件和范围。其实，并不是所有公式都要死记硬背，知道公式的由来后，只需牢记少数几个最基本的公式，其他公式都可以由之推导出来。应摒弃中学应试的学习方法，对待习题的态度不应只关注结果，更要注重解题过程，把习题答案背下来应付考试的学习方式一定会事与愿违。本书设置了习题，目的是帮助学生巩固知识、查找问题，解题时分析、思考解决问题的思路和方法才是最重要的。得到习题答案后应养成对结果进行讨论、反思的习惯，应能举一反三。总之，掌握正确的学习方法才能体会到物理学的简洁明快、均衡对称以及和谐统一的科学美。

　　本书是在《医用物理学》（第 5 版）基础上修改、补充而成的，除改正了第 5 版中发现的错误并使文字更加准确、流畅而易于理解外，与第 5 版相比，主要改动如下：①第 4 章增加了"分子动理论基础"一节；②在章（或节）前设置了案例，在正文中穿插了"临床应用"及"知识拓展"模块，并在相关模块中融入课程思政元素；③在各章中均设置了二维码，对教学资源进行了补充。读者可以通过手机扫码链接到我们提供的数字教学资源，这些教学资源包括每章的案例解析、习题答案、章节小结、教学课件、视频演示以及教材的一些知识扩展内容；④对二维码在章、节中的设置以及二维码激活方式进行了改进；⑤对参考文献做了修改和补充。

　　本书主要由北京大学医学部、牡丹江医学院、贵州医科大学、西南医科大学及承德医学院的教师编写。在此感谢前几版所有编委打下的良好基础，感谢北京大学医学出版社给予的大力支持，特别感谢责任编辑的辛勤工作。也希望读者能对本书中的不当之处给予批评、指正，以利我们不断改进并提高教材的质量，更好地为读者服务。

李 辉

目 录

力学基本定律

力学（mechanics）是研究物体的机械运动规律及其应用的科学。机械运动是物体之间或物体内部各部分之间相对位置发生变化的运动。虽然物质世界存在多种多样的运动形态，但机械运动既是最基本、最直观的运动形式，也是研究复杂运动的基础。本章将以中学物理讨论过的质点在恒力作用下的运动规律为基础，介绍在变力作用下质点动力学的基本概念及规律，并进一步讨论特殊的质点系——刚体——在定轴转动中的一些基本规律。实际物体（如骨骼）一般不是刚体，在外力作用下会发生形变，本章最后讨论物体的弹性。

第一章数字资源

第一节　质点动力学的基本定律

动力学研究的是物体的运动和物体间相互作用的联系及其规律。当物体的大小和形状在运动中所起的作用可以忽略不计时，为使问题简化，可以把它抽象成一个只有质量而没有大小和形状的点，称为**质点**（point mass），质点是一个理想模型。质点动力学的基本规律是牛顿（I. Newton）运动定律。

案例 1-1

质点动力学的基本规律是牛顿运动定律。中学物理讨论的质点运动是在恒力作用下的运动。实际情况是，在运动过程中，作用在质点上的力会发生改变——包括大小和方向的改变。

问题：

在变力作用下，质点动力学的基本概念及规律是怎样表达的？

一、牛顿运动定律

（一）牛顿第一定律

任何物体都保持静止或匀速直线运动状态，直到其他物体的作用迫使它改变这种状态为止。

牛顿第一定律（Newton's first law）表明，如果没有其他物体的作用，则所研究的物体将保持其静止或匀速直线运动状态，物体的这种性质称为物体的**惯性**（inertia），因此，牛顿第一定律也称为**惯性定律**（inertial law）。牛顿第一定律还表明，要改变物体的运动状态使物体产生加速度，一定要有其他物体对其施加作用，这种作用就是**力**（force），也就是说，力是物体获得加速度的原因。

（二）牛顿第二定律

物体受到外力作用时，获得的加速度的大小与合外力的大小成正比，与物体的质量成反比；获得的加速度的方向与合外力的方向相同。

牛顿第二定律（Newton's second law）确定了物体的加速度 a 与其所受的力 F 以及质量 m 之间的联系，在国际单位制中，牛顿第二定律的数学表达式为

$$F = ma \tag{1-1}$$

该定律表明，任何两个物体在同样大小的合外力作用下，质量大的物体获得的加速度较小，而质量小的物体获得的加速度较大，即质量是改变物体运动状态难易程度的物理量，是物体惯性的量度。因此，这一意义下的质量称为**惯性质量**（inertial mass）。

（三）牛顿第三定律

当物体 A 以力 F 作用在物体 B 上时，物体 B 也必定同时以力 F' 作用在物体 A 上；F 和 F' 在同一直线上，大小相等，方向相反。其数学表达式为

$$F = -F' \tag{1-2}$$

这两个力分别作用在不同的物体上，其中一个力称为作用力，另一个力称为反作用力，它们是相同性质的力。力学中常见的力有三种：万有引力、弹性力和摩擦力。

实验表明，牛顿运动定律不是对任何参照系都成立的。例如，一辆 A 车静止停放在站台上，车对地面静止，加速度为零，因为该车受的合外力为零，牛顿运动定律对地面参照系成立；当另一辆 B 车加速驶过站台时，在 B 车上的观察者看来，A 车是在向相反方向做加速运动，但 A 车受力情况并未改变，合外力为零。因此，对加速运动的 B 车参照系，牛顿运动定律不成立。凡是牛顿定律成立的参照系，称为**惯性参照系**（inertial system），简称**惯性系**。凡是牛顿运动定律不成立的参照系，称为**非惯性参照系**（non-inertial system），简称**非惯性系**。相对于惯性系做匀速直线运动的参照系都是惯性系。实际中是根据实验观察来判断一个参照系是否是惯性系。太阳参照系——以太阳中心为坐标原点，坐标轴指向固定方向——是惯性系。地心参照系近似为惯性系。研究地面物体的运动时，常以地面为参照系，该参照系也近似为惯性系。

二、动能定理、功能原理和机械能守恒定律

质点在力的作用下会发生运动状态、空间位置、运动形式等方面的改变，同时当力对质点做功时，质点的能量也会发生变化。功和能量的概念是解决动力学问题的另一途径。

（一）力的功

1. 恒力的功　设物体（可视为质点）在恒力 F 的作用下沿直线运动，位移为 r，力 F 的方向和质点的运动方向的夹角为 θ，如图 1-1 所示，则**力在位移方向的分量与该位移大小的乘积，就是力 F 对质点所做的功**（work），用 A 表示，即

$$A = F\cos\theta \cdot r \tag{1-3}$$

功是标量（见知识拓展），只有大小，没有方向。在功的表达式中，力和位移都是矢量，按照矢量标积的定义，式（1-3）可写成

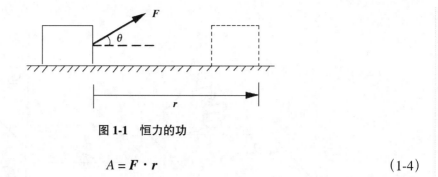

图1-1　恒力的功

$$A = \boldsymbol{F} \cdot \boldsymbol{r} \tag{1-4}$$

 知识拓展

矢量的标积和矢积

　　两个矢量相乘，有两种不同的结果。两矢量相乘得到一个标量的，称为**标积**（或称**点积**）；两矢量相乘得到一个矢量的，称为**矢积**（或称**叉积**）。

　　1. 矢量的标积　设 $\boldsymbol{A}$、$\boldsymbol{B}$ 为任意两个矢量，它们的夹角为 α，它们的标积用 $\boldsymbol{A} \cdot \boldsymbol{B}$ 表示，定义为

$$\boldsymbol{A} \cdot \boldsymbol{B} = AB \cos\alpha$$

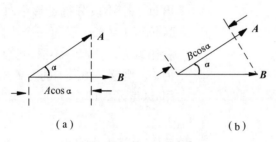

（a）　　　　　　　　　　（b）

图1　矢量的标积

　　可见 $\boldsymbol{A} \cdot \boldsymbol{B}$ 是一个数值，等于 $AB \cos\alpha$ 的标量，它等于矢量 $\boldsymbol{A}$ 在矢量 $\boldsymbol{B}$ 方向上的投影 $A\cos\alpha$ 与矢量 $\boldsymbol{B}$ 的大小的乘积 [如图1（a）所示]，也等于矢量 $\boldsymbol{B}$ 在矢量 $\boldsymbol{A}$ 方向上的投影 $B\cos\alpha$ 与矢量 $\boldsymbol{A}$ 的大小的乘积 [如图1（b）所示]。可以证明，标积的运算遵从交换律与分配律，即

$$\boldsymbol{A} \cdot \boldsymbol{B} = \boldsymbol{B} \cdot \boldsymbol{A}$$
$$\boldsymbol{A} \cdot (\boldsymbol{B} + \boldsymbol{C}) = \boldsymbol{A} \cdot \boldsymbol{B} + \boldsymbol{A} \cdot \boldsymbol{C}$$

　　2. 矢量的矢积　设 $\boldsymbol{A}$、$\boldsymbol{B}$ 为任意两个矢量，它们之间小于180°的夹角为 α，它们的矢积用 $\boldsymbol{A} \times \boldsymbol{B}$ 表示，其大小为 $AB \sin\alpha$，方向垂直于 $\boldsymbol{A}$ 和 $\boldsymbol{B}$ 组成的平面，并用右手螺旋法则确定：伸开右手拇指，将其余四指并拢沿 $\boldsymbol{A}$ 的方向伸出，并从 $\boldsymbol{A}$ 经小于180°向 $\boldsymbol{B}$ 弯曲，与四指垂直的拇指所指的方向即为 $\boldsymbol{A} \times \boldsymbol{B}$ 的方向 [如图2（a）所示]。

　　由图2（b）可以看出

$$\boldsymbol{A} \times \boldsymbol{B} = -\boldsymbol{B} \times \boldsymbol{A}$$

因此矢积运算不符合交换律，但可以证明它仍遵从分配律，即

$$\boldsymbol{A} \times (\boldsymbol{B} + \boldsymbol{C}) = \boldsymbol{A} \times \boldsymbol{B} + \boldsymbol{A} \times \boldsymbol{C}$$

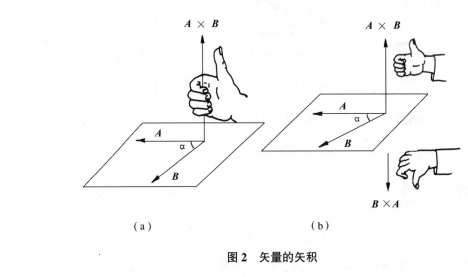

图 2　矢量的矢积

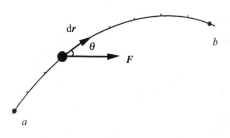

图 1-2　变力的功

2. 变力的功　即质点在变力作用下沿任意曲线由 a 点运动到 b 点的过程中，研究变力对质点做功的情况。如图 1-2 所示，将路径 ab 分成许多小段，当每一个小段分得足够小时，小段弧可看作直线，弧长等于弦长，且每一个小段上作用于质点的力可看作恒力。任取一小段，位移为 $\mathrm{d}\boldsymbol{r}$，相应的作用力为 $\boldsymbol{F}$，则这一小段上的力 $\boldsymbol{F}$ 对质点所做的功为元功，用 $\mathrm{d}A$ 表示，即

$$\mathrm{d}A = \boldsymbol{F} \cdot \mathrm{d}\boldsymbol{r} = F\cos\theta\,\mathrm{d}r \tag{1-5}$$

式中，θ 为 $\boldsymbol{F}$ 与 $\mathrm{d}\boldsymbol{r}$ 的夹角。将整个路径的所有元功加起来，即可得到力沿整个路径对质点做的功。当 $\mathrm{d}\boldsymbol{r}$ 取无限小时，即得到

$$A = \int_a^b \boldsymbol{F} \cdot \mathrm{d}\boldsymbol{r} = \int_a^b F\cos\theta\,\mathrm{d}r \tag{1-6}$$

此式为功的一般定义式。可以看出，功是力对空间的积累效应。根据 F 与 θ 随路程 r 变化的函数关系，可由上式用积分法求出功的量值。

在国际单位制中，功的单位是焦耳（J）。

3. 功率　功率是描述力对质点做功快慢的物理量。设在 Δt 时间内完成的功为 ΔA，则这段时间的平均功率为

$$\overline{P} = \frac{\Delta A}{\Delta t}$$

当 Δt 趋于零时，即得到 t 时刻的**瞬时功率**（instantaneous power），简称**功率**

$$P = \lim_{\Delta t \to 0} \frac{\Delta A}{\Delta t} = \frac{\mathrm{d}A}{\mathrm{d}t} \tag{1-7}$$

由式（1-5）得

$$P = \boldsymbol{F} \cdot \boldsymbol{v} = F\cos\theta v \tag{1-8}$$

由此可见，**功率等于力在速度方向的分量和速度大小的乘积**。

在国际单位制中，功率的单位是瓦特（W）。

（二）动能和动能定理

如图 1-3 所示，设质点在变力 F 作用下，沿任意曲线从 a 点运动到 b 点，将牛顿第二定律代入功的定义式（1-6），即得到在此过程中合外力所做的功为

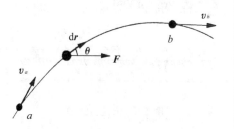

$$A = \int_a^b F \cdot dr = \int_a^b F \cos\theta \, dr = m \int_a^b a_t \, dr$$

其中 a_t 为质点的切向加速度，由于

$$a_t = \frac{dv}{dt}, \quad dr = v \, dt$$

图 1-3　动能定理

得

$$A = m \int_a^b \frac{dv}{dt} v \, dt = m \int_a^b v \, dv = \frac{1}{2} m v_b^2 - \frac{1}{2} m v_a^2 \tag{1-9}$$

式中，v_a 和 v_b 分别表示质点在 a 点和 b 点时的速率。式（1-9）说明，力做功的结果改变了物体的运动状态。定义物体的质量与其运动速率的平方的乘积的 1/2 为物体的动能（kinetic energy），用 E_k 表示，即

$$E_k = \frac{1}{2} m v^2 \tag{1-10}$$

式（1-9）可以写为

$$A = E_{kb} - E_{ka} \tag{1-11}$$

式中，E_{ka} 和 E_{kb} 分别表示质点在 a 点和 b 点的动能。该式表明，**合外力对质点所做的功等于质点动能的增量**——这一结论称为**动能定理**（theorem of kinetic energy）。

根据动能定理，仅由始末状态的动能就可以得到整个过程中力对物体做的功，即后者不涉及运动过程。因此，在解决某些力学问题时，应用动能定理要比应用牛顿第二定律更简便。

动能是物体运动状态的单值函数，当运动速度发生变化时，动能随之而变。动能是标量，在国际单位制中，动能的单位（J）与功的单位相同。

（三）保守力和势能

1. 重力的功　如图 1-4 所示，一质量为 m 的质点在重力作用下沿任一曲线 acb 由 a 点运动到 b 点的过程中，重力所做的功为

$$A = \int_{acb} mg \cos\theta \, dr = \int_a^b -mg \, dh$$

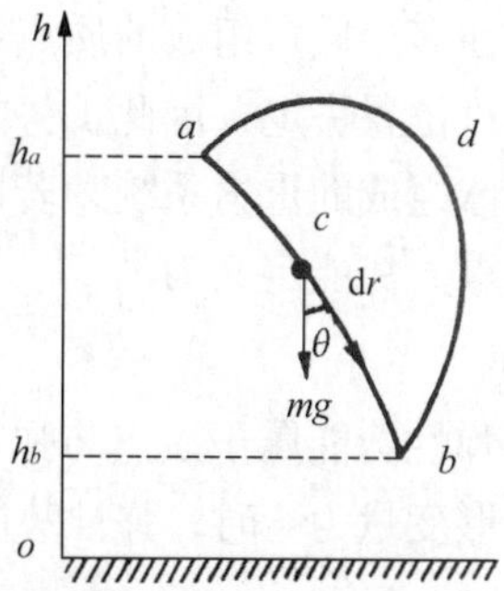

积分得

$$A = -mg(h_b - h_a) = mgh_a - mgh_b \tag{1-12}$$

式中，h_a 和 h_b 分别为 a 点和 b 点相对于参考平面的高度。

图 1-4　重力的功

若质点沿另一路径 adb 由 a 点运动到 b 点，则重力的功仍为同一结果。由此可见，重力的功只与受力物体的始末位置有关，与物体所经历的路径无关。

当质点沿闭合路径 $acbda$ 运动一周时，重力所做的功为

$$A = \oint -mg \, dh = \int_{acb} -mg \, dh + \int_{bda} -mg \, dh = 0 \tag{1-13}$$

即质点沿闭合路径运动一周，重力所做的功为零。

2. 弹性力的功　以弹簧的弹性力为例说明。如图 1-5 所示，将一轻弹簧置于光滑水平桌

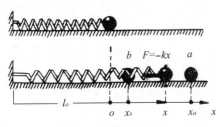

图1-5　弹性力的功

面上，一端固定，另一端连接一物体（可视为质点），O点是弹簧既没有被压缩也没有被拉伸时质点的位置，称为**平衡位置**（equilibrium position）。当质点离开平衡位置、弹簧伸长 x 时，根据胡克定律，在弹性限度内，弹簧的弹性力为

$$F = -kx \tag{1-14}$$

其中比例系数 k 称为弹簧的**劲度系数**（coefficient of stiffness），简称**劲度**。

在质点由图中 a 点运动到 b 点的过程中，力与位移始终同向，故式（1-6）中的 $\cos\theta = 1$，于是弹性力对物体所做的功为

$$A = \int_{xa}^{x_b} \boldsymbol{F} \cdot \mathrm{d}\boldsymbol{x} = \int_{x_a}^{x_b} -kx\mathrm{d}x = \frac{1}{2}kx_a^2 - \frac{1}{2}kx_b^2 \tag{1-15}$$

由此可见，弹性力的功也是仅由物体的始末位置决定的，而与路径无关。这就是说，若物体由 a 点出发，在弹性限度内，弹簧无论经过怎样的伸长和压缩，物体再到达 b 点，弹性力的功仍为同一结果。若物体回到 a 点，则弹性力的功为零。

综上所述，重力和弹性力具有共同的特点：它们所做的功都与运动物体所经历的路径无关，而由运动物体的起点和终点的位置决定，或者说，沿闭合路径它们对物体所做的功为零。

如果沿任意闭合路径运动一周，力对物体所做的功为零，则这种力称为**保守力**（conservative force），否则称为**非保守力**（non-conservative force）。非保守力做功与路径有关。除重力和弹性力外，万有引力、静电力、分子力等也是保守力。摩擦力是非保守力。

由式（1-12）和（1-15）可以看出，物体的始末位置不同，保守力做功不同；始末位置一定，保守力所做的功就是定值，因为这个定值完全取决于物体的位置。因此，可以引入一个作为位置函数的物理量，称为**势能**（potential energy），用 E_p 表示。不同的保守力有不同类型的势能。与重力相应的势能称为**重力势能**（gravitational potential energy），与弹性力相应的势能称为**弹性势能**（elastic potential energy）。

在多个质点组成的质点系中，保守力是质点系内各质点之间的相互作用力，且势能由质点的相对位置决定，因此，势能是质点系所共有的，而不是某个质点独有的。重力势能属于质点和地球组成的重力系统，若以地面为重力势能的零点，则当质量为 m 的质点距地面的高度为 h 时，重力势能定义为

$$E_\mathrm{p} = mgh \tag{1-16}$$

弹性势能属于质点与弹簧组成的弹性系统，若选取弹簧无形变时为弹性势能的零点，则当弹簧形变量为 x 时，弹性势能定义为

$$E_\mathrm{p} = \frac{1}{2}kx^2 \tag{1-17}$$

系统的势能是状态的单值函数，它的量值随状态的变化而改变。势能是标量，其单位与动能的单位相同。

引入势能之后，式（1-12）和（1-15）可写成

$$A = E_{\mathrm{p}a} - E_{\mathrm{p}b} = -(E_{\mathrm{p}b} - E_{\mathrm{p}a}) \tag{1-18}$$

由此可见，**保守力对物体做的功等于相应的势能增量的负值**，这就是保守力做功与势能的关系。

（四）功能原理和机械能守恒定律

如上所述，势能是质点系共有的，而动能定理是对系统中单个质点而言的。

若将动能定理用于质点系中的所有质点，则每个质点都可以得到如式（1-11）形式的动能定理，将所有等式左右两端分别求和，即得到

$$\Sigma A = \Sigma E_{kb} - \Sigma E_{ka} \tag{1-19}$$

其中 ΣA 代表作用在质点系内所有质点上的力所做的功的总和，ΣE_{ka} 和 ΣE_{kb} 分别表示质点系内所有质点在始态和末态时动能的总和。

在质点系内，质点受到的力可以分为两类，一类是系统外物体对系统内质点施加的作用力，称为**外力**（external force），也就是系统的外力；另一类是系统内质点之间的相互作用力，称为**内力**（internal force）。内力又可分为保守内力和非保守内力。这样式（1-19）可写成

$$\Sigma A_{外} + \Sigma A_{保内} + \Sigma A_{非保内} = \Sigma E_{kb} - \Sigma E_{ka}$$

又因保守内力做功等于势能增量的负值，即

$$\Sigma A_{保内} = -(\Sigma E_{pb} - \Sigma E_{pa})$$

代入上式得

$$\Sigma A_{外} + \Sigma A_{非保内} = (\Sigma E_{kb} - \Sigma E_{ka}) + (\Sigma E_{pb} - \Sigma E_{pa}) = \Sigma E_b - \Sigma E_a \tag{1-20}$$

式中

$$\Sigma E = \Sigma E_k + \Sigma E_p \tag{1-21}$$

称为系统的**机械能**（mechanical energy）。式（1-20）表明，**系统外力的功和非保守内力的功的代数和等于系统机械能的增量**，这一结论称为系统的**功能原理**（work-energy principle）。

根据功能原理，当

$$\Sigma A_{外} + \Sigma A_{非保内} = 0$$

时，得到

$$\Sigma E_{kb} + \Sigma E_{pb} = \Sigma E_{ka} + \Sigma E_{pa} \tag{1-22}$$

该式说明，如果一个系统只有保守内力做功，而其他内力和一切外力都不做功或它们做功的总和为零，则系统内各质点的动能和各种势能之间可以互相转换，但系统的机械能保持不变，这一结论称为**机械能守恒定律**（law of conservation of mechanical energy）。

三、动量定理和动量守恒定律

牛顿第二定律说明了力和受力物体产生的加速度之间的瞬时关系。事实上，力对物体的作用总要持续一定的时间，力的时间累积效应规律由动量定理给出。

1. 动量　物体的质量 m 和速度 v 的乘积，称为该物体的**动量**（momentum），用 P 表示，即

$$P = mv \tag{1-23}$$

动量是矢量，在国际单位制中，动量的单位是千克·米·秒$^{-1}$（kg·m·s^{-1}）。

牛顿第二定律用动量表示的形式为

$$F = \frac{dP}{dt} = \frac{d(mv)}{dt} \tag{1-24}$$

该式具有更为普遍的意义。

2．冲量及动量定理　设质量为 m 的质点，在变力 F 的作用下，由时刻 t_1 运动到时刻 t_2 的过程中，速度相应地由 v_1 变为 v_2。在极短的时间间隔 dt 内，F 可看作恒力，由式（1-24）可得

$$F\,dt = dP$$

将上式积分得

$$\int_{t_1}^{t_2} F\,dt = \int_{P_1}^{P_2} dP = P_2 - P_1 \tag{1-25}$$

其中上式左侧积分代表力在一段时间 $(t_2 - t_1)$ 内的累积，称为力在该时间内的**冲量**（impulse），用 I 表示，则

$$I = \int_{t_1}^{t_2} F\,dt \tag{1-26}$$

冲量是矢量，在国际单位制中，冲量的单位是牛顿·秒（N·s）。由此式（1-25）可表示为

$$I = P_2 - P_1 = mv_2 - mv_1 \tag{1-27}$$

上式表示，**质点在运动过程中所受合外力的冲量等于该质点动量的增量。** 这一结论称为**动量定理**（theorem of momentum），动量定理说明了力对时间的累积效应引起了物体动量的增量。

式（1-27）是动量定理的矢量式，计算时常把式中的力和动量分解在直角坐标系的三个坐标轴上，合外力在各轴上分量的冲量等于质点在相应轴上动量的增量。

3．动量守恒定律　动量定理说明了一个质点在所受合外力作用下其动量会发生变化。对于由几个质点组成的质点系——其中各质点所受的力包括内力和外力，若该质点系不受外力或所受合外力为零，则质点系内各质点只有相互作用的内力，此时对每个质点应用动量定理

$$\int_{t_1}^{t_2} F_{i内}\,dt = P_{i2} - P_{i1}$$

对整个质点系的所有质点将上式两边求和，得到

$$\int_{t_1}^{t_2} \sum F_{i内}\,dt = \sum P_{i2} - \sum P_{i1}$$

根据牛顿第三定律，质点系中各质点间相互作用的内力都是成对出现、大小相等、方向相反的，因此，系统内力的矢量和为零，即

$$\sum F_{i内}\,dt = 0$$

因此得到

$$\sum P_{i2} = \sum P_{i1} \tag{1-28}$$

即

$$\sum P = 恒矢量 \tag{1-29}$$

上式表明，如果系统不受外力或所受合外力为零，则系统的总动量保持不变，这一结论称为**动量守恒定律**（law of conservation of momentum）。

第二节　刚体的定轴转动

前面讨论的是质点和质点系的运动规律，即物体在运动中的形状和大小是忽略不计的，物体被看作是质点。实际上，当物体受到力的作用时，其大小和形状都会发生或大或小的变化，即产生形变。在某些问题中，物体的大小或形状的改变可以忽略不计，这样的物体用**刚体**（rigid body）这一理想模型来表示。所谓刚体，就是在外力作用下其大小和形状都不发生变化的物体。刚体也可以被视为一个特殊的质点系，其中任意两个质点之间的距离保持不变。因此，刚体在运动过程中或与其他物体相互作用过程中不会发生任何形变。

案例 1-2

　　刚体的运动分为平动和转动，其转动规律以转动定律描述。牛顿运动定律 $F = ma$ 与刚体定轴转动定律 $M = J\beta$ 两者在形式上相同，各物理量有相应的类比性。但转动惯量 J 却包含有几何属性，同一个物体相对不同的旋转中心呈现出的转动惯量是不同的。例如一支铅笔，用手指夹住笔杆中心旋转（晃动）和夹住笔杆一端旋转（晃动）能明显感觉到用力（矩）不同。

　　问题：

　　1. 物体转动状态的改变遵循的物理规律是什么？

　　2. 转动惯量是由哪些因数决定的？

一、平动和转动

　　刚体运动时，如果刚体上任何一条直线在运动过程中的方向始终保持不变，则这种运动称为**平动**（translation），如图 1-6 所示。刚体平动时，刚体上各点具有相同的位移、速度及加速度，因此可用刚体上任意一点的运动来代表整个刚体的运动。

　　前面关于质点运动的规律可以用来描述刚体的平动。刚体运动时，如果刚体上各点都绕同一直线做圆周运动，则刚体的这种运动称为**转动**（rotation），该直线则称为**转轴**（axis of rotation），如图 1-7 所示。转轴固定不动的转动称为**定轴转动**（rotation about fixed axis）。

　　刚体的一般运动可以看作是平动和转动这两类基本运动的合成。本节主要讨论刚体的定轴转动。

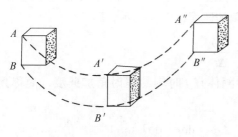

图 1-6　刚体的平动

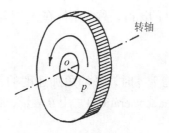

图 1-7　刚体的转动

二、刚体定轴转动的运动学

　　1. 描述刚体定轴转动的物理量　刚体做定轴转动时，刚体上任一点都在垂直于转轴的平面内做圆周运动。刚体上到转轴距离不同的点在半径不同的圆周上运动，它们有不同的位移、速度和加速度，因此不能用这些量来描述整个刚体的转动。然而，在相同的时间内，刚体上各点所转过的角度都相同，因此可用与角度相关的物理量来描述刚体的转动。

　　过刚体上任意一点并垂直于转轴的平面称为转动平面。设 P 点为任意转动平面内的任一点，如图 1-8 所示。由于 P 点是任意选取的，因此对 P 点运动状态的描述即是对整个刚体运

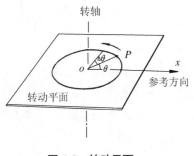

图 1-8   转动平面

动状态的描述。设 t 时刻半径线 OP 与参考方向 Ox 轴的夹角为 θ，则 θ 称为刚体在 t 时刻的**角坐标**（angular coordinate），它表示刚体在某时刻的位置。设 OP 在 Δt 时间内转过的角度为 $\Delta\theta$，$\Delta\theta$ 称为刚体在 Δt 时间内的**角位移**（angular displacement）。一般规定，刚体沿逆时针方向转动时，角位移取正值；沿顺时针方向转动时，角位移取负值。在国际单位制中，角位移的单位为弧度（rad）。

角位移 $\Delta\theta$ 与时间 Δt 的比值，称为刚体在 Δt 时间内的平均角速度，以 $\bar{\omega}$ 表示，即

$$\bar{\omega} = \frac{\Delta\theta}{\Delta t}$$

当 Δt 趋于零时，平均角速度的极限值称为刚体在 t 时刻的**瞬时角速度**，简称**角速度**（angular velocity），用 ω 表示，即

$$\omega = \lim_{\Delta t \to 0} \frac{\Delta\theta}{\Delta t} = \frac{\mathrm{d}\theta}{\mathrm{d}t} \tag{1-30}$$

角速度是矢量，其方向由右手螺旋法则确定，即右手拇指伸直，四指沿转动方向弯曲，拇指所指方向即为角速度矢量 $\boldsymbol{\omega}$ 的方向，如图 1-9 所示。

刚体绕定轴转动时，角速度的方向只能沿着转轴，因此可以把角速度当作标量，用正负号来表示其沿转轴向上或向下两种取向。

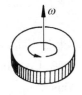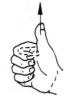

图 1-9   右手螺旋法则

在国际单位制中，角速度的单位为弧度·秒$^{-1}$（rad·s^{-1}）。刚体做匀速转动时，角速度是一个恒量。如果刚体做变速转动，设刚体在 t 时刻的角速度为 ω，在 $t+\Delta t$ 时刻的角速度为 $\omega+\Delta\omega$，则角速度的增量 $\Delta\omega$ 与时间 Δt 的比值，称为刚体在 Δt 时间内的**平均角加速度**，以 $\bar{\beta}$ 表示，即

$$\bar{\beta} = \frac{\Delta\omega}{\Delta t}$$

当 Δt 趋于零时，平均角加速度的极限值称为刚体在 t 时刻的**瞬时角加速度**，简称**角加速度**（angular acceleration），用 β 表示，即

$$\beta = \lim_{\Delta t \to 0} \frac{\Delta\omega}{\Delta t} = \frac{\mathrm{d}\omega}{\mathrm{d}t} = \frac{\mathrm{d}^2\theta}{\mathrm{d}t^2} \tag{1-31}$$

角加速度是矢量，其方向与角速度增量的方向一致。角加速度矢量和角速度矢量同方向时，刚体做加速转动；反方向时，刚体做减速转动。刚体定轴转动时，角加速度矢量沿着转轴只有两种取向，可以用正负号来表示其方向。刚体做匀变速转动时，角加速度是一个恒量。

在国际单位制中，角加速度的单位为弧度·秒$^{-2}$（rad·s^{-2}）。

2．刚体匀速、匀变速转动公式   刚体做匀速或匀变速转动时，其运动方程与质点做匀速或匀变速直线运动的运动方程相似。匀速转动方程为

$$\theta = \omega t \tag{1-32}$$

匀变速转动方程为

$$\left.\begin{array}{l}\omega = \omega_0 + \beta t \\ \theta = \omega_0 t + \dfrac{1}{2}\beta t^2 \\ \omega^2 = \omega_0^2 + 2\beta\theta\end{array}\right\}$$ (1-33)

3. 角量与线量的关系　如上所述，刚体做定轴转动时，刚体上各质点都在各自的转动平面内做圆周运动。描述各点做圆周运动的位移、速度和加速度等物理量称为线量，线量与角量的关系为

$$v = \omega r$$ (1-34)

$$a_t = \beta r$$ (1-35)

$$a_n = \omega^2 r$$ (1-36)

式中 r 是质点做圆周运动的曲率半径，a_t 和 a_n 分别是质点的切向加速度和法向加速度。

三、刚体定轴转动定律

1. 力矩　在质点力学中，已经知道力的作用使物体的运动状态发生改变。而一个有固定转轴的刚体的转动状态是否改变则与其所受的力矩有关。力矩反映了力的大小、方向和作用点对物体转动的影响。

如图 1-10 所示，设刚体所受合外力 F 在其作用点 P 的转动平面内，P 到转轴的距离是 r，相应的矢径是 r。r 与 F 的夹角为 φ。转轴到力的作用线的垂直距离为 d，$d = r\sin\varphi$，d 称为力 F 对该转轴的**力臂**（force arm）。力的大小与力臂的乘积称为力对该转轴的**力矩**（moment of force）。以 M 表示力矩，则力矩的定义式为

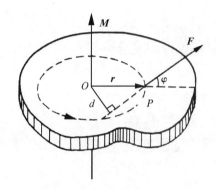

图 1-10　转动平面内力的力矩

$$M = Fd = Fr\sin\varphi$$ (1-37)

显然，当 $\varphi = 0$ 时，即力的作用线通过转轴时，力矩为零。

当外力 F 不在转动平面内时，可把力分解成正交的两个分力，一个位于转动平面内，另一个垂直于转动平面，只有在转动平面内的分力才对刚体的转动有影响，因此此力矩定义式中的 F 应理解为外力在转动平面内的分力。

力矩是矢量，可表示为矢径 r 和力 F 的矢积，即

$$\boldsymbol{M} = \boldsymbol{r} \times \boldsymbol{F}$$ (1-38)

力矩矢量 $\boldsymbol{M}$ 的方向由右手螺旋法则判定，即右手拇指伸直，其余四指沿矢径 r 的方向伸出，经小于 $180°$ 的角转向力 F 的方向，则拇指所指方向即为力矩的方向。刚体定轴转动时，力矩沿着转轴只有两种可能的取向，故可用正负表示。

在国际单位制中，力矩的单位是牛顿·米（N·m）。

2. 转动定律　刚体可以看作是由许多质点组成，用牛顿定律分析每一个质点的运动规律，就可以得出整个刚体的转动定律。

如图 1-11 所示，刚体做定轴转动，某时刻刚体转动的角速度为 ω，角加速度为 β。设刚体上任一质点 P 的质量为 m_i，P 到转轴的距离为 r_i，作用在该点的外力 F_i 和内力 f_i 都在 P 的转动平面内，且与矢径 r_i 的夹角分别为 φ_i 和 θ_i。P 点的切向加速度为 $a_t = \beta r_i$，根据牛顿第二定

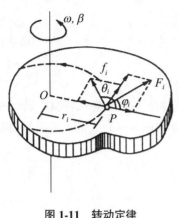

图 1-11　转动定律

律质点 P 的切向运动方程为

$$F_i \sin\varphi_i + f_i \sin\theta_i = m_i r_i \beta$$

将上式两边分别乘以 r_i，则有

$$r_i F_i \sin\varphi_i + r_i f_i \sin\theta_i = m_i r_i^2 \beta$$

对于刚体上所有的质点，写出与上式相应的式子，对全部式子求和，得到

$$\Sigma r_i F_i \sin\varphi_i + \Sigma r_i f_i \sin\theta_i = \Sigma m_i r_i^2 \beta$$

因为内力成对出现且等值反向，所以内力对转轴的力矩总和等于零，即

$$\Sigma r_i f_i \sin\theta_i = 0$$

于是得到

$$\Sigma r_i F_i \sin\varphi_i = \Sigma m_i r_i^2 \beta$$

等号左边是作用在刚体上的外力对转轴力矩的代数和，称为**合外力矩**，用 M 表示，即

$$M = \Sigma r_i F_i \sin\varphi_i \tag{1-39}$$

而 $\Sigma m_i r_i^2$ 是由刚体本身性质决定的物理量，称为刚体对于给定转轴的**转动惯量**（moment of inertia），用 J 表示，即

$$J = \Sigma m_i r_i^2 \tag{1-40}$$

于是有

$$M = J\beta$$

由于力矩和角加速度都是矢量，上式的矢量式为

$$M = J\beta \tag{1-41}$$

式（1-41）表明，**刚体在合外力矩 M 的作用下，获得的角加速度的大小与合外力矩的大小成正比，与转动惯量 J 成反比**，这一关系称为刚体的**转动定律**（law of rotation）。

　　由转动定律可知，作用在刚体上的合外力矩是使刚体产生角加速度的原因，角加速度的方向与合外力矩的方向相同。

　　3. 转动惯量　将转动定律 $M = J\beta$ 与牛顿第二定律 $F = ma$ 相比较，刚体的转动惯量 J 与质点的质量 m 相对应。在相同力矩作用下，转动惯量越大的物体，角加速度越小，也就是说转动状态越不容易改变。因此，刚体的转动惯量是转动惯性的量度。由转动惯量的定义式（1-40）可知，刚体相对于某转轴的转动惯量，等于刚体上各质点质量与其到转轴距离平方的乘积之和。当刚体的质量连续分布时，式中的求和号可以用积分号代替，于是

$$J = \int r^2 \mathrm{d}m = \int r^2 \rho \mathrm{d}V \tag{1-42}$$

式中 $\mathrm{d}V$ 表示与 $\mathrm{d}m$ 相应的体积元，ρ 表示体积元处的密度，r 是该体积元到转轴的距离。

　　由式（1-40）和（1-42）可知，刚体的转动惯量与以下因素有关：①与刚体的质量有关；②与质量的分布有关，即与刚体的形状、大小和各部分的密度有关；③与转轴的位置有关。

　　在国际单位制中，转动惯量的单位是千克·米^2（kg·m^2）。表 1-1 列出了几种常见刚体的转动惯量。

表 1-1　几种常见刚体的转动惯量

物体和转轴		转动惯量
细棒（质量 m，长 l）通过中心与棒垂直的轴		$J = \dfrac{1}{12}ml^2$
细棒（质量 m，长 l）通过一端与棒垂直的轴		$J = \dfrac{1}{3}ml^2$
细圆环（质量 m，半径 R）通过中心与环面垂直的轴		$J = mR^2$
薄圆盘（质量 m，半径 R）通过中心与盘面垂直的轴		$J = \dfrac{1}{2}mR^2$
薄圆盘（质量 m，半径 R）以任一直径为轴		$J = \dfrac{1}{4}mR^2$
球体（质量 m，半径 R）通过球心的任一直径为轴		$J = \dfrac{2}{5}mR^2$

[**例 1-1**]　求长为 l，质量为 m 的均匀细棒对下列转轴的转动惯量。

（1）通过棒的一端与棒垂直的轴；

（2）通过棒的中点与棒垂直的轴。

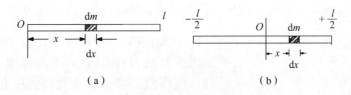

图 1-12　[例 1-1] 用图

[**例 1-2**]　求质量为 m，半径为 R 的均匀薄圆盘的转动惯量，轴与圆盘表面垂直并通过其圆心。

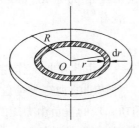

图 1-13　[例题 1-2] 用图

[**例 1-3**]　如图 1-14 所示，一轻绳跨过定滑轮，其两端分别挂有质量为 m_1 和 m_2 的两物体。将定滑轮看作是匀质圆盘，其质量为 m，半径为 R，摩擦阻力忽略不计，且绳与圆盘之间无滑

动。若 $m_1 > m_2$，求物体的加速度及绳中的张力。

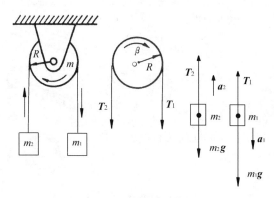

图 1-14   [例题 1-3] 用图

四、刚体定轴转动的功和能

1. 转动动能   刚体做定轴转动时，组成刚体的各质点绕转轴做圆周运动，都有动能。设刚体上任一质点的质量为 m_i，速度为 v_i，到转轴的距离为 r_i，则其动能为

$$E_{ki} = \frac{1}{2} m_i v_i^2 = \frac{1}{2} m_i r_i^2 \omega^2$$

ω 为刚体转动的角速度。刚体上各质点转动动能的总和即为刚体的**转动动能**，所以

$$E_k = \Sigma E_{ki} = \Sigma \frac{1}{2} m_i r_i^2 \omega^2 = \frac{1}{2} \omega^2 \Sigma m_i r_i^2 = \frac{1}{2} J \omega^2 \tag{1-43}$$

即刚体绕定轴转动的转动动能等于刚体的转动惯量和转动角速度的平方乘积的 $\frac{1}{2}$。

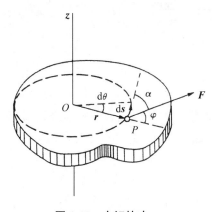

图 1-15   力矩的功

2. 力矩的功   如图 1-15 所示，刚体受外力 $\boldsymbol{F}$ 作用，其作用点为 P。设刚体在力 $\boldsymbol{F}$ 的作用下绕定轴（Oz 轴）转过一极小角位移 $d\theta$，在此过程中 P 点通过的位移为 ds，则力 $\boldsymbol{F}$ 做的元功为

$$dA = F \cos\alpha \, ds = Fr \sin\varphi \, d\theta$$

式中 α 为 $\boldsymbol{F}$ 与 ds 的夹角，φ 为 $\boldsymbol{F}$ 与 P 点矢径 $\boldsymbol{r}$ 的夹角，两者互为余角。因为 $Fr\sin\varphi$ 是作用于 P 点的力矩 M，故有

$$dA = Md\theta \tag{1-44}$$

由此可见，作用于刚体上的力所做的元功等于该力对转轴的力矩与角位移的乘积。由于这时的功是用力矩和角位移表达的，因此又称为**力矩的功**。功的正负由力矩的方向和刚体转动的方向决定。

对于有限大小的角位移，力矩对刚体所做的功用积分求得，即

$$A = \int dA = \int_{\theta_1}^{\theta_2} Md\theta \tag{1-45}$$

力矩的瞬时功率可以表示为

$$P = \frac{\mathrm{d}A}{\mathrm{d}t} = M\frac{\mathrm{d}\theta}{\mathrm{d}t} = M\omega \tag{1-46}$$

3.刚体定轴转动的动能定理　将转动定律式（1-41）代入式（1-45）中得到

$$A = \int_{\theta_1}^{\theta_2} M\mathrm{d}\theta = \int_{\theta_1}^{\theta_2} J\frac{\mathrm{d}\omega}{\mathrm{d}t}\mathrm{d}\theta = \int_{\omega_1}^{\omega_2} J\omega\mathrm{d}\omega$$

积分得

$$A = \frac{1}{2}J\omega_2^2 - \frac{1}{2}J\omega_1^2 \tag{1-47}$$

上式表明，**合外力矩对刚体所做的功等于刚体转动动能的增量**。这一结论称为**刚体定轴转动的动能定理**。

对于定轴转动的刚体，所有内力矩的功之和为零，因此上式中 A 仅是合外力矩的功。但对于非刚体来说，转动过程中各物体的相对位置可能发生变化，因而转动惯量随之变化，内力矩的功也不一定为零，应用转动的动能定理时，应考虑内力矩的功以及转动惯量的改变。

与质点运动相类似，对于包括刚体在内的系统，如果在运动过程中，只有保守内力做功，系统的机械能守恒。

[例 1-4]　质量为 m，长为 l 的均匀细棒（如图 1-16 所示）可绕通过其一端的光滑水平轴 O 在竖直平面内转动。开始时棒静止在水平位置，今使棒自由摆下，求细棒摆到竖直位置时，其端点 A 的角速度和线速度。

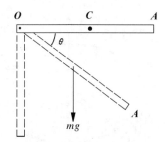

图 1-16　[例 1-4] 用图

第三节　角动量守恒定律

动量是描述物体平动状态的物理量，在转动问题中，引入角动量描述物体的转动状态。首先讨论质点的角动量，再进一步讨论刚体定轴转动的角动量。

案例 1-3

花样滑冰运动员在做旋转动作时，双臂和腿时而展开，时而收拢。当运动员迅速收拢两臂、靠拢身体时，旋转速度明显加快；而当运动员要减缓旋转速度的时候，往往是两臂伸展。

问题：

1．运动员伸展或收回双臂改变的物理量是什么？

2．运动员转动状态的改变遵循的物理规律是什么？

一、质点的角动量

如图 1-17 所示，设质点绕 O 运动，质点的质量为 m，到 O 点的距离为 r，相应的矢径为 r，某时刻速度为 v，动量为 mv，则该时刻质点对 z 轴的**角动量**（angular momentum）为

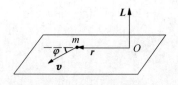

图 1-17　质点的角动量

$$L = r \times m\boldsymbol{v} \qquad (1\text{-}48)$$

角动量是矢量，其大小为

$$L = mvr\sin\varphi$$

其中 φ 为 r 与 $m\boldsymbol{v}$ 之间小于 $180°$ 的夹角，方向按右手螺旋法则确定，沿 z 轴方向。
在国际单位制中，角动量的单位是千克·米^2·秒$^{-1}$（$kg \cdot m^2 \cdot s^{-1}$）。

二、刚体的角动量

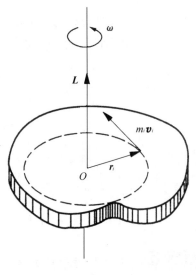

图 1-18　刚体的角动量

刚体绕定轴转动时（如图 1-18），刚体上各质点都在各自的转动平面内绕轴做圆周运动，设刚体定轴转动的角速度为 ω，刚体上任一质点的质量为 m_i，到转轴的距离为 r_i，线速度为 v_i，因为 r_i 与 v_i 垂直，所以其角动量大小为

$$L_i = m_i v_i r_i = m_i r_i^2 \omega$$

方向为沿着转轴。由于各质点对转轴的角动量方向都沿着转轴，因此组成刚体的各质点对转轴角动量的总和即为刚体的角动量，即

$$L = \Sigma L_i = \Sigma m_i v_i r_i = (\Sigma m_i r_i^2)\omega = J\omega$$

其矢量式为

$$L = J\boldsymbol{\omega} \qquad (1\text{-}49)$$

L 的方向与 ω 的方向一致。

上式表示，做定轴转动的刚体对转轴的角动量等于刚体对同一转轴的转动惯量与角速度的乘积。

三、冲量矩及角动量定理

转动定律 $M = J\beta$ 可以写成角动量表示式，即

$$M = J\frac{d\omega}{dt} = \frac{d}{dt}(J\omega)$$

将上式表示成矢量式为

$$\boldsymbol{M} = \frac{d}{dt}(J\boldsymbol{\omega}) \qquad (1\text{-}50)$$

这是转动定律的另一种表达形式，它的适用范围更广。当物体的转动惯量不是常量时，式（1-41）不再有效，而式（1-50）仍然成立。

由式（1-50）可得

$$\boldsymbol{M} = \frac{d}{dt}\boldsymbol{L}$$

即

$$\boldsymbol{M}\,dt = d\boldsymbol{L} = d(J\boldsymbol{\omega}) \qquad (1\text{-}51)$$

上式中力矩与作用时间的乘积称为**冲量矩**（moment of impulse）。冲量矩是描述力矩对时间的积累的物理量。冲量矩是矢量，其方向与力矩方向相同。

在国际单位制中，冲量矩的单位是牛顿·米·秒（N·m·s）。

式（1-51）表明，**刚体所受合外力的冲量矩等于刚体在这段时间内角动量的增量**，这一结论称为刚体对转轴的**角动量定理**（angular momentum theorem）。

做定轴转动的刚体，如果在合外力矩 M 的作用下，在 t_1 到 t_2 的时间间隔内，角动量从 L_1 变到 L_2，相应的角速度从 ω_1 变到 ω_2，对式（1-51）积分得

$$\int_{t_1}^{t_2} M\,\mathrm{d}t = \int_{L_1}^{L_2} \mathrm{d}L = L_2 - L_1 = J\omega_1 - J\omega_2 \tag{1-52}$$

这是角动量定理的积分形式。

四、角动量守恒定律

由式（1-52）可知，如果刚体所受合外力矩为零，即 $M = 0$，则

$$L = J\omega = 恒矢量 \tag{1-53}$$

即**刚体所受合外力矩为零时，刚体的角动量保持不变**。这一结论称为**角动量守恒定律**（law of conservation of angular momentum）。该定律对质点系也同样适用。

满足角动量守恒定律有以下两种情况。一种是转动惯量和角速度都保持不变，例如惯性飞轮，当忽略其所受摩擦力矩时，一直保持匀速转动。另一种是转动惯量和角速度都改变，例如，跳水运动员起跳后开始旋转时，迅速抱紧双腿，以减小转动惯量，增大旋转速度；而当其落水前又迅速伸直双腿，以增加转动惯量，减慢旋转速度。角动量守恒定律和动量守恒定律、能量守恒定律都是自然界中的普遍规律。

[例1-5]　质量为 M、长为 l 的均匀细棒，其一端挂在一个水平光滑轴上，开始时细棒静止在竖直位置，如图 1-19 所示；一个质量为 m、速度为 v_0 的小球垂直射向棒的下端，与棒的下端发生弹性碰撞。求碰撞后瞬间小球的速度和棒的角速度。

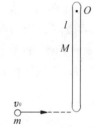

图 1-19　[例题 1-5] 用图

第四节　进　动

案例　**1-4**

陀螺作为玩具在中国已有 5000 多年的历史，它的有趣性受到了孩子们的喜爱。高速旋转的陀螺可以竖直不倒而保持与地面垂直，而且转得越快，保持直立的特性就越强。陀螺运动的这种神奇现象，称为旋进。科学家根据陀螺能够保持其空间姿态的力学特性制作成科学仪器——陀螺仪。

问题：

1. 旋进是怎么发生的？
2. 旋进与哪些因素有关？

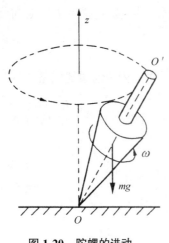

图 1-20　陀螺的进动

玩具陀螺绕其自身对称轴旋转时，如果转轴垂直于地面，则角动量守恒，可稳定地旋转。如果陀螺不转动，就会在重力矩作用下倾倒下来。但是，当陀螺绕其自身对称轴高速旋转时，即使轴线与竖直轴不重合，陀螺也不会倾倒，而是在绕自身对称轴转动的同时，其自身对称轴还绕竖直轴旋转，如图 1-20 所示，这种现象称为**进动**（precession），也称为旋进。下面以杠杆回转仪为例讨论进动。

能够高速转动的厚重的对称物体称为回转体，以回转体为主要部件的装置称为回转仪。玩具陀螺就是一种回转仪。杠杆回转仪的装置如图 1-21 所示。杠杆 AB 架在支柱上，可绕 O 在竖直面及水平面内自由转动。D 为回转体，具有较大的转动惯量，能绕其自身对称轴高速旋转。G 为平衡物，其位置可移动，以便与回转体 D 保持平衡。调节平衡物 G 在 AB 上的位置，当 D 与 G 平衡时，回转仪所受合外力矩为零，角动量守恒，此时不论回转体 D 转与不转，杆 AB 均水平平衡，方位保持不变。如果向左（或右）移动 G，则回转仪所受合外力矩不再为零，若 D 不转动，AB 杠杆将会在合外力矩的作用下绕通过 O 点的水平轴在竖直平面内沿逆（或顺）时针方向转动而倾斜；但如果此时 D 高速旋转，则 AB 并不倾斜，而是绕通过 O 点的竖直轴在水平面内转动，这种现象就是杠杆回转仪的进动。回转仪受外力矩的作用而产生进动的效应称为回转效应。

为什么会有上述进动现象产生呢？这可由角动量定理得到解释。回转体 D 自转时具有自转角动量 L，当自转方向如图 1-21（a）中所示时，L 的方向沿 AB 向右 [图 1-21（b）]。当 D 与 G 平衡时，回转仪所受合外力矩为零，角动量守恒，所以杠杆 AB 的方位保持不变。若向右移动 G，则回转仪所受合外力矩 M 不再为零，根据 $M = r \times F$ 可判断出 M 的方向沿通过 O 点

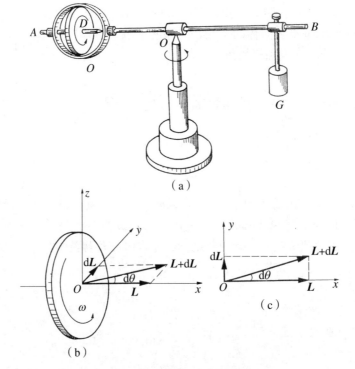

（a）

（b）

（c）

图 1-21　杠杆回转仪及其进动原理

的水平轴垂直纸面向内，根据角动量定理，在极短的时间 dt 内，回转仪的角动量将增加 dL，其方向与力矩 M 的方向相同，而与 L 方向垂直；类似于质点做匀速圆周运动中速度增量的极限方向与速度相垂直，使得质点的线速度只改变方向而不改变大小，这里 dL 也只改变 L 的方向，而不改变 L 的大小。因而 L 的大小不变，方位由 L 方向转到 L+dL 方向，即杠杆 AB 将绕竖直轴在水平面内转过 dθ。如果 M 持续作用，则 AB 将在水平面内进动，其进动方向由其顶部向下看时为逆时针方向，如图 1-21（b）所示。若将 G 自平衡位置向左移动，则回转仪的进动方向为顺时针方向。

下面计算进动角速度。设 dt 时间内，角动量的增量为 dL，其量值远小于 L 的量值。由图 1-21（c）可以看出

$$M\mathrm{d}t = \mathrm{d}L = L\mathrm{d}\theta$$

进动角速度为

$$\omega_p = \frac{\mathrm{d}\theta}{\mathrm{d}t} = \frac{M}{L} = \frac{M}{J\omega} \tag{1-54}$$

式中 J 为回转体 D 对自转轴的转动惯量，ω 为其自转角速度。

由此可知，进动角速度与合外力矩成正比，与回转体自转角速度成反比。因此，回转仪自转角速度大时，进动角速度就较小；反之，自转角速度变小时，进动角速度就变大。

同理可解释陀螺的进动。如图 1-22 所示，陀螺绕自身对称轴高速自转时，自转角动量 L 方向如图所示，当受到重力矩 $M = r \times mg$ 作用时，产生角动量的增量 dL，其方向与重力矩方向相同，垂直于纸面向里。因角动量增量的方向与陀螺的角动量方向垂直，因此陀螺自转轴绕竖直轴线进动。进动角速度的方向竖直向上。由图得

$$M\mathrm{d}t = \mathrm{d}L = L\sin\varphi\,\mathrm{d}\theta$$

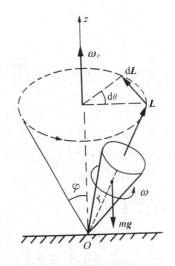

图 1-22　陀螺进动原理

进动角速度为

$$\omega_p = \frac{\mathrm{d}\theta}{\mathrm{d}t} = \frac{M}{L\sin\varphi} = \frac{mgr\sin\varphi}{J\omega\sin\varphi} = \frac{mgr}{J\omega}$$

回转效应在实际中有着广泛的应用。例如，用陀螺做飞机、飞船等飞行器的导航部件，用回转仪做罗盘和船舶稳定器等。

 知识拓展

陀螺仪技术及应用

陀螺仪的功能是通过测量载体运动的角度、角速度和角加速度，无需外界参考信号就能探测载体的姿态和状态变化。利用陀螺仪的特性建立一个相对惯性空间的参考坐标系，通过陀螺仪和加速度计测量载体（如卫星、火箭、宇航飞行器等）的直线运动和旋转运动信号，经计算机综合运算，并指令姿态控制系统和推进系统，实现载体的完全自主导航。卫星在轨飞行中，陀螺仪用于测量卫星姿态，实现对卫星姿态控制；在航天器交会对接过程中用于控制航天器相对稳定姿态；在运载火箭中保证火箭飞行的稳定性。

小小的陀螺仪已成为现代导航仪器中的关键部件，为航天、航空、航海事业的发展提供了有力的技术支撑。

我国高精度先进陀螺仪的研发过程，就是一段自力更生的技术奋斗历程，当前中国在陀螺仪领域保持世界领先水平。

临床应用

核磁共振技术

在微观世界中，电子、原子核和其他基本粒子都具有角动量和磁矩，在外磁场的磁力矩作用下，也可像陀螺一样，产生旋进，由此而发展起来的核磁共振技术在医学诊断和药学等领域中发挥着日益重要的作用。

第五节　物体的弹性和塑性

不考虑形状改变的刚体是一种理想模型，而实际物体在外力作用下除了产生运动还会发生变形。在外力作用下，物体内同时产生相应的形变和恢复力。研究物体的弹性在工程技术、生物医学等方面都有着重要的作用。本节介绍物体弹性的基本概念。

案例 1-5

刚体是一种理想化模型。实际物体受到外力作用时，都会发生一定的形变。人体组织，比如骨骼，在负重或行走中也会产生形变；再比如血管，在脉动血流作用下受到脉动压力的作用会发生形变，从而感觉到脉搏。

问题：
1. 描述物体在外力作用下发生形变的物理量是什么？
2. 物体在外力作用下发生了形变，物体内部各部分之间会产生什么作用？

一、弹性和塑性

在外力作用下物体发生形状和大小的改变，称为**形变**（deformation）。在一定的形变限度内，撤掉外力后物体能够完全恢复原状，这样的形变称为**弹性形变**（elastic deformation），对应的物体称为**弹性体**。撤掉外力后物体不能完全恢复原状的，称为**塑性形变**（plastic deformation）。外力作用后不能恢复原状的物体称为**非弹性物体**。

二、应变

物体因受力不同，会产生各种形变，如拉伸或压缩形变、切变形变、弯曲形变、扭转形变、体积形变等。

应变（strain）是表示物体受外力作用时，其长度、体积或形状发生相对变化的程度。三种最基本的应变：线应变、体应变、切应变。

1. 线应变　物体在外力作用下，长度为 L_0 的物体如果在外力拉伸或压缩作用下发生了 ΔL 的长度改变，则长度改变量 ΔL 与物体原长 L_0 的比值称为**线应变**（tensile strain），用 ε 表示

$$\varepsilon = \frac{\Delta L}{L_0} \tag{1-55}$$

物体若被拉伸，$\varepsilon > 0$，称为**张应变**；物体若被压缩，$\varepsilon < 0$，称为**压应变**。

2. 体应变　物体各个方向如果受到同等压强 P 的作用，体积会发生变化，例如潜水员潜到深海时身体体积会减小，氢气球飞上天体积会逐渐增大。把体积变化量 ΔV 与原体积 V_0 的比值称为**体应变**（volume strain），用 θ 表示，即

$$\theta = \frac{\Delta V}{V_0} \tag{1-56}$$

θ 也有正负之分，外界压强增大时体积会减小，θ 为负；外界压强减小时体积会增大，θ 为正值。

3. 切应变　物体两端如果同时受到平行反向的作用力，会发生剪切形变。如图 1-23 所示，上下两平面相对位移了 Δx，如果上下两平面的垂直距离为 d，则 Δx 与 d 的比值称为**切应变**（shearing strain），切应变用符号 γ 表示，即

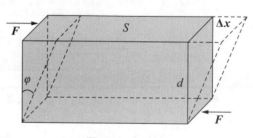

图 1-23　切应变

$$\gamma = \frac{\Delta x}{d} = \tan\varphi \tag{1-57}$$

在弹性限度内，φ 一般很小，$\tan\varphi \approx \varphi$，所以切应变常用 φ 表示，即

$$\gamma \approx \varphi$$

发生平移错位的平面称为**剪切面**，平行于这个平面的外力 F 称为**剪切力**。

切应变随时间的变化 $\mathrm{d}\gamma/\mathrm{d}t$ 称为**切变率**，单位为 s^{-1}。切变率常用于研究黏性流体的流动。人体血液中有大量的红细胞，红细胞呈双凹圆盘状，正常红细胞具有很强的变形能力，能够挤过直径比它圆盘直径小得多的毛细血管。如果红细胞变形能力变差，将很难进入微小的毛细血管，不但使微循环不畅，还会使组织器官供氧不足，特别是脑部，供氧不足会引起各种并发疾病。红细胞的变形能力是决定高切变率下血液黏度的关键因素，高切变率下红细胞的变形性越好，血液黏度越低。

线应变、体应变、切应变都是无量纲的量，它们表示了物体的相对变形程度。

三、应力

物体由于受到外力作用而变形时，物体内各部分之间会产生相互作用的内力（或恢复力），以抵抗外力的作用，并力图使物体从变形后的状态恢复到变形前的状态。物体内单位面积上相互作用的内力定义为**应力**（stress）。其单位为牛顿·米$^{-2}$（N·m^{-2}）。对应上述三种应变有以下三种基本的应力。

1. 正应力 设有一粗细均匀、截面积为 S 的直杆，在杆的两端施加大小相等、方向相反的拉力 F，如图 1-24 所示。设想在杆上某位置做与轴线垂直的假想截面，把直杆分成左右两部分，左半部分通过假想截面对右半部分施以向左的拉力；而右半部分通过假想截面对左半部分施以向右的拉力。这两个力大小相等，方向相反，对于直杆整体而言这对作用力是内力。由于直杆处于静止状态，内力大小与外界所施加的拉力 F 相等。截面上的内力与截面面积的比值称为**正应力**，即

$$\sigma = \frac{F}{S} \tag{1-58}$$

应力的单位是帕（Pa），杆处于拉伸状态时的应力称为**张应力**（stretch stress）；杆处于压缩状态时的应力称为**压应力**（compressive stress），张应力和压应力的方向都垂直于横截面。

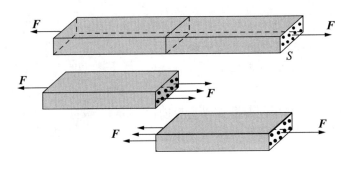

图 1-24 正应力

若横截面上的力不是均匀分布的，则某一点的正应力应采用导数的方法计算，即

$$\sigma = \frac{\mathrm{d}F}{\mathrm{d}S} \tag{1-59}$$

2. 体应力 物体在外力作用下发生体积变化时，如果物体是各向同性的，则其内部各个方向的截面积上都有同样大小的正压力，或者说具有相同的压强，将此时物体单位面积受到的力称为**体应力**（volume stress）。因此，体应力通常用压强 P 来表示。

3. 切应力 在图 1-23 中，物体上下底面分别受到与底面相切、大小相等、方向相反的力 F 的作用而发生剪切形变。在物体内部任取一与底面平行的薄层，显然其上下两底面也受到与 F 大小相等的剪切力的作用，剪切力 F 与剪切面 S 的比值称为**切应力**（shearing stress），用 τ 表示。即

$$\tau = \frac{F}{S} \tag{1-60}$$

注意：切应力和正应力、体应力不同的是，剪切力 F 的方向与剪切面 S 是互相平行的。一般物体在弯曲和扭转时受到的都是剪切力的作用。体应力与切应力的单位都是 Pa。

在复杂形变中，截面上各点的应力不一定相等，其方向也可以与截面成某一角度，因此，一般物体可能会同时受到切应力和正应力的共同作用。

四、弹性模量

（一）正应力与线应变的关系

物体发生形变时的应力与应变之间的关系体现了材料受力时的性质。当外力较小时，材料体现的是简单的弹性形变，应力与应变之间保持线性关系且服从**胡克**（Hooke）**定律**，去掉外力后物体能够完全恢复原状。但随着外力增大，不同物体的应力与应变关系就会变得非常复杂。

低碳钢是含碳量低于 0.3% 的碳素钢，在工程中使用较广，其正应力与线应变的关系具有典型性，下面讨论低碳钢在外力拉伸时的应力与应变的关系，并以此为基础讨论骨骼等材料的受力性质。

低碳钢在外力作用下被拉伸的过程，如图 1-25 所示，整个拉伸过程可分为四个阶段：**弹性阶段、屈服阶段、硬化阶段和颈缩阶段**。

OB 段为**弹性阶段**，低碳钢在外力作用下被拉长，外力越大相对伸长量越大。OA 段正应力与线应变的关系为线性关系，去掉外力后低碳钢能够完全恢复原长；A 点的应力是保持线性关系的最大应力，称为**正比极限**，用 σ_p 表示。低碳钢的正比极限约为 $2 \times 10^7 \text{Pa}$。AB 段仍为弹性形变，外力去掉后低碳钢虽然能够恢复原状，但正应力与线应变不再是正比关系，不服从**胡克**定律。对应于 B 点的正应力称为**弹性极限**，用 σ_e 表示。

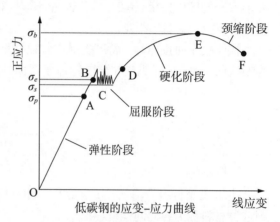

图 1-25　低碳钢的正应力与线应变

BD 段是**屈服阶段**，几乎与横轴平行且有波动，表明正应力基本不变而材料继续伸长，称为材料的**屈服**，外力撤去后低碳钢完全不能恢复原状，表现出塑性形变，低碳钢将出现永久性变形。通常把屈服阶段内的最低应力 C 称为**屈服极限**，用 σ_s 表示，它反映了材料的性能。

DE 段是**硬化阶段**，材料又恢复了抵抗变形的能力，要使低碳钢继续变形必须增大拉力，这种现象称为材料的**硬化**。硬化阶段的最高点对应的正应力 E 称为**强度极限（或抗拉强度）**，用 σ_b 表示。低碳钢的强度极限约为 $4 \times 10^8 \text{Pa}$。

EF 段是**颈缩阶段**，在此阶段，即使不再加大应力，物体也会发生较大的形变，直至断裂；F 点称为**断裂点**，其对应的应力称为**极限强度**。拉伸时断裂点的应力称为材料的**抗张强度**；压缩时断裂点的应力称为**抗压强度**。低碳钢的抗张强度约为 $5 \times 10^8 \text{Pa}$。

BF 是材料的塑性范围，若 F 点距 B 点较远，这种材料能在较大范围产生塑性形变，表示它具有**展性**，即材料的延展性好，如黄金、白银的展性就特别好，它们可以被拉成比头发丝还细的丝，展成比纸还薄的薄片（金箔）；若 F 点距 B 点较近，则材料具有**脆性**，易碎，如老年人的骨骼、玉石等都比较**脆**。材料的塑性非常复杂，这里主要讨论材料的弹性。

（二）弹性模量

从低碳钢钢丝的应力–应变曲线可以看出，在正比极限范围内，应力与应变的关系成正比，虽然不同材料的比例系数不同，但体现了材料在低应力时的弹性性质，因此将应力与应变的比值称为材料的**弹性模量**（modulus of elasticity）。弹性模量是材料本身具有的性质，其大小与材料的温度以及加载速率等条件有关。弹性模量是材料抵抗形变能力的重要物理量，一般情况下，弹性模量的值越大，材料越不容易发生形变。

与前面物体的三种形变相对应，弹性模量也有三种：**杨氏模量**、**体变模量**、**切变模量**。弹性模量的单位均为 Pa，与应力的单位相同。

1. 杨氏模量   托马斯·杨（Thomas Young，1773—1829 年，英国医生、物理学家）为描述材料的弹性，率先提出了材料弹性模量的定义，即在正比极限范围内，材料受到正应力作用时，正应力与线应变的比值称为材料的**杨氏模量**（Young's modulus）。用 Y 表示

$$Y = \frac{\sigma}{\varepsilon} = \frac{F/S}{\Delta L/L_0} = \frac{FL_0}{\Delta LS} \tag{1-61}$$

杨氏模量越大，材料越不容易发生线应变。例如，低碳钢的杨氏模量为 $200 \times 10^9 \, \text{Pa}$，远大于橡胶的杨氏模量（$0.01 \times 10^9 \, \text{Pa}$），所以橡胶很容易被拉伸变长，钢丝却很难；皮肤、血管很容易被拉长，骨骼很难。

物体被纵向拉伸时，将产生横向收缩，横向的相对收缩与纵向伸长一般成正比，比值 μ 称为**泊松比**，a_0、b_0 是纵向拉伸前物体横截面的边长，a、b 是拉伸后物体的边长。

$$\mu = \frac{\dfrac{a_0 - a}{a_0}}{\dfrac{\Delta L}{L_0}} = \frac{\dfrac{b_0 - b}{b_0}}{\dfrac{\Delta L}{L_0}}$$

不可压缩材料的泊松比 $\mu = 1/2$，其他材料泊松比 $\mu < 1/2$。若材料性质与受力方向无关，则这种材料称为各向同性材料。

2. 体变模量   当物体受到外界各个方向的压力作用发生体积变化，即压强增大时物体的体积减小，压强减小时物体的体积增大，在体积形变中，压强的改变与体应变的比值称为**体变模量**（bulk modulus），以 K 表示

$$K = \frac{\Delta P}{\theta} = -\frac{\Delta P}{\Delta V/V_0} \tag{1-62}$$

式中负号表示压强减小时体积是增大的。体变模量的倒数称为材料的**压缩率**，记为 k

$$k = \frac{1}{K} = -\frac{\Delta V/V_0}{\Delta P} \tag{1-63}$$

压缩率 k 值越小，物体越不容易被压缩。

3. 切变模量   在剪切情况下，切应力与切应变的比值称为**切变模量**（shear modulus），以 G 表示

$$G = \frac{\tau}{\gamma} = \frac{F/S}{\varphi} = \frac{Fd}{S\Delta x} \tag{1-64}$$

大多数材料的切变模量只是杨氏模量值的 $1/2 \sim 1/3$。

弹性模量是衡量材料产生弹性形变难易程度的量，弹性模量越大，材料越不容易发生形变，表示材料的**刚度**越大。表 1-2 中列出了一些常见材料的弹性模量和断裂点的应力（即抗张强度、抗压强度）。

表 1-2　一些常见材料的弹性模量和断裂点的应力（抗张强度、抗压强度）

材料	弹性模量（×10⁹ Pa）			断裂点应力（×10⁸ Pa）	
	杨氏模量 Y	体变模量 K	切变模量 G	抗张强度	抗压强度
铝	70	70	25	2.0	3.5
铜	110	120	40	4.0	
玻璃	70	36	30	5	1.10
碳钢	196	158	80	5.0	
骨拉伸	16			1.2	
骨压缩	9				1.7
腱	0.2				
血管	0.0002				
木材	10		10	1.0	
橡胶	0.001				
空气（20℃）		0.000 142			
水（20℃）		2.18			

注：上表所列仅是每种材料的代表值，对于非均匀材料，压缩或拉伸时杨氏模量是不同的。空气的体变模量与温度、密度等因素有关。

当材料的应力与应变不成正比时，弹性模量不再为常数，应力与应变表现为非线性关系。应力与应变不成正比的材料（包括**非弹性物体**）又称为**非线性弹性体**。大多数生物材料如骨骼、肌肉等均为非线性弹性体。弹性物体受到的应力如果超过了弹性极限，应力与应变不再成正比关系后也属于非线性弹性体。

临床应用

血管的弹性

血管的弹性模量由血管壁的组成、结构决定，影响血管弹性的因素还包括年龄、血管的位置及病理变化等。血管的力学性质决定了生物组织的功能。许多疾病都表现为血管力学性质的改变，如动脉血管硬化是由于胆固醇沉积、胶元纤维增多以致管壁增厚所致。

习　题

1-1　飞轮直径为 0.3 m，质量为 5 kg，边缘绕有绳子，现用恒力拉绳子的一端，使其由静止均匀地加速，经 0.5 s 转速达每秒 10 转，假定飞轮可视为匀质圆盘。求：（1）飞轮的角加速度及在这段时间内转过的圈数；（2）拉力及拉力所做的功；（3）拉动后 10 s 时，飞轮的角速度及其边缘上任一点的速度和加速度。

1-2　如图 1-26 所示，一长为 l，质量为 m 的匀质细棒，可绕通过其一端的光滑水平轴在竖直平面内转动。设细棒原水平横放，后使其自由下摆，求细棒摆到与水平方向成 30° 角时的角速度。

1-3   质量 $m_1 = 1.0$ kg，长 $l = 0.40$ m 的匀质细棒，可绕通过其中点并与棒垂直的水平轴转动，开始时细棒静止于竖直位置。一质量 $m_2 = 0.010$ kg 的子弹，以 $v = 200$ m·s^{-1} 的速度射入细棒端，其方向与细棒及转轴相正交，求细棒所得到的角速度。

1-4   如图 1-27 所示，两物体的质量分别为 m_1 和 m_2，定滑轮的质量为 m，半径为 r，可视为均匀圆盘。已知 m_2 与桌面间的滑动摩擦系数为 μ，求 m_1 下落的加速度和两段绳中的张力各是多少？设绳子和滑轮间无相对滑动，滑轮轴所受的摩擦忽略不计。

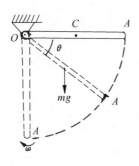

图 1-26   习题 1-2 图

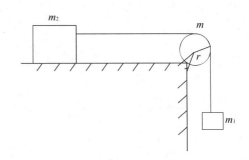

图 1-27   习题 1-4 图

1-5   如图 1-28 所示，一轻绳跨过两个质量均为 m、半径均为 R 的定滑轮，绳的两端所系重物的质量分别为 m 和 $2m$，将系统由静止释放，求两滑轮间绳子的张力。设绳的长度不变，质量不计，绳子与滑轮间不打滑，滑轮质量均匀，其转动惯量可按圆盘计算，轴处摩擦不计。

1-6   固定在一起的两个同轴均匀圆柱体可绕其光滑水平轴 OO' 转动（如图 1-29 所示），大小圆柱体的半径分别为 R 和 r，质量分别为 M 和 m，绕在两柱上的绳子分别与物体 m_1 和 m_2 相连，m_1 和 m_2 分别挂在圆柱体两侧。设 $R = 0.2$ m，$r = 0.1$ m，$M = 20$ kg，$m = m_1 = m_2 = 2$ kg，求圆柱体转动时的角加速度。

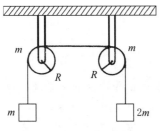

图 1-28   习题 1-5 图

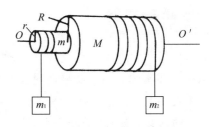

图 1-29   习题 1-6 图

1-7   如图 1-30 所示，在质量为 M、半径为 R、可绕一水平光滑轴 OO' 转动的均匀圆柱体上绕有细绳，绳的一端挂有质量为 m 的物体，m 从高 h 处静止下降，设绳子长度不变，在圆柱体上不滑动，质量略去不计。求：（1）m 下降的加速度 a；（2）绳的张力 T；（3）m 到达地面时的速度 v；（4）m 到达地面所需的时间 t。

1-8   圆心在同一竖直线上的上、下两个匀质圆盘，绕通过其圆心的竖直轴转动，它们的角速度和转动惯量分别为 ω_1、ω_2 和 J_1、J_2。上盘底面有销钉，如上盘落下则销钉嵌入下盘，使两盘合成一体。求：（1）合成一体之后两盘共同转动的角速度 ω；（2）两盘结合过程中所损失的动能。

1-9   在长度 $l = 20$ cm 的水平刚性轻细杆上对称地串着两质量均为 m 的小球（如图 1-31 所示）。现让细杆绕通过其几何中心的竖直轴转动，当转速达到 ω_0 时两球开始自 $d = 4$ cm 处向杆的两端滑动，此时撤去外力任杆自由转动（转轴和空气阻力不计），求两球都滑至杆端时系统的角速度。

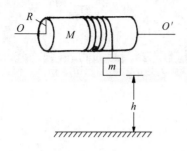

图 1-30　习题 1-7 图

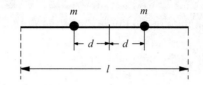

图 1-31　习题 1-9 图

1-10　如图 1-32 所示，质量为 M 的匀质圆盘，绕通过盘心 O 的竖直轴在水平面内转动。当圆盘以 ω_0 匀速转动时，有一质量为 m 的子弹以速度 v 沿径向射入盘边线处嵌住。已知圆盘半径为 R。求：（1）子弹射入后，圆盘的角速度；（2）子弹的动能变化。

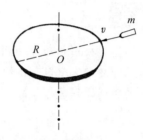

图 1-32　习题 1-10 图

1-11　如果某人的一条腿骨长 0.6 cm，平均横截面积为 3 cm^2，站立时，两腿支持整个人体重为 800 N，已知骨的杨氏模量为 10^{10} N·m^{-2}。问此人每条腿骨会缩短多少？

1-12　松弛的二头肌伸长 5 cm 时，所需要的力为 25 N，而这条肌肉处于紧张状态时，产生同样伸长量则需 500 N 的力。如果把二头肌看作一条长为 0.2 m，横截面积为 50 cm^2 的圆柱体，求其在上述两种情况下的杨氏模量。

1-13　已知水的压缩率为 50×60^{-6} atm^{-1}，若使水的体积缩小 0.1%，需加多大的压强？它是大气压（$1\,\text{atm} = 1 \times 10^5\,\text{Pa}$）的多少倍？

（李　辉）

第二章

流体的运动

案例 2-1

　　雾化吸入是治疗呼吸系统疾病的一种给药手段。医用雾化器属于二类医疗器械，一般分为超声雾化器和压缩式雾化器。压缩式雾化器的工作原理可以用本章的连续性方程和伯努利方程进行分析。

　　问题：

　　1. 连续性方程和伯努利方程的适用条件是什么？

　　2. 压缩式雾化器的工作原理是怎样的？

　　气体和液体统称为**流体**（fluid）。流体各部分之间很容易发生相对运动，这一特性称为**流动性**（fluidity）。研究流体静止时力学规律的学科称为**流体静力学**（hydrostatics）。研究流体的流动规律以及流体与处于流体中的物体之间的相互作用的学科称为**流体动力学**（hydrodynamics）。流体动力学是水力学、空气动力学、生物力学等学科的理论基础。流体的运动在人体生命活动中起着十分重要的作用，例如，人体中养分的输送与废物的排除就是通过血液的循环来完成的。掌握流体流动的规律是了解这些生理过程的基础，对研究人体循环系统、呼吸过程以及相关医疗设备是十分必要的。本章将介绍流体动力学的相关内容，重点介绍理想流体的连续性方程、伯努利方程和黏性流体的流动规律，进而讨论这些方程和运动规律的一些应用。

知识拓展

流体力学发展历程

　　公元前古希腊的阿基米德（Archimedes）建立了包括物理浮力定律和浮体稳定性在内的液体平衡理论，奠定了流体静力学的基础。

　　17世纪，牛顿（I. Newton）研究了在流体中运动的物体所受到的阻力，提出了牛顿黏滞定律。瑞士的欧拉（L. Euler）把静力学中压力的概念推广到运动流体中，建立了欧拉方程。1738年丹尼尔·伯努利（D. Bernoulli）提出了流体定常运动下的流速、压力、管道高度之间的关系——伯努利方程；1880年前后出现了空气动力学这个名词；1935年以后，人们概括了这两方面的知识，建立了统一的体系，称为流体力学。

　　从20世纪60年代起，流体力学和其他学科互相交叉渗透，形成新的边缘学科，如生物流变学、血液流变学等，在生命科学的研究和临床上应用十分广泛。

第一节　理想流体的定常流动

一、理想流体

实际流体的流动是很复杂的，影响其运动规律的因素多种多样。为了使问题简化而便于分析，需要用一个理想化的模型来代替实际流体，所得出的结论在一定条件下可以说明流体的流动情况。

实际的气体和液体除了具有流动性这一共同特性外，还在不同程度上存在着**黏性**（viscosity）和**可压缩性**（compressibility）。

黏性是指当流体内部各部分之间存在相对运动时，具有不同速度的流体质元间的相互作用，表现为具有不同流速的流体间的内摩擦力。例如，流体在圆管中流动时，管中心处流速最大，越靠近管壁流速越小，速度不同的各流体层之间存在着沿分界面的切向摩擦力（即内摩擦力）。对于气体以及水、乙醇等液体，当流速不大时，内摩擦力很小，在这种情况下，黏性可以忽略。

可压缩性指的是流体的体积（或密度）随压力的不同而变化的性质。无论气体还是液体都是可压缩的。在常温下，每增加一个大气压，水的体积减小量约为原体积的二万分之一。因此，在一般情况下，液体的可压缩性可以忽略。气体的可压缩性很显著，例如，用不太大的力推动活塞即可使密闭气缸中的气体明显压缩，地球表面的大气密度随高度的增加而减小。气体的流动性好，在气体处于可流动的情况下，很小的压强差就能使气体迅速流动，而这样小的压强差所引起的气体体积和密度的变化都很小。所以，一定条件下，只要压强差不大，流动的气体可以看作不可压缩性的。

综上所述，在某些问题中，黏性和可压缩性是影响流体运动的次要因素，只有流动性才是决定流体流动的主要因素。因而引入**理想流体**（ideal fluid）这一概念，所谓理想流体就是绝对不可压缩，完全没有黏性的流体。

二、定常流动

在一般情况下，流体的流动是相当复杂的。流体中各质元的速度一般是不相同的，且随时间变化，即流速是空间及时间的函数，表示为

$$v = f(x, y, z, t)$$

在某些情况下，流体的流动状态随时间的变化并不显著，这时可以认为流体的流动状态不随时间改变。即在任一时刻，流场中各处流体质元的速度可能不同，但流体质元流经空间任一给定点的速度不随时间改变，即流场中各点的速度不随时间变化。这种流动称为**定常流动**（steady flow）。在流速较低的情况下，定常流动的条件是能够得到满足的。例如，沿着管道或渠道缓慢流动的水流，在较短时间内可以被认为是定常流动。对于定常流动，空间各点的速度只是坐标的函数，有

$$v = f(x, y, z)$$

为了形象地描述流体的流动情况，在流体流过的空间做出一些曲线，使曲线上每一点的切

线方向与流经该处的流体质元的速度方向一致，这些曲线称为**流线**（stream line），如图 2-1 所示。当流体做定常流动时，流线有如下特点：①由于流线上每一点都有确定的流速，流线不能相交；②由于空间各点的流速不随时间而变，流线是不随时间变化的曲线；③位于某一流线上的流体质元，其速度方向与该点流线的切线方向一致，因而始终沿流线运动，即流线与流体质元的运动轨迹重合。图 2-2 画出了流体流过圆柱体、薄板和流线型障碍物时的流线分布。

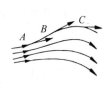

图 2-1　定常流动的流线

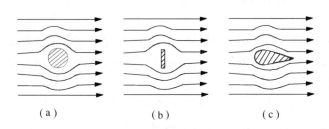

图 2-2　流体绕过各种障碍物时的流线

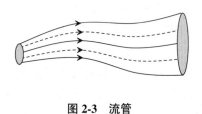

图 2-3　流管

由流线围成的管子称为**流管**（tube of flow），如图 2-3 所示。在定常流动的情况下，由于流线与流体质元的运动轨迹重合，流管内的流体不能流出管外，流管外的流体也不能流入管内。这时，可以把整个流动的流体看成是由许多流管组成的。因此，只要得知每一流管中流体的流动情况，就可以了解流体流动的一般规律。

三、连续性方程

单位时间内通过流管内某一横垂直截面的流体的体积称为该横截面的体积流量（volume rate of flow），简称流量，用 Q 表示。流量的单位是米$^3 \cdot$秒$^{-1}$（$m^3 \cdot s^{-1}$）。若横截面积为 S，流体流过截面的平均速度为 v，则通过该横截面的流量为

$$Q = Sv \tag{2-1}$$

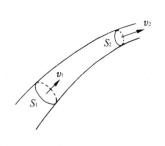

图 2-4　连续性方程的推导

如图 2-4 所示，在流体中取一细流管，在流管中做两个与流管相垂直的截面 S_1 和 S_2，流体在 S_1 和 S_2 处的平均流速分别为 v_1 和 v_2，流量分别为 Q_1 和 Q_2。对于做定常流动的理想流体，介于截面 S_1 和 S_2 之间的流体体积是不变的，因此，从截面 S_2 流出的流体的流量等于从截面 S_1 流入的流体的流量，即

$$Q_1 = Q_2$$

或
$$S_1 v_1 = S_2 v_2 \tag{2-2}$$

式（2-2）称为流体的**连续性方程**（equation of continuity）。它表明，不可压缩的流体做定常流动时，流管的任一横截面积与该处平均流速的乘积为一恒量。由此可见，截面积较大处流速较小；截面积较小处流速较大。进而可知，流线的疏密反映了流速大小的分布，在流线密集的地方流速较大，而在流线稀疏的地方流速较小。

如果将（2-2）式两边都乘以流体的密度，则可以看出，在定常流动时，流进这段流管的流体质量等于流出这段流管的流体质量。因此，流体的连续性方程实际是质量守恒定律在理想

流体做定常流动这一特殊情形下的具体表现形式。

第二节　伯努利方程

▌一、伯努利方程的推导

研究流体力学问题，必须注意区分流体是处于静止状态还是处于流动状态。流体在流动中的压强分布与在静止中迥然不同。理想流体在重力场中做定常流动时，流体在流管中各处的流速、压强和高度三者之间存在一定关系。这个关系是瑞士物理学家丹尼尔·伯努利（D. Bernoulli）于 1738 年首先发现的，下面利用功能原理来进行推导。

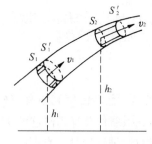

图 2-5　伯努利方程的推导

设理想流体在重力场中做定常流动。如图 2-5 所示，在流体中任意取一细流管，S_1 和 S_2 表示这个流管中的两个横截面积。S_1 和 S_2 处的压强分别为 P_1 和 P_2，流速分别为 v_1 和 v_2，距参考平面的高度分别为 h_1 和 h_2，由于流体不可压缩，各处流体的密度均为 ρ。在某一时刻 t，选取处于 S_1 和 S_2 之间的一段流体为研究对象，并设经过很短时间 Δt，处于 S_1 和 S_2 两截面间的流体移动到 S_1' 和 S_2' 处。

接下来分析在这段时间内各种力对这段流体所做的功及由此而引起的能量变化。

首先，分析在 Δt 时间内，这段流体的机械能的变化。由于流体做定常流动且流体不可压缩，流体的速度分布、质量分布均不随时间而变，因此，在 Δt 时间内，所讨论的这段流体从位置 S_1S_2 流动到位置 $S_1'S_2'$ 时，可以认为 $S_1'S_2$ 之间的流体不变，其机械能也没有变化，变化的只是 S_1S_1' 之间流体的消失以及 S_2S_2' 之间流体的出现。显然，这两部分流体的质量和体积是相等的，以 m 表示这一质量，V 表示其体积。因而所研究的这段流体机械能的增量 ΔE 应为

$$\Delta E = \Delta E_k + \Delta E_p = (\frac{1}{2}mv_2^2 - \frac{1}{2}mv_1^2) + (mgh_2 - mgh_1)$$

$$= (\frac{1}{2}mv_2^2 + mgh_2) - (\frac{1}{2}mv_1^2 + mgh_1)$$

其次，分析在 Δt 时间内，外力对这段流体所做的功。对研究对象进行受力分析后可知：①由于理想流体是没有黏性的，该研究对象不受内摩擦力的作用，作用于这段流体的力只有重力和周围流体对它的压力；②重力对这段流体所做的功由流体的重力势能的变化反映，并且已经包括在 ΔE 中了；③流管外侧面的流体对这段流体的压力都垂直于流管的表面，力的方向与这段流体的运动方向垂直，而不做功，只有流管内部这段流体前、后的流体的作用力才对其做功。设这段流体的两个端面 S_1 和 S_2 所受的压力分别为 $F_1 = P_1S_1$，$F_2 = P_2S_2$，由于 F_1 的方向沿着流体的流动方向，F_2 的方向逆着流体的流动方向，在 Δt 时间内，F_1 做正功，为 $A_1 = F_1v_1\Delta t$；F_2 做负功，为 $A_2 = -F_2v_2\Delta t$。因此，外力所做功的总和 A 就等于这两部分功的代数和，即

$$A = A_1 + A_2 = P_1v_1S_1\Delta t - P_2v_2S_2\Delta t$$

由于流体不可压缩，$S_1v_1\Delta t = S_2v_2\Delta t = V$，$V$ 为 Δt 时间内通过流管内任意横截面的流体体积，亦即 S_1S_1' 之间或 S_2S_2' 之间的流体体积，故 $A = P_1V - P_2V$。

根据功能原理，$A = \Delta E$，所以

$$P_1 V - P_2 V = (\frac{1}{2}mv_2^2 + mgh_2) - (\frac{1}{2}mv_1^2 + mgh_1)$$

整理后得 $\frac{1}{2}mv_1^2 + mgh_1 + P_1 V = \frac{1}{2}mv_2^2 + mgh_2 + P_2 V$

各项除以 V 得

$$\frac{1}{2}\rho v_1^2 + \rho g h_1 + P_1 = \frac{1}{2}\rho v_2^2 + \rho g h_2 + P_2 \tag{2-3}$$

式中 $\rho = m/V$ 为流体的密度。由于下标 1 和 2 表示沿同一流管的任意两个位置，所以可以将下标略去而将上式写成

$$\frac{1}{2}\rho v^2 + \rho g h + P = 恒量$$

式（2-3）称为**伯努利方程**（Bernoulli equation）。应该指出，在推导这一方程时用到了理想流体不可压缩和没有黏性这两个特性，又用到了定常流动的条件，因此，这一方程只适用于做定常流动的理想流体。此外，在导出这一方程的过程始终是针对同一细流管中的不同截面，因此，只有对同一细流管中的各处才有这种关系，且 v、P、h 均为该截面的平均值。当 S 趋于零时，细流管变成流线，则式（2-3）表示同一流线上不同点的 v、P、h 之间的关系。

伯努利方程是理想流体做定常流动时的基本规律。它表明，理想流体做定常流动时，同一流管的不同截面处，单位体积流体的动能、势能与压强之和为一常量。它实质上是理想流体在重力场中做定常流动时的功能关系。方程中的 P 和 $\rho g h$ 两项，因不含速度 v，称为**静压强**（static pressure），$\frac{1}{2}\rho v^2$ 称为**动压强**（dynamical pressure）。

二、伯努利方程的应用

（一）同一流管中压强、高度与流速的关系

在许多问题中，流体常常是在水平或接近水平的管中流动，此时，由于 $h_1 = h_2$，由伯努利方程可以得出

$$\frac{1}{2}\rho v^2 + P = 恒量$$

上式表明，在同一水平流管中，流速大的地方，压强小；流速小的地方，压强大。从连续性方程又知，流管截面积大的地方流速小，截面积小的地方流速大。因而得到结论：当理想流体沿水平管道做定常流动时，管道截面积小的地方流速大、压强小；而管道截面积大的地方流速小、压强大。喷雾器、水流抽气机等都是利用这一原理制成的。

当管中流体的流速不变或可以不考虑流速的变化时，由伯努利方程可以得出压强与高度的关系为

$$\rho g h + P = 恒量$$

在这种情况下，较高处的流体压强小，而较低处流体的压强大。利用这种关系可以解释人的体位对其血压的影响。

当流管中各处的压强相等时，由伯努利方程可以得出流速与高度的关系为

$$\frac{1}{2}\rho v^2 + \rho g h = 恒量$$

可见，当同一流管中各处压强相等时，随着高度的逐渐降低，流速增大。水从高处自由下落就属于这一情况。

（二）流量计

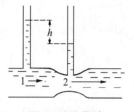

流量计（flowmeter）是测量管道中流体流量的装置。最简单的流量计是用一根粗细不同的管子做成的，图 2-6 为流量计的原理图。测量流体的流量时，将流量计水平地连接到被测管道（如自来水管）上，从与流量计相连的压强计的读数就可以求出流体的流量。由于流量计是水平放置的，中间的一根细流管是水平的，将伯努利方程和连续性方程应用到这一细流管的 1 点和 2 点，则有

图 2-6　流量计

$$\frac{1}{2}\rho v_1^2 + P_1 = \frac{1}{2}\rho v_2^2 + P_2$$

$$S_1 v_1 = S_2 v_2$$

由此得到 1 处的流速为

$$v_1 = S_2 \sqrt{\frac{2(P_1 - P_2)}{\rho(S_1^2 - S_2^2)}}$$

管中流体的流量为

$$Q = S_1 v_1 = S_1 S_2 \sqrt{\frac{2(P_1 - P_2)}{\rho(S_1^2 - S_2^2)}}$$

若两根竖直管中液面的高度差为 h，则上式中压强差为 $P_1 - P_2 = \rho g h$，因而流量为

$$Q = S_1 S_2 \sqrt{\frac{2gh}{S_1^2 - S_2^2}} \tag{2-4}$$

测出 h 后，利用上式可以求出流体的流量。

（三）流速计

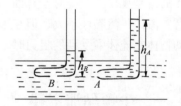

皮托管（Pitot tube）是测定流体流速的仪器。图 2-7 为皮托管的原理图，两根弯成 L 形的管子，一个管子的开口 A 在正前方，另一个管子的开口 B 在侧面。在测量流体的流速时，将皮托管沿流体的流动方向放置，并使两管开口 A、B 在同一水平高度上，开口 A 与流速方向相对，开口 B 与流速方向相切。流体在弯管下端 A 处受阻，形成流速为零的滞止区。这时两管所测出的压强是不同的，根据伯努利方程有

图 2-7　流速计

$$\frac{1}{2}\rho v_A^2 + P_A = \frac{1}{2}\rho v_B^2 + P_B$$

因为流体在 A 处受阻，流速 $v_A = 0$，所以

$$\frac{1}{2}\rho v_B^2 = P_A - P_B$$

P_A 比 P_B 大，这说明液体的动压在"滞止区"全部转化成了静压。对于该装置，只要测出两管的液面高度差 h，便可得到 P_A 与 P_B 的差值，即 $P_A - P_B = \rho g(h_A - h_A)$。所以待测流速为

$$v = \sqrt{2g(h_A - h_B)}$$

如果所测量的是气体的流速，应使两管分别与 U 型管的两臂相连，在 U 型管中盛有液体（如水银），构成一个压强计，如图 2-8 所示。设压强计中液体的密度为 ρ'，U 型管两臂的液面高度差为 h，这时 $P_A - P_B = \rho' g h$，待测气体的流速为

$$v = \sqrt{\frac{2\rho' g h}{\rho}} \tag{2-5}$$

[例 2-1] 如图 2-9 所示，两个盛水的开口容器 B、F，容器 B 的底部接一水平管，管中 C 处的截面积是 D 处的 1/2，且 D 处截面积远小于容器 B 的横截面积，在 C 处开口引管 E 浸入容器 F 内的水中。如果水沿水平管做定常流动，且 D 处与容器 B 中液面高度差为 h_1，试求 E 管内水上升的高度 h_2。

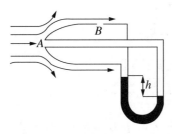

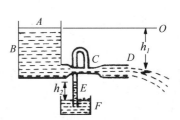

图 2-8　气体流速计　　　　　　　图 2-9　例 2-1 用图

第三节　黏性流体的流动

许多液体和气体在一定条件下很接近理想流体，因而理想流体的运动规律可以描述这些流体的流动规律。但是对于甘油、血液等黏性很大的流体，在其流动过程中不能忽略其黏性；也有些流体虽然黏性不大，但在远距离输送时就必须考虑由其黏性所引起的能量损耗；在研究运动物体在流体中受到的阻力时，也必须考虑流体的黏性。下面讨论黏性流体的流动规律。

一、牛顿黏滞定律

在做相对运动的两层流体的接触面上，存在着一对阻碍两流体层相对运动的摩擦力，这对摩擦力大小相等而方向相反，称为黏性力（viscous force）或内摩擦力（internal friction force）。流体的这种性质称为黏性。

由于黏性的存在，当流体沿固体表面流动时，与固体表面接触的一层流体，实际上是附着在固体表面上不动的，由于存在速度差，它对相邻流动的流层施加一作用力（内摩擦力），企图使其流层也静止不动，但这一流层同时还受到它另一侧的流层对其所施加的方向相反的作用力，这一作用力企图使它以更快的速率运动。当黏性流体在压力差作用下流动时，流体各流层间存在速度差，快速流层流体会拖曳与之相邻的慢速流层，而慢速流层会阻碍相邻的快速流层的流动。各层流体之间层层牵制，从而使各层流体的速度都不相同，距固体表面越近的流层速度越小。图 2-10 所示的实验证实了这一现象。在一支竖直圆管中注入无色甘油，上部再加一段有色甘油，其间有明显的分界面。打开管下部的阀门使甘油缓缓流出，一定时间后，两部

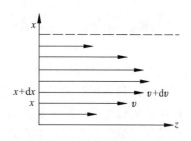

| 图 2-10　黏性流体的流动 | 图 2-11　速度梯度 |

分甘油的交界面呈现为锥形界面。这说明管中甘油流动的速度并不相同，管轴处甘油的流速最大，距管轴越远，流速越小，与管壁接触的甘油微粒附着在管壁上，流速为零。因而，可以将管中流动的流体，分成许多平行于管壁的圆筒状薄层，对任意相邻的两层来说，外层比内层流动得慢，相邻流层之间有相对运动。

为了描述流体中各层速率的变化，需要引入速度梯度的概念。如图 2-11 所示，设流体沿 z 方向流动，设想在 x 方向相距 Δx 的两流体层的速度差为 Δv，则 $\Delta v/\Delta x$ 表示在垂直于流速方向上，相距单位距离的两个流层的速度差。为了精确表示流速随垂直位置的变化程度，令 $\Delta x \to 0$，求极限

$$\frac{\mathrm{d}v}{\mathrm{d}x} = \lim_{\Delta x \to 0} \frac{\Delta v}{\Delta x}$$

$\mathrm{d}v/\mathrm{d}x$ 称为 z 处的速度梯度（velocity gradient）。速度梯度描述了速度沿空间变化的快慢程度，一般来说，它是随 z 而变化的，即在不同地点，速度梯度有不同数值。速度梯度的单位是 s^{-1}。

当两相邻流层因速率不同而有相对运动时，两层之间存在着相互作用的内摩擦力。实验指出，这种内摩擦力 F 与两流层之间的接触面积 S 成正比，与该处的速度梯度 $\mathrm{d}v/\mathrm{d}x$ 成正比，即

$$F = \eta S \frac{\mathrm{d}v}{\mathrm{d}x} \tag{2-6}$$

式（2-6）称为**牛顿黏滞定律**（Newton viscosity law）。式中比例系数 η 称为流体的**黏性系数**（coefficient of viscosity），也称为黏度，是流体黏性的量度。

在相同条件下，黏度越大的流体内摩擦力也越大。黏度由流体本身的性质决定，并与温度有密切的关系。黏度的单位是 $\mathrm{Pa \cdot s}$ 或 $\mathrm{N \cdot m^{-2} \cdot s}$。一些流体的黏度见表 2-1。从表中可以看出，液体的黏度随温度的升高而降低，而气体的黏度随温度的升高而增加。

表 2-1　一些流体的黏度

流体	温度 /℃	黏度 /×10^{-3} Pa·s	流体	温度 /℃	黏度 /×10^{-3} Pa·s
水	0	1.794	乙醇	20	1.200
	1	1.310	蓖麻油	17.5	1 225.0
	20	1.009	血液	37	2.0 ~ 4.0
空气	0	0.18	血浆	37	1.0 ~ 1.4
	671	0.42	血清	37	0.9 ~ 1.2

遵循牛顿黏滞定律的流体称为牛顿流体（Newtonian fluid），牛顿流体的黏度是一个常量，水和血浆等均为牛顿流体。如果流体的黏度随速度梯度的改变而变化，这时 F 与 $\mathrm{d}v/\mathrm{d}x$ 不再成线性关系，这类流体称为非牛顿流体，严格地说，血液是非牛顿流体。

二、层流、湍流、雷诺数

1. 层流   由于流体黏性的存在，在管道中流动的流体呈现出分层流动的状态，各层流体彼此不相混合，只做相对滑动，这种流动称为**层流**（laminar flow）。牛顿黏滞定律是描述各流层相互作用的实验定律。液体在毛细管中的流动、血液在微血管中的流动、石油在输油管中的流动，以及其他黏度很大的液体的流动通常都是层流。

2. 湍流   当流体流动的速度超过一定数值时，流体将不再保持分层流动，这时流体中出现了垂直于管轴方向的速度分量，各流层之间相互混淆，甚至可以出现涡旋，这种流动状态称为**湍流**（turbulent flow）。当流动是湍流时，管中截面上每一点速度的大小和方向都在不断变化。在通风道和狭窄的河流中，气体和河水的流动通常都是湍流。

由层流转变为湍流不仅与平均流速 v 的大小有关，还与流体的密度 ρ，流体的黏度 η 以及管道的半径 r 有关。1883 年，雷诺（Reynold）经过大量实验研究后指出，流动由层流变为湍流的条件可以用临界值 Re 来确定，其定义为

$$Re = \frac{\rho v r}{\eta} \tag{2-7}$$

Re 称为**雷诺数**（Reynold's number），是一个没有量纲的纯数。Re 不仅决定了由层流转变为湍流的条件，而且，在几何形状相似的管道中流动的流体，不论它们 v、r、η、ρ 的数值如何，只要雷诺数 Re 相同，它们的流动类型（如层流、湍流）就相同，即具有流动相似性，因此，雷诺数在整个流体力学中起着十分重要的作用。实验指出，对于包括血液在内的许多流体，当 $Re < 1000$ 时，流动状态为层流；当 $Re > 1500$ 时，流动状态为湍流；当 $1000 < Re < 1500$ 时，流动状态可能是层流，也可能是湍流，称为过渡流。当流动从层流转变为湍流时，流动阻力将明显增大。

知识拓展

流动相似性原理应用

雷诺数相等的流场具有相同的流动状态和性质。流动的相似性原理在流体力学工程的模拟实验中有着重要的应用。风洞、水洞试验（几何相似的小尺度模型）即是建立在相似性原理基础上。

三、泊肃叶定律

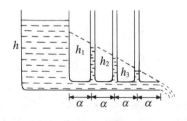

图 2-12   黏性液体的流动

从动力学的观点来看，要使黏性液体做匀速流动，必须有一个外力来抵消内摩擦力。这个外力是由圆管两端的压强差提供的。从图 2-12 所示的实验可以看出，黏性液体在粗细均匀的水平管中做层流，几条竖直管内的液面依次下降，这说明沿着液体流动的方向，液体压强是逐渐降低的。此时，由于动能和势能都没有改变，压强的降低只能用黏性流体在流动过程中需要克服内摩擦力做功来解释。

　　法国医学家泊肃叶（Poiseuille）研究了血管内血液的流动，推导出了黏性流体在圆管中流动的基本规律：不可压缩的牛顿流体在内半径为 R 的水平圆管内做层流时，其流量与圆管半径的四次方及圆管两端的压强差成正比，与圆管的长度及黏度成反比。即体积流量为

$$Q = \pi R^4 \frac{P_1 - P_2}{8 \eta L} \tag{2-8}$$

上式称为**泊肃叶定律**（Poiseuille law）。它还可以改写为

$$Q = \frac{P_1 - P_2}{R_f} \tag{2-9}$$

其中

$$R_f = \frac{8 \eta L}{\pi R^4}$$

式（2-9）形式上与电学中的欧姆定律极为相似，R_f 称为**流阻**（flow resistance）。对于长度和半径一定的圆管以及黏度一定的流体，R_f 是一个定值。式（2-9）的物理意义是当黏性流体在水平且截面积均匀的圆管中流动时，流量与圆管两端的压强差成正比，与流阻成反比，压强差是流体匀速前进的动力。压强差一定时，流阻越大，流体越不容易流动。

　　若液体连续通过 n 个不同的圆管，则总流阻为各管流阻之和，即

$$R_f = R_{f1} + R_{f2} + \cdots + R_{fn}$$

当 n 个圆管并联时，则总流阻的倒数等于各管流阻的倒数之和，即

$$\frac{1}{R_f} = \frac{1}{R_{f1}} + \frac{1}{R_{f2}} + \ldots + \frac{1}{R_{fn}}$$

　　在人体的血液循环系统中，如果由于某些原因（如血管粥样硬化）导致血管半径减小或者血液黏度增加，此时若要保证供血量即血流量不变，根据泊肃叶定律可以看出，必须增大血管两端的压强差，这就是高血压形成的主要原因。同时，若要治疗高血压，则可以从扩张血管和降低血液黏度两方面考虑。

四、黏性流体的伯努利方程

　　在第二节推导伯努利方程时忽略了内摩擦力的作用，因此其结果只适用于理想流体的定常流动。当黏性流体做定常流动时，一般来说，流体的可压缩性仍可忽略，但必须考虑流体的黏性，即必须考虑由于内摩擦力引起的能量损耗。

　　设 w 为单位体积的流体从截面 S_1 流动到截面 S_2 时克服内摩擦力所做的功，则伯努利方程修正为

$$P_1 + \frac{1}{2} \rho v_1^2 + \rho g h_1 = P_2 + \frac{1}{2} \rho v_2^2 + \rho g h_2 + w \tag{2-10}$$

　　这就是黏性流体定常流动时所服从的规律。式中的 P、v、h 为流管横截面上的平均值。

　　如果黏性流体沿粗细均匀的管道做定常流动，由连续性方程可知，沿管道长度方向上，平均流速应处处相等，即 $v_1 = v_2$，由（2-10）式可知

$$P_1 - P_2 + \rho g (h_1 - h_2) = w$$

当 $h_1 = h_2$ 时，有 $P_1 - P_2 = w$，这表明，即使在水平管道中也必须有一定的压强差，才能使黏性

流体克服内摩擦力做定常流动。

当 $P_1 = P_2$ 时，有 $\rho g(h_1 - h_2) = w$，即在外界压强相同的情况下，管道两端必须有一定的高度差，以降低流体重力势能的方式来弥补由于黏性力所引起的能量损耗，从而保证流体沿管道做定常流动。

黏性流体在流动过程中，能量损失受哪些因素影响呢？理论证明，黏性流体做层流时，能量损失 w 与平均流速 v 成正比。在水平圆管的特殊情况下，由泊肃叶定律和黏性流体的伯努利方程可以得到

$$w = \frac{8\eta L v}{R^2}$$

这表明，在流动过程中，黏性流体黏度越大，管道越长，管道半径越小，平均流速越大，克服内摩擦力所做的功就越大，单位体积流体的能量损失也就越大。这是因为：黏度越大，内摩擦力就越大；平均流速相同，管道半径越小时（或管道半径相同，平均流速越大时），平均速度梯度就越大，内摩擦力也越大；管道越长，流体流经距离就越长，这些因素都使流体克服内摩擦力所做的功增大。

在截面积均匀的管道中，单位体积流体的能量损失与管道的长度成正比，即损失的能量均匀地分布在流体流动的路程上，这种能量损失称为沿程能量损失。实际上，当流体通过弯管、截面积突变或各种阀门时，都有额外的能量损失。这种集中发生在局部的损失称为局部能量损失。

▌五、斯托克斯定律

物体在流体中运动时所受的阻力有两种。一种是黏性阻力，这是由于固体表面附着一层流体，该层流体随固体一起运动，因而该流层和与其相邻的流层之间有内摩擦力；另一种是压差阻力，是由运动物体前后流体的压强不同所引起的。压差阻力的实质是：在固体后面尾随运动着的流体中有涡旋产生。当物体的运动速度很小（$Re < 1$）时，涡旋还未形成，压差阻力可以忽略不计，这时物体所受的阻力主要是黏性阻力。实验证明，在压差阻力可以忽略的情况下，黏性阻力与固体的线度 l、速度 v、流体的黏度 η 成正比，比例系数则由物体的形状决定。对于球形物体，用半径 r 表示其线度，理论上可以证明，黏性阻力为：

$$F = 6\pi\eta r v \tag{2-11}$$

这一关系式称为球形物体的**斯托克斯定律**（Stokes law），是由英国物理学家斯托克斯于1845 年首先导出的。

下面考虑半径为 r 的小球体在黏性液体中由静止状态自由下落时的情形。开始，小球受到方向向下的重力和方向向上的浮力的作用，由于重力大于浮力，小球将加速下落；随着速度的增加，小球所受的黏性阻力也增加。当小球速度达到某一值时，小球所受的重力、浮力、黏性阻力相平衡，小球匀速下落。这一匀速下落的速度称为**终极速度**（terminal velocity），用 v_T 表示。终极速度可由三力平衡条件求出

$$\frac{4}{3}\pi r^3 \rho g = 6\pi\eta r v_T + \frac{4}{3}\pi r^3 \rho' g$$

$$v_T = \frac{2gr^2(\rho - \rho')}{9\eta} \tag{2-12}$$

式中 ρ 为小球的密度，ρ' 为流体的密度。

由 (2-12) 式可知，小球在黏性流体中下落时，其终极速度和小球的大小、密度差以及重力加速度成正比，与流体的黏度成反比。对于颗粒很小的微粒，可以利用高速离心机来增加有效 g 值，以加快它的沉降速度。

第一章第五节讨论了物体的弹性，这里讨论了流体的黏性。如果物体既具有弹性又具有黏性，则称其为**黏弹体**。生物材料中的液体和固体几乎都是黏弹体，如呼吸道黏液、血液、关节液、软骨、血管、食管以及人工瓣膜、人工关节、皮肤等。只不过有些表现出较强的弹性，有些则表现出较强的黏性。对于弹性体而言，其应变对应力的响应是即时的；而对于黏弹性材料而言，其应变对应力的响应总是滞后的，即应变落后于应力的变化，表现出延迟性。

第四节　血液的流动

血液在人体的循环系统中的主要任务是将氧气和营养物质输送到肌体组织，同时将二氧化碳和各种代谢产物输送到相应器官排出体外。由于血液是含有多种血细胞的非牛顿流体，而且血管壁的弹性和直径会受到神经调节而发生变化，血液的流动是比较复杂的过程。下面仅利用流体运动的基本规律来分析血液流动的一般情况。

一、血压

血液在血管内流动时的压强称为**血压**（blood pressure）。循环过程中血压变化很大。首先，血压随着心脏的收缩和舒张而变化。当左心室收缩将血液压入主动脉时，主动脉血压达到最高值，称为**收缩压**（systolic pressure）。收缩压的高低取决于主动脉的弹性和主动脉的血容量。当左心室停止射血、主动脉回缩将血液注入分支血管时，血压随之下降，主动脉血压降到最低值时正处于左心室的舒张期，此最低值称为**舒张压**（diastolic pressure）。舒张压的高低与外周阻力有关，外周阻力变大可以使舒张压升高。收缩压与舒张压之差称为**脉压**（pulse pressure）。其次，血液是黏性液体，在流动过程中由于能量损失，血压逐渐下降。再次，由于各段血管的管径和流速不同，流阻不同，血压下降的快慢也不同。主动脉和大动脉血压降落极小，小动脉处血压下降最快。图 2-13 给出了循环系统中血压的变化情况。

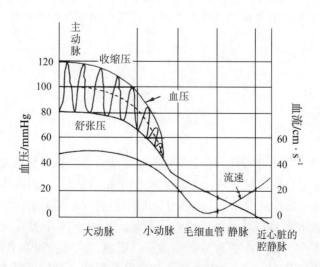

图 2-13　血压、血流曲线

体位对血压也有很大的影响。如图 2-14 所示，若心脏部位的收缩压为 100 mmHg，舒张压为 2 mmHg，取平卧位时，头部、足部的收缩压均为 95 mmHg，舒张压均为 5 mmHg；而当取直立位时，位于心脏上方 57 cm 处头部的收缩压、舒张压分别减为 51 mmHg 和 -39 mmHg，位于心脏下方 114 cm 处足部的收缩压、舒张压分别增加为 183 mmHg 和 93 mmHg。从平卧位改为直立位时，头部血压减小 44 mmHg，足部血压增加 88 mmHg。这一现象可以用伯努利方程来解释，在不考虑流速的变化时，处于较高处的液体压强较小，而处于较低处的液体压强较大。因此，测量血压时一定要注意体位和测量部位。需要注意，通常所说的血压是计示压强，它等于血液的绝对压强与大气压强之差，$P_{计示} = P - P_0$。例如，收缩压为 16 kPa，其绝对压强为 117.3 kPa。

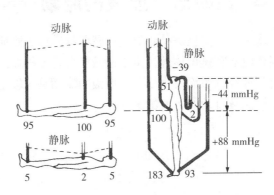

图 2-14   体位对血压的影响

临床应用

柯氏音测量血压

测量血压时，当给血压计的气袋充气的压强高于心收缩压时，肱动脉被压闭，血流被阻止；当气袋缓慢放气，压强缓缓降至略低于心收缩压时，血流就可冲开血管；当气袋内压强低于心舒压时血流就畅通无阻。在血流冲开肱动脉流过时，血管壁因血流冲击形成湍流产生振动而发出声音，临床上称其为柯罗特科夫音（Korotkoff's sound），听诊器听到这种声音可判断肱动脉的开放和压闭，进而来测量收缩压和舒张压。

二、血流速度

推动血液循环的主要动力来自于心室的舒 - 缩活动，心脏有节奏地间歇射血，但血液流动是连续的。左心室收缩将血液射出时，主动脉和大动脉中的血压上升；而在舒张期，心脏停止射血时，主动脉和大动脉中的血压下降。由于动脉具有弹性，随着血压的上升和下降，血管壁扩张和回缩，同时血液也将以脉动的形式向前流动。从图 2-13 中可看出，对于主动脉及其分支，在一个心动周期内，血管中血液流动的参量（压强、速度、血管半径等）将随时间变化，血液流动是非稳定的脉动流。在小动脉、毛细血管和静脉中，脉压已很不明显，可以近似认为血液的流动是稳定的。

在生理条件下，血液是不可压缩的，可以用连续性方程估算血流速度，血液在血管中的流速与血管的总截面积成反比。主动脉是一根单管，其内径平均为 2.5 cm，其总截面最小，流速最大。从大动脉、小动脉到毛细血管，虽然单根血管截面逐渐减小，但血管数目逐渐增多，因此，血管总截面逐渐增大，毛细血管的总截面达到最大值，约为主动脉的 800 倍，故毛细血管处的血流速度约为主动脉的 1/800，正常值为 0.05 ~ 1.0 cm · s^{-1}。血液在毛细血管内流速很慢，有利于血液与毛细血管周围组织进行气体和物质的充分交换。人体血液循环过程的血流速度分布见图 2-13。

三、血液的黏度

血液黏度是血液的主要力学特性，是影响血流阻力的重要因素。由于在不同病理状态下，血液黏度变化有其规律性，可以为一些疾病的诊断、治疗提供依据。

牛顿黏滞定律有两种常见的数学表述形式

$$F = \eta S \frac{dv}{dx}$$

或
$$\tau = \eta \dot{\gamma} \tag{2-13}$$

其中 $\tau = F/S$ 为**切应力**（shear stress），表示作用在流体层单位面积上的内摩擦力。在切应力的作用下，黏性流体分层流动，从而发生剪切形变，变形的相对大小称为**切应变**（shearing strain），用 γ 表示。如图 2-15 所示，在流动的流体中取一流体微元 ABCD，AB、CD 两流体层相距 dx，AB 层的流速为 v，CD 层的流速为 $v + dv$，经时间 t 后，ABCD 变形为 ABC'D'，切应变定义为

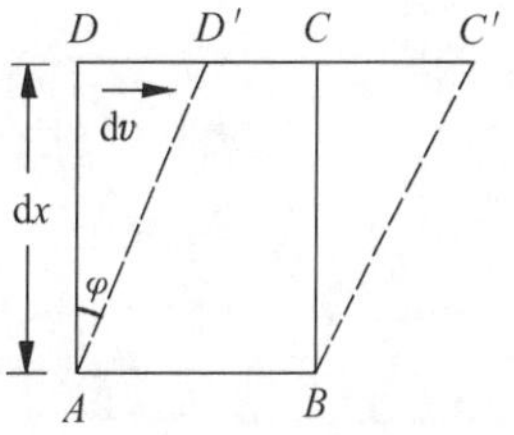

图 2-15　流体流动时的变形

$$\gamma = \frac{DD'}{dx} = \tan\varphi = \frac{dv}{dx} \cdot t$$

由此可见，切应变 γ 与时间 t 成正比，但切应变随时间的变化率，即切变率是一个与时间无关的量，即

$$\dot{\gamma} = \frac{d\gamma}{dt} = \frac{dv}{dx}$$

由此可知，牛顿黏滞定律的两种表述形式是完全等价的，式（2-13）更深刻地反映了黏性流体的流动性与变形性之间的关系，并且给出流体的黏度在数值上等于切应力与切变率的比值。

对于牛顿流体，其黏度与切变率无关，即 $\eta = \tau/\dot{\gamma}$ 为一常数。对于非牛顿流体，黏度随切应力或切变率而变化，该比值称为流体在切变率为 $\dot{\gamma}$ 时的**表观黏度**（apparent viscosity），即

$$\eta_a = \frac{\tau}{\dot{\gamma}} \tag{2-14}$$

由此可知，表观黏度与切应力及切变率都有关，它不是一个常数。

实验表明，血浆是牛顿流体，在室温下其黏度约为 1.2 mPa · s。血液是非牛顿流体，其表观黏度随切变率而变化。

低切变率（$\dot{\gamma} < 10 \text{ s}^{-1}$）时，血液黏度较高，并随切变率的增高而逐渐下降，最后将趋于某一个渐近值。低切变率时，血液所受切应力的开方与相应的切变率的开方呈线性关系，即

$$\sqrt{\tau}=\sqrt{\tau_C}+\eta_C\sqrt{\dot\gamma} \tag{2-15}$$

上式称为 Casson 方程，式中 τ_C 为**屈服应力**（yield stress），为作用于血液使血液开始流动的最小切应力，η_C 为 Casson 黏度。在高切变率时，血液呈现出牛顿流体的特性，此时血液的黏度保持恒定，即对于足够大的切变率 $\dot\gamma$，血液可以用牛顿黏滞定律来描述。

血液黏度与血液的组分有关，其次温度、酸碱度（pH）以及渗透压等也将影响血液黏度。

习　题

2-1　如图 2-16 所示的水管，在流体经过 A 管后，分两支由 B、C 二管流去。已知三管的横截面积分别为 $S_A=100\ \mathrm{cm^2}$、$S_B=40\ \mathrm{cm^2}$、$S_C=80\ \mathrm{cm^2}$，A、B 两管中的流速分别为 $v_A=40\ \mathrm{cm\cdot s^{-1}}$、$v_B=30\ \mathrm{cm\cdot s^{-1}}$。求 C 管中的流速。

2-2　如图 2-17 所示用一截面为 $5\ \mathrm{cm^2}$ 的虹吸管把容积极大的容器中的水吸出。虹吸管最高点 B 在水面上 1.2 m 处，出口 D 在水面下 0.6 m 处。求在定常流动的条件下，管内最高点压强和虹吸管流量。

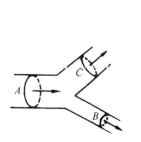

图 2-16　习题 2-1 用图

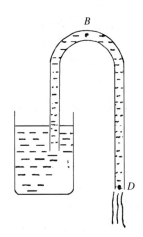

图 2-17　习题 2-2 用图

2-3　水在截面不同的水平管中做定常流动，如图 2-18 所示。出口处的截面积为管的最细处的 2 倍。若出口处的流速为 $3\ \mathrm{m\cdot s^{-1}}$，问最细处的压强为多少？

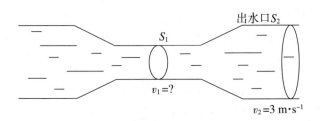

图 2-18　习题 2-3 用图

2-4　用如图 2-19 所示的采气管，采集 CO_2 气体。如果压强计的水柱差为 2.0 cm，采气管的截面积是 $10\ \mathrm{cm^2}$，求 5 min 所采集的 CO_2 气体的量是多少？已知 CO_2 的密度是 $2.0\ \mathrm{kg\cdot m^{-3}}$。

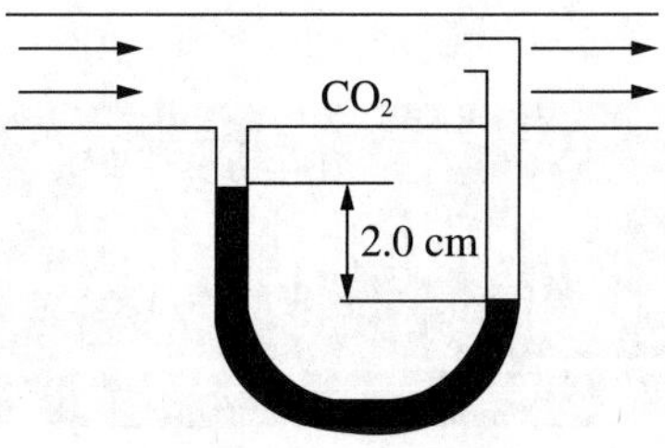

CO_2

2.0 cm

图 2-19　习题 2-4 用图

2-5　用皮托管插入水中测水流速度，若其两管中水柱上升的高度分别为 0.5 cm 和 5.4 cm，求水流速度。

2-6　吊瓶是常用的输液装置。下方针管的截面积远远小于上方吊瓶上液面的截面积。设吊瓶内药液液面到针管的竖直距离为 h，试推导求出液体在重力作用下从针管处流出的速度。

2-7　设血液的密度 $1.05 \times 10^3\ kg \cdot m^{-3}$，37 ℃时的血液黏度为 $3.5 \times 10^{-3}\ Pa \cdot s$，如果主动脉半径为 1.25 cm，试用临界雷诺数 1 000 估算其产生湍流时的平均流速。

2-8　在 37 ℃时的血液黏度为 $3.5 \times 10^{-3}\ Pa \cdot s$，当流过长为 1.0 m、半径为 2.0 mm 的血管时两端压强差为 $2.0 \times 10^4\ Pa$，求其体积流量。

2-9　一个红细胞可以近似看作一个半径为 $2.0 \times 10^{-6}\ m$ 的小球，其密度为 $1.09 \times 10^3\ kg \cdot m^{-3}$。试计算它在重力作用下在 37 ℃的血液中沉淀 1.0 cm 所需要的时间。假设血浆的黏度为 $1.2 \times 10^{-3}\ Pa \cdot s$，密度为 $1.04 \times 10^3\ kg \cdot m^{-3}$，如果利用一台加速度为 $10^5 g$ 的超速离心机，问沉淀同样距离所需要的时间又是多少？

（罗亚梅）

第三章

振动和波动

　　振动（vibration）是自然界及医学领域中广泛存在的一种运动形式，一个物理量在某一数值附近往复变化都可称其为振动，如钟摆的摆动、拨动的琴弦、耳机中的电流等。物体围绕平衡位置附近的往复运动称为**机械振动**（mechanical vibration），它是上述广义振动中的一种。振动的传播称为**波动**（wave motion），机械振动在弹性介质里的传播称为**机械波**（mechanical wave）。本章着重讨论机械振动和机械波的物理原理和特性，其结论也有条件地适用于其他形式的振动与波动。

案例 3-1

　　振动是一种普遍而又特殊的运动形式，如弹簧的振动、钟摆的摆动、琴弦的跃动、心脏的搏动、声带的颤动。振动的物体千姿百态，振动情况也不尽相同，不可能把所有物体的振动规律全部描述。只有掌握了简单振动的规律，才能分析复杂的振动。简谐振动是最简单、最基本的振动。

　　问题：
　　1. 简谐振动的规律是什么？
　　2. 描述简谐振动中振动的特征量有哪些？

第一节　简谐振动

一、简谐振动的振动方程

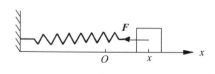

图 3-1　弹簧振子的简谐振动

　　振动有简单和复杂的区别，最简单的振动称为**简谐振动**（simple harmonic vibration）。下面以弹簧振子为例研究简谐振动。一个轻质弹簧一端固定，另一端与可看作是质点的自由物体联结，这一振动系统称为弹簧振子。将弹簧振子置于光滑水平面上，如图 3-1 所示。弹簧保持原长时，物体所受的合力为零，此时物体所处的位置称为平衡位置。使物体在水平面上偏离平衡位置，然后释放，物体将在平衡位置附近往复运动；若忽略空气阻力，则物体做简谐振动。

　　为了描述物体的位置和位移，建立坐标系：以平衡位置为坐标原点 O，设向右为 x 轴的正方向，则物体所在的位置坐标 x 即物体相对于平衡位置的位移，其绝对值也是弹簧伸长（或缩短）的量。

　　按胡克定律，x 不超过弹簧的正比极限时，物体所受的弹性力为

$$F = -kx \tag{3-1}$$

其中 k 为弹簧的劲度系数，负号表示物体所受弹性力的方向与其位移方向相反，弹性力的方向总是指向平衡位置。由于物体置于光滑平面上，又忽略空气阻力，所以物体所受合力即物体所受的弹性力。

　　设物体的质量为 m，根据牛顿第二定律 $F = ma$，由式（3-1）得物体运动的加速度为

$$a = -\frac{k}{m}x \tag{3-2}$$

将瞬时加速度 a 写作 $a = \dfrac{\mathrm{d}^2 x}{\mathrm{d}t^2}$，令常数 $\dfrac{k}{m} = \omega^2$，
则

$$\frac{\mathrm{d}^2 x}{\mathrm{d}t^2} = -\omega^2 x$$

或

$$\frac{\mathrm{d}^2 x}{\mathrm{d}t^2} + \omega^2 x = 0 \tag{3-3}$$

此式称为微分形式的简谐振动方程。解此微分方程，得

$$x = A\cos(\omega t + \varphi) \tag{3-4}$$

此式称为积分形式的简谐振动方程，它表明做简谐振动的物体相对于平衡位置的位移是时间的余弦函数。式中 A 和 φ 为积分常数。ω、A、φ 是任一简谐振动不可缺少的三个特征量。ω 由振动系统决定，A 和 φ 由初始条件决定。

　　由弹簧振子的简谐振动可知：

　　（1）若物体所受的合力与它相对于平衡位置的位移成正比而方向相反，即 $F = -kx$ 时，物体的运动为简谐振动。

　　（2）若物体的位移是时间的余弦（或正弦）函数，即 $x = A\cos(\omega t + \varphi)$ 时，物体的运动为简谐振动。

　　由式（3-4），根据速度和加速度定义可求出任一时刻简谐振动物体的速度 v 和加速度 a 的表达式

$$v = -A\omega \sin(\omega t + \varphi) \tag{3-5}$$

$$a = -A\omega^2 \cos(\omega t + \varphi) \tag{3-6}$$

　　当 v 和 a 的数值为正时，其方向与 Ox 轴的正方向相同；当 v 和 a 数值为负时，其方向与 Ox 轴的正方向相反。

二、简谐振动的特征量

　　当式（3-4）中的 $\varphi = 0$ 时，以 t 为横坐标，x 为纵坐标，可绘得表示简谐振动的余弦曲线，

Note

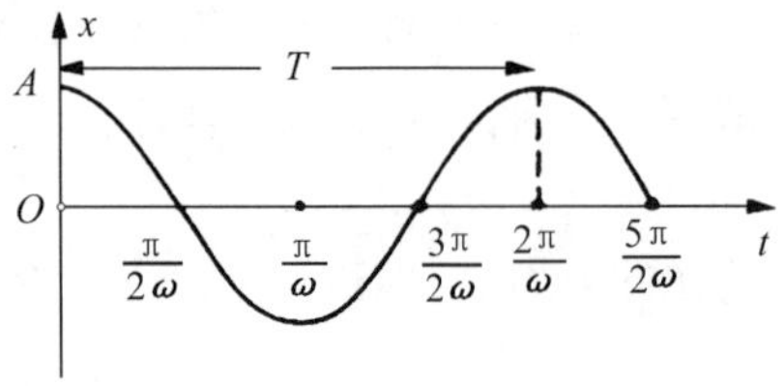

图 3-2 简谐振动的振动曲线

称为振动曲线，如图 3-2 所示。

由图 3-2 可知，从任一时刻开始，每经过 $2\pi/\omega$ 的时间，物体完成一次全振动，并且每经过 $2\pi/\omega$ 的时间重复一次。物体完成一次全振动所需要的时间（或重复一次所需的时间），称为简谐振动的**周期**（period），用 T 表示，则

$$T = \frac{2\pi}{\omega} \tag{3-7}$$

其单位为秒（s）。单位时间内物体完成全振动的次数称为简谐振动的**频率**（frequency），用 ν 表示，则

$$\nu = \frac{1}{T} = \frac{\omega}{2\pi} \tag{3-8}$$

其单位为赫兹（Hz），而

$$\omega = 2\pi\nu \tag{3-9}$$

即 ω 为简谐振动频率 ν 的 2π 倍，故称为简谐振动的**圆频率**（circular frequency）。圆频率又称角频率，其单位为弧度・秒 $^{-1}$（rad・s^{-1}）。弹簧振子做简谐振动时 $\omega^2 = k/m$，代入式（3-7），则弹簧振子简谐振动的周期为

$$T = 2\pi\sqrt{\frac{m}{k}} \tag{3-10}$$

圆频率 ω、频率 ν 和周期 T 是由振动系统本身的性质决定的，称为振动系统的固有圆频率、固有频率和固有周期。

式（3-4）中，由于 $\cos(\omega t + \varphi)$ 的绝对值最大等于 1，物体离开平衡位置的最大距离为 A，A 称为简谐振动的**振幅**（amplitude），其值恒为正。

由式（3-4）和（3-5）可知，做简谐振动的物体在任一时刻 t 的运动状态（位置和速度）取决于 $(\omega t + \varphi)$，这个量称为简谐振动的**相位**（phase）。在同一周期内，各时刻相位不同，物体的运动状态也不同。

$t = 0$ 时，相位 $\omega t + \varphi = \varphi$，$\varphi$ 称为初相位，它是决定振动物体初时刻（$t = 0$ 时）运动状态的物理量。

振幅 A 和初相位 φ 由初始条件决定。例如，已知 $t = 0$ 时，$x = x_0$，$v = v_0$，代入式（3-4）和（3-5）得

$$x_0 = A\cos\varphi$$
$$v_0 = -A\omega\sin\varphi$$

由此二式可求出 A 和 φ

$$A = \sqrt{x_0^2 + \frac{v_0^2}{\omega^2}}$$

$$\tan\varphi = -\frac{v_0}{\omega x_0}$$

相位在比较两个同频率简谐振动的步调时有特别的意义。设两个同频率的简谐振动为

$$x_1 = A_1\cos(\omega t + \varphi_1)$$
$$x_2 = A_2\cos(\omega t + \varphi_2)$$

它们相位之差称为**相位差**（phase difference），用 $\Delta\varphi$ 表示，则

$$\Delta\varphi = (\omega t + \varphi_2) - (\omega t + \varphi_1) = \varphi_2 - \varphi_1$$

如果 $\Delta\varphi = \pm2k\pi$（k= 0、1、2…），则两振动物体位移随时间变化的步调完全一致（即同时到达正最大值，同时到零，同时到达负最大值），称两简谐振动同相，这时两物体运动状态相同。

如果 $\Delta\varphi = \pm(2k+1)\pi$（$k$= 0、1、2…），则两振动物体位移随时间变化的步调相反（一振动物体位移到达正最大值时，另一振动物体位移到达负最大值），称两简谐振动反相。

如果 $\Delta\varphi = \varphi_2 - \varphi_1$ 为其他值，当 $\Delta\varphi > 0$ 时，x_2 先于 x_1 到达各自同方向的最大值，则称 x_2 振动超前 x_1 振动 $\Delta\varphi$；$\Delta\varphi < 0$ 时，则称 x_2 振动落后 x_1 振动 $|\Delta\varphi|$，或称 x_1 振动超前 x_2 振动 $|\Delta\varphi|$。

由式（3-4）（3-5）（3-6）得简谐振动的位移、速度和加速度的相位关系比较如下：

$$x = A\cos(\omega t + \varphi)$$

$$v = -A\omega\sin(\omega t + \varphi) = A\omega\cos(\omega t + \varphi + \frac{\pi}{2})$$

$$a = -A\omega^2\cos(\omega t + \varphi) = A\omega^2\cos(\omega t + \varphi + \pi)$$

其振动曲线如图 3-3 所示（设 $\varphi = 0$）。

由上述 x、v、a 的表达式及图 3-3 可以看出，a 振动超前 v 振动 $\pi/2$，v 振动超前 x 振动 $\pi/2$，a 振动与 x 振动反相。位移为正最大值时，速度为零，加速度为负最大值；位移为负最大值时，速度为零，加速度为正最大值。

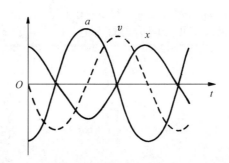

图 3-3　位移、速度和加速度曲线

三、简谐振动的旋转矢量表示法

为了更直观地了解简谐振动的三个特征量 A、ω 和 φ，可用旋转矢量的方法表示简谐振动。如图 3-4 所示，取一坐标轴 Ox，由原点 O 作一矢量 A，其长度等于振幅 A，A 称为振幅矢量；$t = 0$ 时，A 与 Ox 轴夹角为 φ，矢量 A 以角速度 ω 逆时针匀速转动，故 A 又称为旋转矢量；t 时刻 A 与 Ox 轴夹角为 $\omega t + \varphi$，A 在 Ox 轴上的投影为

$$x = A\cos(\omega t + \varphi)$$

即 A 在 Ox 轴上的投影为简谐振动。矢量 A 旋转一周（2π）时，其在 Ox 轴上投影全振动一

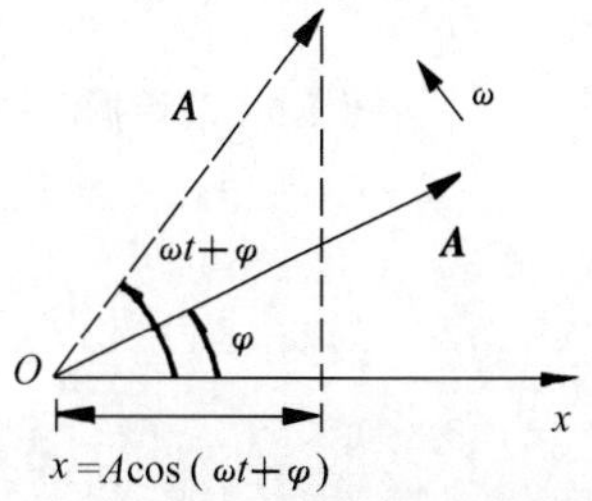

图 3-4　简谐运动的旋转矢量表示法

次，A 旋转一周所用的时间为 $2\pi/\omega$，即简谐振动的一个周期 $T = 2\pi/\omega$，该结果与式（3-7）相同。

四、简谐振动的能量

弹簧振子振动时，物体具有速度，因而振动系统具有动能 E_k，物体运动引起弹簧形变，因而振动系统具有弹性势能 E_p，其表达式分别为

$$E_k = \frac{1}{2}mv^2 = \frac{1}{2}mA^2\omega^2\sin^2(\omega t + \varphi) \tag{3-11}$$

$$E_p = \frac{1}{2}kx^2 = \frac{1}{2}mA^2\omega^2\cos^2(\omega t + \varphi) \tag{3-12}$$

动能和势能之和称为弹簧振子的机械能，机械能用 E 表示，则有

$$E = E_k + E_p = \frac{1}{2}mA^2\omega^2 = \frac{1}{2}kA^2 \tag{3-13}$$

由以上三式可知，简谐振动系统的动能和势能都随时间周期性变化，而动能和势能之和恒定不变，即机械能守恒，如图 3-5 所示（设 $\varphi = 0$）。动能增大时，势能减小；动能减小时，势能增大；动能和势能不断相互转化。

[例 3-1] 如图 3-6 所示，弹簧下面悬挂一可看作质点的物体，不计弹簧质量和空气阻力。

（1）证明物体在平衡位置附近的振动是简谐振动。

（2）若物体的质量为 0.02 kg，弹簧劲度系数 $k = 0.02\pi^2$ N·m^{-1}，物体振动的振幅为 0.12 m，设物体的位移为 0.06 m，且向 x 轴正方向运动时为记时起点，求简谐振动方程。

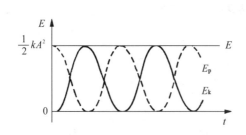

图 3-5 简谐振动的能量

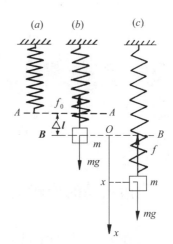

图 3-6 [例 3-1] 用图

知识拓展

阻尼振动、受迫振动和共振

做简谐振动的物体机械能守恒，物体将永远振动下去，且振幅不变。实际上，任何振动系统都会受到阻力的作用，振动系统因克服阻力做功，其能量逐渐减少，振幅不断减小，当振幅为零时，物体停止振动，这种振动称为**阻尼振动**。

振动系统由于受到阻尼作用，最终会停止振动。要想获得一个持续稳定的等幅振动，必须对阻尼振动的系统施加周期性外力，外力不断做功给振动系统补充能量。振动系统在连续周期性外力（策动力）作用下的振动，称为**受迫振动**。

策动力的圆频率为某特定值时，振幅有极大值，受迫振动的振幅达到最大的现象称为**共振**。共振时策动力的圆频率称为共振圆频率。共振现象非常普遍，在声、光、无线电、原子物理及各种技术领域中都会存在，共振可以利用，同时也要避免共振带来的危害。

第二节　简谐振动的合成

在实际问题中，常常遇到一个质点同时参与几个振动的情况，此时该质点的运动即是几个振动的合成。振动的合成问题一般比较复杂，下面讨论几种特殊情况下的简谐振动的合成。

一、同方向、同频率的简谐振动的合成

设一质点同时参与 x 轴上的两个同频率的简谐振动

$$x_1 = A_1 \cos(\omega t + \varphi_1)$$

$$x_2 = A_2 \cos(\omega t + \varphi_2)$$

式中 x_1 和 x_2 表示质点相对同一平衡位置的位移。在任意时刻质点合振动的位移为

$$x = x_1 + x_2 = A_1 \cos(\omega t + \varphi_1) + A_2 \cos(\omega t + \varphi_2) = A\cos(\omega t + \varphi) \quad (3\text{-}14)$$

式中

$$A = \sqrt{A_1^2 + A_2^2 + 2A_1 A_2 \cos(\varphi_2 - \varphi_1)} \quad (3\text{-}15)$$

$$\tan\varphi = \frac{A_1 \sin\varphi_1 + A_2 \sin\varphi_2}{A_1 \cos\varphi_1 + A_2 \cos\varphi_2} \quad (3\text{-}16)$$

用旋转矢量法同样可以合成两个简谐振动，此法直观，并且容易推广到多个简谐振动的合成。如图3-7所示，A_1 和 A_2、φ_1 和 φ_2 分别表示简谐振动 x_1 和 x_2 的振幅矢量和初相位。$t = 0$ 时刻，A_1 和 A_2 的合矢量为 A，由余弦定理可得出式（3-15），由三角形 OMP 可得出式（3-16）。A 在 x 轴上的投影为

$$x = x_1 + x_2 = A\cos\varphi$$

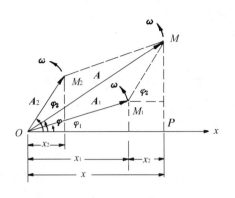

图 3-7　用旋转矢量法合成两个同方向同频率简谐振动

由于 A_1 和 A_2 以同样的角速度 ω 匀速逆时针旋转，旋转过程中 A_1 和 A_2 的夹角保持恒定，因而合矢量 A 的大小保持不变，且以同一角速度 ω 匀速逆时针旋转，因此，任一时刻 t，A 在 x 轴上的投影即合振动的表达式为

$$x = A\cos(\omega t + \varphi)$$

式中 A 为合振动的振幅，φ 为合振动的初相位，ω 不变，旋转矢量法与数学运算法结果相同。

由此可知，同方向、同频率两个简谐振动的合成仍为简谐振动，频率不变。合振动的振幅 A 不仅与两个分振动的振幅 A_1、A_2 有关，还与它们的初相位差 $\varphi_2 - \varphi_1$ 有关。下面就合振幅的大小进一步讨论：

（1）当 $\varphi_2 - \varphi_1 = \pm 2k\pi$，$k = 0$、$1$、$2\cdots$时，由式（3-15）得出

$$A = \sqrt{A_1^2 + A_2^2 + 2A_1 A_2} = A_1 + A_2$$

即两分振动同相位时，相互加强，合振动的振幅最大。

（2）当 $\varphi_2 - \varphi_1 = \pm(2k+1)\pi$，$k = 0$、$1$、$2$、$\cdots$时，由式（3-15）得出

$$A = \sqrt{A_1^2 + A_2^2 - 2A_1 A_2} = |A_1 - A_2|$$

即两分振动相位相反时，相互减弱，合振动的振幅最小。若 $A_1 = A_2$，则 $A = 0$，即振动合成的结果使质点处于静止状态。

（3）当 $\varphi_2 - \varphi_1$ 为其他值时，合振动振幅介于 $A_1 + A_2$ 和 $|A_1 - A_2|$ 之间。

同方向、同频率简谐振动合成的原理是讨论波的干涉问题的基础。

二、同方向、不同频率的简谐振动的合成

设一质点同时参与 x 轴上两个不同频率的简谐振动，为了使问题简化，设两分振动的振幅相同，选取适当时刻为计时起点使两个振动的初相位均为零，则两分振动分别为

$$x_1 = A\cos\omega_1 t$$

$$x_2 = A\cos\omega_2 t$$

则合振动的位移为

$$x = x_1 + x_2 = A\cos\omega_1 t + A\cos\omega_2 t = 2A\cos(\frac{\omega_2 - \omega_1}{2}t)\cos(\frac{\omega_2 + \omega_1}{2}t) \tag{3-17}$$

上式表明，同方向、不同频率的简谐振动的合成振动不再是简谐振动。但是，当两个分振动的频率都较大而差值很小时，即 $\dfrac{|\omega_2-\omega_1|}{2} \ll \dfrac{\omega_2+\omega_1}{2}$ 时，可将式（3-17）表示的运动看作是振幅按照 $\left| 2A\cos\dfrac{\omega_2-\omega_1}{2}t \right|$ 缓慢周期性变化而圆频率等于 $\dfrac{\omega_2+\omega_1}{2}$ 的振动，合成振动如图 3-8 所示。

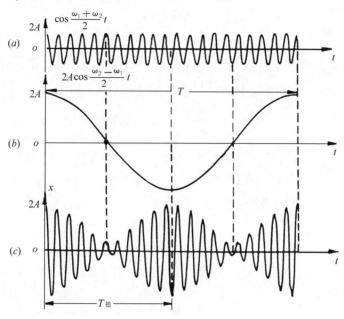

图 3-8　拍的形成

由于振幅随时间周期性变化，振动时而加强，时而减弱，这种现象称为**拍**（beat）。单位时间内振动加强或减弱的次数称为**拍频**（beat frequency）。拍频的幅值可由 $\left| 2A\cos\dfrac{\omega_2-\omega_1}{2}t \right|$ 求出。由于余弦函数的绝对值在一个周期内两次达到极值，即振幅两次最大，所以单位时间内最大振幅出现的次数应为 $\dfrac{|\omega_2-\omega_1|}{2}$ 对应频率的 2 倍，即拍频为

$$\nu_{拍} = 2\times\frac{1}{2\pi}\frac{|\omega_2-\omega_1|}{2} = |\nu_2-\nu_1| \tag{3-18}$$

即拍频等于两分振动的频率之差。

拍现象在声学、光学、无线电技术等领域都有应用，钢琴的调音也是利用了拍的现象。

知识拓展

编　钟

中国是制造和使用乐钟最早的国家。编钟是中国古代大型打击乐器，兴起于周朝，盛于春秋战国直至秦汉，它用青铜铸成，由大小不同的扁圆钟按照音调高低的次序排列起来，悬挂在一个巨大的钟架上，用木锤敲打铜钟，能发出不同的乐音。每枚钟的音调、固有振动频率由铸造材料以及生产工艺和形状样式决定。1978 年出土的曾侯乙编钟整套编钟由 65 枚钟组成，敲击每枚钟的特定部位可以发出不同音高，总音域可以达到五个八度，音阶结构接近于现代的 C 大调七声音阶。这充分反映了中国古代青铜铸造工艺和音律学已达到相当完善的水平。

三、相互垂直、同频率的简谐振动的合成

设一质点同时参与两个相互垂直的 x 轴和 y 轴上的同频率的简谐振动，以质点的平衡位置为坐标原点，两个分振动分别为

$$x = A_1 \cos(\omega t + \varphi_1)$$
$$y = A_2 \cos(\omega t + \varphi_2)$$

对于任一时刻 t，可由上式确定一组 (x, y) 值，即确定了质点 t 时刻在 xy 平面上的位置。若从上面两方程式中消去 t，即得到合运动的轨迹方程为

$$\frac{x^2}{A_1^2} + \frac{y^2}{A_2^2} - \frac{2xy}{A_1 A_2}\cos(\varphi_2 - \varphi_1) = \sin^2(\varphi_2 - \varphi_1) \tag{3-19}$$

由上式可知，质点合运动的轨迹一般为椭圆。椭圆的形状和方位在 A_1 和 A_2 一定的条件下，由相位差 $\varphi_2 - \varphi_1$ 决定，下面讨论几种特殊情况。

（1）$\varphi_2 - \varphi_1 = 0$ 时，由式（3-19）得

$$y = \frac{A_2}{A_1} x$$

即合运动轨迹为通过原点且在第一、三象限内的直线。若沿该直线建立坐标系 Or，则合运动的位移为

$$r = \sqrt{x^2 + y^2} = \sqrt{A_1^2 \cos^2(\omega t + \varphi_1) + A_2^2 \cos^2(\omega t + \varphi_2)}$$

若 $\varphi_2 = \varphi_1 = \varphi$，则

$$r = \sqrt{A_1^2 + A_2^2}\cos(\omega t + \varphi)$$

即合运动仍为简谐振动，频率不变，振幅由 A_1 和 A_2 决定。

（2）$\varphi_2 - \varphi_1 = \pm\pi$ 时，由式（3-19）得

$$y = -\frac{A_2}{A_1} x$$

即合运动轨迹为通过原点且在第二、四象限内的直线。同理，合运动也为与分振动频率相同的简谐振动，振幅由 A_1 和 A_2 决定。

（3）$\varphi_2 - \varphi_1 = \pm\pi/2$ 时，由式（3-19）得

$$\frac{x^2}{A_1^2} + \frac{y^2}{A_2^2} = 1$$

即合运动的轨迹为以 x 轴和 y 轴为轴线的椭圆。

（4）$\varphi_2 - \varphi_1$ 为其他值时，合运动的轨迹将为形状与方位各不相同的椭圆。

以上讨论了两个分振动的相位差决定质点合运动的轨迹，至于质点的运动方向可由 t 时刻 (x, y) 坐标和 $t + \Delta t$ 时刻 (x', y') 坐标判断，例如 $\varphi_2 - \varphi_1 = \pi/2$ 时，质点沿椭圆轨迹顺时针方向运行，$\varphi_2 - \varphi_1 = -\pi/2$ 时，质点沿椭圆轨道逆时针方向运行。质点合运动的轨迹及其运行方向如图 3-9 所示。

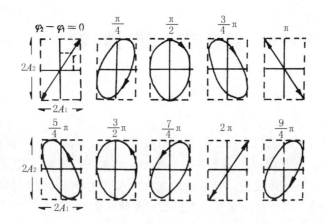

图 3-9　相互垂直、同频率的两个简谐振动的合成

四、相互垂直、不同频率的简谐振动的合成

一般来说，两个相互垂直、不同频率的简谐振动的合运动比较复杂，而且合运动的轨迹不能形成稳定的图形。但是，如果两个分振动的频率成整数比时，则合成运动的轨迹为封闭的、稳定的图形，这种图形称为李萨如图形。图形的花样和分振动的频率比与初相位差有关，如图 3-10 所示。

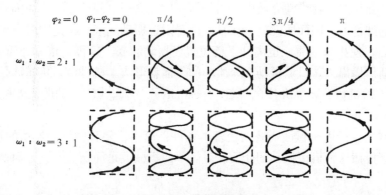

图 3-10　李萨如图形

根据李萨如图形可知，相同时间内 x 轴和 y 轴上分振动次数的比值（可由图形与 y 轴和 x 轴相交次数得出），即为两分振动的频率比。如果已知一个分振动的频率，可求出另一分振动的频率，这是一种方便、常用的测定频率的方法。

临床应用

脉　诊

脉诊是中医的诊病方式之一，通过脉诊可获知心脏和血管的部分生理病理信息。脉搏是血管在脉动血压作用下的振动，这是一个准周期的复杂振动，包含了很多生理病理信息。振动的振幅较低，表现为脉搏减弱，是由于心搏量少、脉压小和外周阻力增高所致，见于心力衰竭、主动脉瓣狭窄与休克等；而脉搏振动的频率（即脉搏的节律）可反映心脏的节律。各种心律失常患者均可影响脉律，如心房颤动者脉律表现为不规则。

第三节   简 谐 波

案例 3-2

地震发生时，震源区的介质发生急速的破裂和运动，这种扰动构成波源。由于地球介质的连续性，波动就向地球内部及表层各处传播开去，形成了连续介质中的地震波。地震观测系统可以捕捉地震波，提前对地震波尚未到达的地方进行预警。地震预警就是在和时间进行赛跑，以减少地震波尚未到达地方的损失。

问题：

1. 地震观测系统首先捕捉到的地震波是横波还是纵波？
2. 对生命产生严重威胁的是哪类波？

一、机械波的产生

物体在弹性介质（气体、液体或固体）中做机械振动时，给相邻介质质元以力的作用，使其离开自己的平衡位置。在弹性介质中，当任何一质元离开平衡位置时，周围质元将产生使它回到平衡位置的弹性力，因而质元就会在平衡位置附近振动起来。与此同时，该质元将给其相邻质元以作用力，使相邻的质元也离开平衡位置而振动起来。这样，依靠介质弹性力的作用，振动从一处逐渐传播出去。机械振动在介质中的传播就形成了机械波。机械波是机械振动在介质中的传播，传播机械波要靠介质的**弹性**（elasticity）。引起介质振动的、做机械振动的物体称为**波源**（wave source）。

由此可以看出，产生机械波需要两个基本条件：第一，要有做机械振动的物体作为波源；第二，要有能够传播这种机械振动的介质。最简单的机械波是简谐波，它是简谐振动在弹性介质中的传播。

波在介质中传播时，如果介质中各质元的振动方向与波的传播方向垂直，这种波为**横波**（transverse wave）；如果介质中各质元的振动方向与波的传播方向相同，这种波为**纵波**（longitudinal wave）。一般情况下，气体、液体和固体都能传播纵波，但只有固体能传播横波。

波一般是在三维空间的介质中传播的。为了便于理解波的传播过程，在波的某一传播方向上将介质分成许多小质元（或体元）并给予编号。传播横波时，质元受到与传播方向垂直的剪切力作用；传播纵波时，质元受到拉伸或压缩，质元之间产生与传播方向平行的相互作用力。图 3-11（a）和（b）分别表示横波和纵波的形成和传播，第一行表示 $t = 0$，振动即将从左端开始向右传播的状态，各质元均匀地分布在各自的平衡位置上；下面各行依次画出了每经过 $T/4$ 的时间，各质元的位置情况；当 $t = T$ 时，质元 1 完成一次全振动回到平衡位置，此时振动已传到质元 13，介质中形成了一个具有波峰和波谷的完整的波形。波峰指某时刻某质元具有正的最大位移；波谷指某时刻某质元具有负的最大位移。此后，质元 13 将与质元 1 同步振动（实际上质元 13 的相位落后质元 1 的相位 2π），且振动继续向右传播，波形不断向右移动（见 $t = 5T/4$ 图形）。

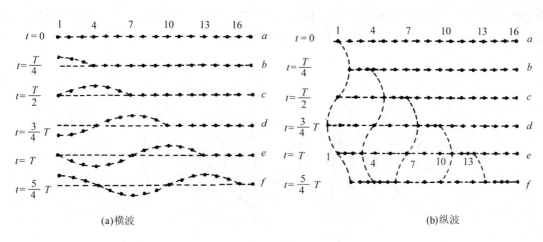

(a)横波　　　　　　　　　　　　　　(b)纵波

图 3-11　波的形成与传播

二、波的特征量

从波的形成和传播可知，每一质元依次重复着波源的振动，介质中各质元振动的频率和周期与波源振动的频率和周期相同，因此这一频率和周期也称为**波的频率**和**周期**，仍用 ν 和 T 表示。

波是振动状态的传播，在一个周期中，振动状态传播的距离称为**波长**（wave length），用 λ 表示。图 3-11 中质元 1 和质元 13 之间的距离即为一个波长；同样，质元 2 经一周期时间将自己的振动状态传到质元 14，质元 2 和质元 14 之间的距离也是一个波长；质元 3 和质元 15 之间的距离也是一个波长。相隔一个波长的两个质元振动状态相同，即振动同相位（实际相位差 2π），因而也可以说，两个相邻的振动同相位点之间的距离为一个波长。

振动状态传播的速度称为**波速**（wave velocity）。波速即单位时间内振动状态传播的距离，用 u 表示。由于振动状态是由相位决定的，振动状态的传播即相位的传播，所以波速也称为**相速**（phase velocity）。波速的大小由介质的性质和状态决定。

根据波速、波长、频率和周期的定义，可以推导出它们之间的关系。由于在一个周期 T 时间内，振动状态传播的距离为一个波长 λ，根据波速的定义，则

$$u = \frac{\lambda}{T} \tag{3-20}$$

又因

$$\nu = \frac{1}{T}$$

所以

$$u = \lambda\nu \tag{3-21}$$

三、简谐波方程

1. 波的几何描述　波在介质中传播时，各质元的相位关系及传播方向可用几何图形加以描述。表示波传播方向的线称为波线。介质中振动相位相等（相位差为零）的点组成的面称为**波面**（wave surface）。某时刻离波源最远，即"最前方"的波面称为该时刻的**波前**（wave front）。

按照波面的形状，波可分为**平面波**（plane wave）和**球面波**（spherical wave）。波面是平面

的波称为平面波，波面是球面的波称为球面波。在均匀且各向同性的介质中，波的传播方向恒与波面垂直，即波线恒与波面垂直。平面波的波线是一组平行直线；球面波的波线是一组径向直线，如图 3-12 所示。

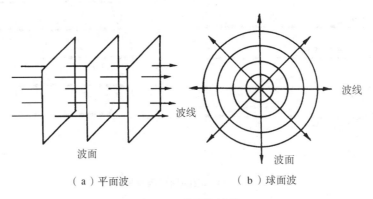

（a）平面波   （b）球面波

图 3-12   波面和波线

形状和大小可忽略的波源称为点波源。因为点波源在均匀且各向同性的介质中振动时，波沿各方向传播速度相等，所以各时刻的波前都是以点波源为中心的球面，即点波源发出的波是球面波。距点波源很远处的球面波的一小部分可近似地看成平面波。显然平面波和球面波都是真实波动的理想近似。

2. 简谐波方程   在波动过程中，若波源做简谐振动，介质中各质元均做简谐振动，这样的波称为**简谐波**（simple harmonic wave）。若波源做复杂振动，则在介质中形成的波也是复杂的。正像复杂振动可以看成由多个简谐振动合成的一样，任何复杂的波都可以看成由多个简谐波叠加而成。因此简谐波是最基本、最重要的一种波。波面为平面的简谐波称为平面简谐波。平面简谐波又是简谐波中最简单的一种。

下面从波的基本概念推导平面简谐波的表达式。

对于平面波来说，由于同一波面上质元的振动相位相等，即振动状态相同，波线为一组平行直线，因此只要了解任一波线上各质元的振动规律，就可以掌握空间各质元的振动规律。

图 3-13   推导波动方程用图

设一列平面简谐波以速率 u 沿 x 轴正方向传播，如图 3-13 所示。设 O 点质元的振动方程为

$$y_0 = A\cos(\omega t + \varphi) \tag{3-22}$$

因为波是介质中所有质元振动的综合，要表示出波动，需表示所有质元的振动。因此写出 Ox 轴上任意一点 P（坐标 x 为任意值）处质元振动的表达式，就可以表示 x 轴上所有质元的振动，即 P 处质元振动的表达式就是波动的表达式，称为**波动方程**。

设 P 点的坐标为 x，由波的传播方向可知，O 点振动在前，P 点振动在后，P 点振动相位落后 O 点。O 点的振动状态传到 P 点所需时间为 x/u，若 O 点已振动了 t 时间，则 P 点振动时间比其少 x/u，即 P 点已振动的时间应为 $t - \dfrac{x}{u}$。设波在无吸收的均匀介质中传播，即振动在传播过程中无能量损失，各质元的振幅相等，则 P 点质元振动的表达式为

$$y = A\cos[\omega(t - \frac{x}{u}) + \varphi] \tag{3-23}$$

上式即沿 Ox 轴正方向传播的平面简谐波方程。根据 $\omega = 2\pi\nu$ 和 $u = \lambda\nu$。式（3-23）可表示为

$$y = A\cos(\omega t + \varphi - 2\pi\frac{x}{\lambda})$$

若波沿 Ox 轴负方向传播，则 P 点振动在前，O 点振动在后，P 点振动相位超前 O 点，当 O 点振动了 t 时间时，P 点已振动了 $t + \frac{x}{u}$ 时间，此时 P 点质元振动表达式为

$$y = A\cos[\omega(t + \frac{x}{u}) + \varphi] = A\cos(\omega t + \varphi + 2\pi\frac{x}{\lambda}) \tag{3-24}$$

上式为沿 Ox 轴负方向传播的平面简谐波方程。

　　下面进一步说明平面简谐波方程的物理意义，以波沿 Ox 轴正方向传播为例，对式（3-23）进行分析。该式表明质元振动的位移 y 是两个独立自变量时间 t 和坐标 x 的函数，因此可分三种情况说明：

　　（1）若给定 x，即 $x = x_0$，此时位移 y 仅是时间 t 的函数，式（3-23）为

$$y = A\cos[\omega t + (\varphi - 2\pi\frac{x_0}{\lambda})] \tag{3-25}$$

该式即平衡位置在 x_0 处质元的振动方程，其中 $(\varphi - 2\pi\frac{x_0}{\lambda})$ 为该质元振动的初相位。

　　（2）若给定 t，即 $t = t_0$，此时位移 y 仅是位置坐标 x 的函数，式（3-23）为

$$y = A\cos[(\omega t_0 + \varphi) - 2\pi\frac{x}{\lambda}] \tag{3-26}$$

该式表示介质中各处（x 不同）质元在同一时刻（$t = t_0$）的位移。其中 $2\pi\frac{x}{\lambda}$ 表示平衡位置在 x 处质元振动的相位比原点 O 处质元振动的相位（$\omega t_0 + \varphi$）的落后量。沿 Ox 轴正方向传播的波，随 x 的增大，质元振动的相位落后量增大。当质元间相距为波长的整数倍，即 $\Delta x = \pm k\lambda$（$k = 0$、1、$2\cdots$）时，各质元振动的相位差为 $\pm 2k\pi$，即均为同相位，振动状态完全相同，所以波长标志着波在空间上的周期性。

　　（3）若 x 和 t 同时变化，则式（3-23）表示任意 x 处的质元在任意时刻 t 的位移。以 y 为纵坐标，x 为横坐标，可画出不同时刻位移 y 随 x 变化的曲线，称为波形曲线。为书写方便，设 $\varphi = 0$，则 $t = 0$ 和 $t = T/4$ 的波形曲线分别如图 3-14 曲线 1 和 2 所示。曲线 2 与曲线 1 的波形相同，但已向右移动了 $\frac{\lambda}{4}$，波形移动的速度为 $\frac{\lambda}{4} \Big/ \frac{T}{4} = \frac{\lambda}{T} = u$，即波形移动的速度也是振动状态传播的速度。需要说明的是介质中各质元均在自己的平衡位置附近振动，质元本身并不随波形的移动而移动。

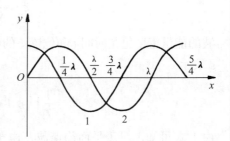

图 3-14　不同时刻的波形曲线

四、波的能量

　　1．波的能量　波在介质中传播时，介质的各个质元都在自己的平衡位置附近振动，由于各质元的振动有速度，它们具有动能；同时各质元（体元）发生形变，因而它们又具有弹性势能；这样随着振动的传播就有机械能的传播。

　　设平面简谐波（为书写方便，设 $\varphi = 0$）

$$y = A\cos\omega(t - \frac{x}{u})$$

在密度为 ρ 的介质中传播，体积为 ΔV、中心平衡位置坐标为 x 的质元其振动速度为

$$v = \frac{\mathrm{d}y}{\mathrm{d}t} = -A\omega\sin\omega(t - \frac{x}{u})$$

该质元的质量 $\Delta m = \rho\Delta V$，其动能为

$$E_k = \frac{1}{2}\rho\Delta V A^2 \omega^2 \sin^2\omega(t - \frac{x}{u}) \tag{3-27}$$

质元的弹性势能可根据其应变（相对体积变化）求出，可以证明所有平面简谐波（包括横波和纵波）在介质中传播的情况下，质元的弹性势能为

$$E_p = \frac{1}{2}\rho\Delta V A^2 \omega^2 \sin^2\omega(t - \frac{x}{u}) \tag{3-28}$$

由式（3-27）和（3-28）可知，在平面简谐波中，某一质元的动能和弹性势能随时间变化关系是相同的，而且任一时刻都具有相同的数值，这是波动中质元不同于孤立振动系统的一个重要特点。

质元的机械能等于其动能和势能之和，由式（3-27）和（3-28）可得

$$E = E_k + E_p = \rho\Delta V A^2 \omega^2 \sin^2\omega(t - \frac{x}{u}) \tag{3-29}$$

上式表明，质元的能量是时间 t 和坐标 x 的二元函数。任一位置质元的总能量都随时间做周期性变化，时而达到最大，时而为零，其能量不守恒。这不同于孤立的振动系统，也说明介质中任一质元都在不断地接受和传出能量，不同时刻得失能量不等。质元能量的这一变化特点是能量在传播时的表现。

2. 能量密度　为了便于描述波动中介质的能量，引入能量密度的概念。单位体积介质所具有的能量称为波的**能量密度**（energy density）。用 ε 表示

$$\varepsilon = \frac{E}{\Delta V} = \rho A^2 \omega^2 \sin^2\omega(t - \frac{x}{u}) \tag{3-30}$$

波的能量密度也是时间 t 和位置 x 的函数。一周期内能量密度的平均值称为平均能量密度。用 $\bar\varepsilon$ 表示

$$\bar\varepsilon = \frac{1}{T}\int_0^T \rho A^2 \omega^2 \sin^2\omega(t - \frac{x}{u})\mathrm{d}t = \frac{1}{2}\rho A^2 \omega^2 \tag{3-31}$$

由上式可知，对于平面简谐波，由于振幅 A 不变，所以均匀介质中各处（不同 x 处）平均能量密度均相等，且为一常数。

3. 能流密度　波动过程中，随着振动状态的传播，能量也以波速 u 向前传播。介质中单位时间内通过垂直于波的传播方向的某一面积的能量，称为通过该面积的**能流**（energy flux）。设坐标 x 处垂直于波的传播方向有一面积 S，如图 3-15 所示。一周期内通过 S 的能量应等于体积为 uTS 的柱体内的能量，这一能量为该处的能量密度 ε 与体积 uTS 的乘积，通过 S 的能流用 P 表示，则

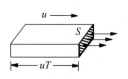

图 3-15　能流

$$P = \frac{\varepsilon uTS}{T} = \varepsilon uS \tag{3-32}$$

显然 P 与 ε 一样是随时间周期性变化的，P 在一周期内的平均值，称为平均能流，用 $\bar P$

表示

$$\overline{P} = \overline{\varepsilon}\, uS \tag{3-33}$$

单位时间内通过与波的传播方向垂直的单位面积的能量，称为**能流密度**（energy flux density），能流密度在一周期内的平均值，称为平均能流密度，用 I 表示

$$I = \frac{\overline{P}}{S} = \overline{\varepsilon}\, u = \frac{1}{2}\rho A^{2}\omega^{2}u \tag{3-34}$$

能流密度是有方向的，其方向与速度方向相同，其矢量式为

$$\boldsymbol{I} = \frac{1}{2}\rho A^{2}\omega^{2}\boldsymbol{u} \tag{3-35}$$

能流的单位是瓦（W），能流密度的单位为瓦·米$^{-2}$（W·m^{-2}）。

波的强弱用波的平均能流密度度量，因此，波的平均能流密度也称为**波的强度**，波的强度与振幅的平方成正比即源于此。式（3-35）对球面简谐波也适用，由此可得出，球面简谐波的振幅随传播距离的增加而减小。

第四节　波的衍射和干涉

案例 3-3

　　从空中掉落到水面的水滴，会在水面上形成圆形的涟漪（波面），一圈圈地从滴落点向外扩展。若空中同时掉落两个相同大小的水滴，水面上的两个圆形涟漪相遇后，形成比较稳定的波纹，即发生了波的干涉。

　　问题：

　　1. 两个水滴在水面形成的涟漪发生干涉，需要满足什么条件？

　　2. 稳定的波纹表示干涉的强弱分布，干涉加强的条件是什么？

一、惠更斯原理

　　波动中，波源的振动是通过介质中各质元的振动依次传播出去的，因此这些质元都可以看作是新的波源。为解释波动的某些现象，1690 年惠更斯提出，介质中波前上各点都可以看作是新的波源，向外发出子波，下一时刻，这些子波的包迹就是新的波前，这一论述称为**惠更斯原理**（Huygens principle）。根据惠更斯原理，已知波动某一时刻的波前，用几何作图的方法可求出下一时刻的波前，进而可确定波的传播方向。

　　图 3-16 为已知球面波和平面波 t 时刻的波前 S_1，求 $t + \Delta t$ 时刻新的波前。设介质中的波速为 u，根据惠更斯原理，S_1 上各点都可以看作新的子波源，Δt 时间内发出半径 $r = u\Delta t$ 半球面形子波，这些子波的包迹 S_2 即是 $t + \Delta t$ 时刻的波前。在均匀的各向同性的介质中，波线垂直于波前，从而可以确定波的传播方向。

　　当波在均匀的各向同性的介质中传播时，由于各处波速相同，所以波前的几何形状保持不变；当波在不均匀的或各向异性的介质中传播时，波前的几何形状和传播方向都可能发生变化。

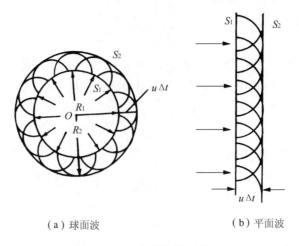

（a）球面波   （b）平面波

图 3-16   惠更斯原理图

二、波的衍射

波在传播过程中遇到障碍物时其传播方向要发生改变，这种波能绕过障碍物传播的现象称为**波的衍射**（diffraction of wave）。

应用惠更斯原理可以解释波的衍射现象。如图 3-17 所示，平面波通过一条宽度大于波长的窄缝时，缝上各点都可看作发射子波的新波源，下一时刻做出这些子波的包迹，就得到新的波前，此时波前已不再是平面，缝两边的波前发生弯曲，和波前垂直的波线改变了原来的方向。缝越窄，衍射现象越明显。若缝宽小于波长，则缝成了单独的振动中心，从它发出的波前成为半球形，衍射现象就更加显著。由此可知，波长相对障碍物越长时，衍射越明显。声波可以绕过高墙传播、无线电波可以绕过高山大川传播，就是这个原因。

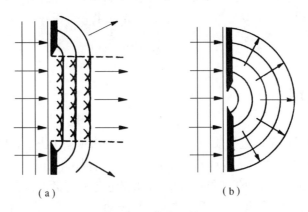

（a）   （b）

图 3-17   波的衍射

衍射现象是波动的特征之一，无论是机械波还是电磁波都会产生衍射现象，而且都服从相同的规律。

当波从一种介质入射到另一种介质时，一部分从两种介质的分界面返回到原来介质，形成反射波；另一部分进入另一种介质，形成折射波。波的反射和折射及其所遵从的规律同样可用惠更斯原理加以解释。

三、波的叠加原理

对大量事实进行观察和研究得出如下结论：同时在介质中传播的几列波，相遇后仍保持它们各自原有的特性（频率、波长、振动方向等）不变，按照自己原来的传播方向继续传播。在相遇区域内，任一点的振动为各波单独存在时在该点所引起的振动的合成，这一结论称为**波的叠加原理**。利用波的叠加原理可以说明波在介质中相遇时所产生的现象。

四、波的干涉

任意的几列波叠加的情况往往是很复杂的。但是，当振动方向相同、频率相同、相位差恒定的两个（或几个）波源发出的波相遇时，在它们相遇的区域内振动的强度有稳定分布，即相遇区域内有些地方振动始终加强，有些地方振动始终减弱，这种现象称为**波的干涉**（interference of wave）。能产生干涉现象的波称为**相干波**（coherent wave）。发出相干波的波源称为**相干波源**。

下面讨论两列相干波相遇区域内波的强度的分布。

设两相干波源 S_1 和 S_2 的振动方程分别为

$$y_{10} = A_{10} \cos(\omega t + \varphi_1)$$

$$y_{20} = A_{20} \cos(\omega t + \varphi_2)$$

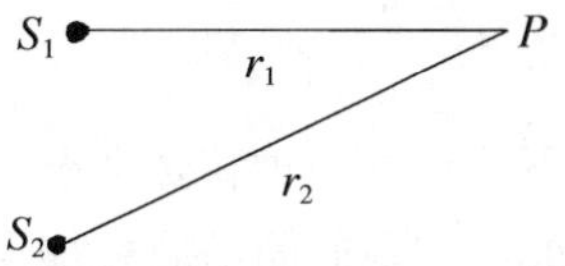

它们发出的波在介质中传播且相遇。S_1 和 S_2 到相遇区域内某点 P 的距离分别为 r_1 和 r_2，如图 3-18 所示。设这两列波到达 P 点时的振幅分别为 A_1 和 A_2，两波的波长为 λ，则两波在 P 点引起的振动分别为

图 3-18　波的干涉

$$y_1 = A_1 \cos(\omega t + \varphi_1 - 2\pi \frac{r_1}{\lambda})$$

$$y_2 = A_2 \cos(\omega t + \varphi_2 - 2\pi \frac{r_2}{\lambda})$$

根据波的叠加原理，P 点的合成振动为

$$y = y_1 + y_2 = A \cos(\omega t + \varphi)$$

其中

$$A = \sqrt{A_1^2 + A_2^2 + 2A_1 A_2 \cos(\varphi_2 - \varphi_1 - 2\pi \frac{r_2 - r_1}{\lambda})} \tag{3-36}$$

$$\tan \varphi = \frac{A_1 \sin(\varphi_1 - 2\pi \frac{r_1}{\lambda}) + A_2 \sin(\varphi_2 - 2\pi \frac{r_2}{\lambda})}{A_1 \cos(\varphi_1 - 2\pi \frac{r_1}{\lambda}) + A_2 \cos(\varphi_2 - 2\pi \frac{r_2}{\lambda})} \tag{3-37}$$

P 点两分振动的相位差 $\Delta\varphi$ 为

$$\Delta\varphi = \varphi_2 - \varphi_1 - 2\pi \frac{r_2 - r_1}{\lambda} \tag{3-38}$$

对任一确定点 P 来说，$r_2 - r_1$ 是一定值，两波源的相位差 $\varphi_2 - \varphi_1$ 恒定，因而 $\Delta\varphi$ 是恒定的。不同的点因 $r_2 - r_1$ 可能不同，因而有不同但恒定的 $\Delta\varphi$。又因两列波传到任一点时该点的两个

振幅恒定不变，因而两波相遇区域内各点的振幅 A 由式（3-36）可知是恒定的，即相遇区域内振动的强弱有稳定的分布。

相遇区域内，满足 $\Delta\varphi = \pm 2k\pi$，$k = 0$，$1$，$2\cdots$ 的各点，由式（3-36）可知，合振幅 $A = A_1 + A_2$，这些点为振动最强的点。

相遇区域内，满足 $\Delta\varphi = \pm(2k+1)\pi$，$k = 0$，$1$，$2\cdots$ 的各点，由式（3-36）可知，合振幅 $A = |A_1 - A_2|$，这些点为振动最弱的点。

相遇区域内，$\Delta\varphi$ 为其他值的各点，合振幅 A 满足 $|A_1 - A_2| < A < (A_1 + A_2)$，这些点振动既不最强也不最弱。

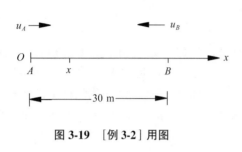

图 3-19　[例 3-2] 用图

由式（3-34）可知，波的强度正比于振幅的平方，因而两相干波相遇的区域内，波的强度有稳定的分布。

[例 3-2] 如图 3-19 所示，AB 两相干波源相距 30 m，频率为 100 Hz，相位差为 π。波速为 400 m·s^{-1}。求 AB 连线上因干涉而振动最强点的位置。

五、驻波

下面讨论一种特殊情况下的干涉现象，即振动方向相同、频率相同、振幅相同而传播方向相反的两列平面简谐波叠加形成**驻波**（standing wave）的现象。

沿 Ox 轴正方向和负方向传播的两列波方程分别为

$$y_1 = A\cos(\omega t - 2\pi\frac{x}{\lambda})$$

$$y_2 = A\cos(\omega t + 2\pi\frac{x}{\lambda})$$

两列波叠加的合成波为

$$y = y_1 + y_2 = 2A\cos 2\pi\frac{x}{\lambda}\cos\omega t \tag{3-39}$$

上式即为驻波方程。下面分析驻波方程，讨论驻波的特点。

1. 振幅分布　由式（3-39）中的 $\cos\omega t$ 可知，x 轴上任一质元都以圆频率 ω 按余弦规律振动；由式中的 $2A\cos 2\pi\frac{x}{\lambda}$ 可知，x 轴上任一质元都有恒定的合振幅，其值随 x 在空间周期性变化，因振幅恒为正，故任一质元的合振幅为 $\left|2A\cos 2\pi\frac{x}{\lambda}\right|$。

若 $2\pi\frac{x}{\lambda} = \pm k\pi$ （$k = 0$，1，$2\cdots$），则 $\left|2A\cos 2\pi\frac{x}{\lambda}\right| = 2A$，表明 $x = \pm k\frac{\lambda}{2}$ 的各点振幅最大，这些点处称为**波腹**（wave loop）。显然，相邻波腹相距 $\lambda/2$。

若 $2\pi\frac{x}{\lambda} = \pm(2k+1)\frac{\pi}{2}$ （$k = 0$，1，$2\cdots$），则 $\left|2A\cos 2\pi\frac{x}{\lambda}\right| = 0$，表明 $x = \pm(2k+1)\frac{\lambda}{4}$ 的各点振幅恒为零，即不振动，这些点处称为**波节**（wave node）。显然，相邻波节相距 $\lambda/2$。相邻波节和波腹相距 $\lambda/4$。

振幅空间周期性变化曲线如图 3-20 所示。

2. 相位分布　当 $2A\cos 2\pi\dfrac{x}{\lambda} > 0$ 时，例如图 3-20

中 AB 段，$y = 2A\cos 2\pi\dfrac{x}{\lambda}\cos\omega t = \left|2A\cos 2\pi\dfrac{x}{\lambda}\right|\cos\omega t$，

即 AB 段各点以不同的振幅、相同的相位振动。

当 $2A\cos 2\pi\dfrac{x}{\lambda} < 0$ 时，如图 3-20 中 BC 段，

$y = 2A\cos 2\pi\dfrac{x}{\lambda}\cos\omega t = \left|2A\cos 2\pi\dfrac{x}{\lambda}\right|\cos(\omega t + \pi)$，即 BC

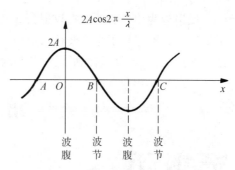

图 3-20　驻波振幅空间周期性变化

段内各点以不同的振幅、相同的相位振动。

比较上述两种情况，波节 B 两侧的各点的相位差为 π，振动相位相反。

综上所述，驻波中相邻两波节间各质元振动同相位，即振动状态相同，振动步调一致；同一波节两侧各点振动反相，振动步调相反。

驻波的波形曲线如图 3-21 所示。由上述讨论及此波形曲线可知，驻波的波形不随时间向右（或向左）移动，因此称为驻波。

3. 能量　以横波为例，如图 3-22 所示。图 3-22（a）显示，当两相邻波节（N）之间各质元都达各自的最大位移时，其速度均为零，动能均为零；各质元形变程度不同，弹性势能不同；波腹处（A）形变为零，势能为零，波节处（N）形变最大，势能最大。图 3-22（b）显示，当两相邻波节（N）之间各质元都达各自的平衡位置时，各质元形变消失，弹性势能均为零；但各质元速度不同，动能不同（图中带箭头的短线表示速度）；波腹处（A）速度最大，动能最大；波节处（N）速度为零（不振动），动能为零。

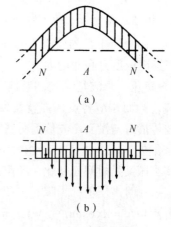

（a）

（b）

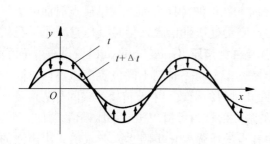

图 3-21　驻波的波形曲线

图 3-22　驻波的能量

综上所述，驻波中相邻两波节之间各质元不断进行着动能和势能的相互转化以及能量传递。从整列波来看，由于形成驻波的两列波平均能流密度数值相等，方向相反，因而驻波的能流密度为零，即从整列波来看没有能量的定向传播。因此，驻波无所谓传播方向，不传播能量，实质上是介质的一种特殊的振动状态，而不是作为能量传播过程的波。

驻波的形成通常是在入射波和反射波相干涉的情况下发生的。反射处出现波腹还是波节，取决于反射界面两侧两种介质的性质（密度 ρ 和波速 u）。可以证明，当波从波疏介质（ρu 较小）入射到波密介质（ρu 较大）而在界面反射时，反射处为波节，反之则为波腹。例如，声波从空气入射到水面并反射回空气时，反射处形成波节。

反射处为波节表明，在反射处，入射波与反射波相位相反，即反射波相位突变了 π，相当于损失（或附加）了半个波长再反射。入射波在反射时发生反相的现象，称为**半波损失**。反射处为波腹时，表明反射前后没有相位突变，即没有半波损失。

第五节　声　波

　　频率在 20 ~ 20 000 Hz 范围内的机械波能引起人的听觉称为**声波**（sound wave）；频率低于 20 Hz 的波称为**次声波**（infrasonic wave）；频率高于 20 000 Hz 的波称为**超声波**（ultrasonic wave）。次声波和超声波都不能引起人的听觉。从物理的观点来看，频率在 20 ~ 20 000 Hz 的振动与这个频率以外的振动没有本质上的区别，因此，广义的声波包含次声波与超声波在内。

一、声压与声阻抗

　　1. 声速　声波在弹性介质中单位时间传播的距离称为**声速**（sound velocity）。根据声学理论，声速由介质本身的性质（弹性模量和密度）决定，而与其他因素（如频率和波长）无关，并且声速随温度升高而增大。

　　2. 声压　声波是纵波，当其在介质中传播时，在声波传播方向上的诸质点时而密集，时而稀疏，因而相应各点压强就要发生变化，质点密集处压强增大，稀疏处压强减小。我们把有声波传播时与没有声波传播时各相应点的压强差称为**声压**（sound pressure）。声压可正可负，质点密集处声压为正，稀疏处为负。在声波传播过程中同一时刻不同位置声压不同，同一位置，其声压又随时间而变化，即声压一般是空间和时间的函数。声波传播的空间称为声场，声场中某一瞬时声压值称为瞬时声压。瞬时声压的最大值称为峰值声压或声压幅值。如果声波的波动方程以 $y = A\cos\omega(t - x/u)$ 表示，则介质中各点的压强变化也将是余弦式的，由声波的波动方程可以得到声压表达式为：

$$p = \rho u A \omega \cos[\omega(t - x/u) + \pi/2] \tag{3-40}$$

式中 p 为 t 时刻距声源 x 处的瞬时声压，$\rho u A \omega$ 为声压幅值，用 P_m 表示。式（3-40）是用声压表示的波动方程，也是声波中最简单、最基本的声压变化规律。该声压的有效值为 $P_e = \dfrac{P_m}{\sqrt{2}}$。声压的大小反映了声音的强弱，声压的国际单位为帕（Pa）。

　　3. 声阻抗　将声压幅值 P_m 和介质质点振动速度的幅值 V_m 相除（或瞬时值相除）得

$$\frac{P_m}{V_m} = \rho u A \omega / A \omega = \rho u = z$$

z 称为介质的 **声阻抗**（acoustic impedance），即声阻抗等于静止介质密度与介质中声速 u 的乘积，其单位为 kg·m^{-2}·s^{-1}，这个名词是从电阻抗里借用过来的。在电学中，交流电压与它所产生的电流之比称为电阻抗；在声学中，介质中的声压与质点速度之比称为声阻抗。声阻抗是表征介质传播声波能力特性的一个重要物理量。表 3-1 给出了几种介质的声阻抗值。

表 3-1 几种介质的声速和声阻抗

物质	声速（m·s^{-1}）	密度（kg·m^{-3}）	声阻抗（kg·m^{-2}·s^{-1}）
空气	3.32×10^2（0 ℃）	1.29	4.28×10^2
	3.44×10^2（20 ℃）	1.21	4.16×10^2
水	1.48×10^3（20 ℃）	988.2	1.48×10^6
脂肪	1.40×10^3	970	1.36×10^6
脑	1.53×10^3	1020	1.56×10^6
肌肉	1.57×10^3	1040	1.63×10^6
密质骨	3.60×10^3	1700	6.12×10^6
钢	5.05×10^3	7800	39.4×10^6

临床应用

超声诊断

超声波在医学中有着较为广泛的应用，涵盖诊断和治疗两方面，其中超声诊断发展最快。超声诊断的物理基础主要是利用超声在介质分界面上的反射。由于体内不同组织和脏器的声阻抗不同，超声波在界面上形成不同的反射波，称为回波。脏器发生病变时，由于形状、位置和声阻抗的变化，回波的位置和强度也发生改变，临床上就可以根据超声图像进行诊断。目前临床常用的有 B 型超声诊断仪、M 型超声诊断仪、超声多普勒血流仪、彩色多普勒血流成像仪（简称"彩超"）。

二、声强级与响度级

1. 声强 声波传播过程实质上是能量的传播过程。声波的平均能流密度，即单位时间内通过垂直于声波传播方向单位面积的能量称为**声强**（sound intensity），即声强

$$I = \frac{1}{2}\rho u A^2 \omega^2 = \frac{1}{2}\frac{(\rho u A \omega)^2}{\rho u} = \frac{1}{2}\frac{P_m^2}{\rho u} = \frac{P_e^2}{\rho u} \tag{3-41}$$

上式表明，声强和频率平方、振幅平方成正比，超声的频率很高，因而它的声强可以很大。大振幅的声波（爆炸、雷声），由于振幅大，因而声强也可以很大。

2. 听阈和痛阈 实验指出，并非频率在 20 ～ 20 000 Hz 的机械纵波人耳都一定能感觉到，声波必须达到最低强度以上，人耳才能感觉到。不同频率的声音使人耳能感觉到的最低强度也不一样。例如，对于 1 000 Hz 和 100 Hz 的声波，人耳能感觉到声波的最低强度分别

为 10^{-12} W·m^{-2} 和 10^{-9} W·m^{-2}。各种频率的声波使人耳产生听觉的最低强度称为它们的**听阈**（threshold of hearing）。在听阈以上，声强增大，响度增大，但声强增大到一定程度时，人耳就忍受不了，这时人耳除感到疼痛以外，还失去了声音的感觉。各种频率的使人耳感觉到疼痛的声强称为**痛阈**（threshold of pain）。在听阈与痛阈两线之间的范围称为**听觉区域**（auditory region），如图 3-23 所示。在临床上，常用听力计测定患者对各种频率声音的听阈值，与正常听阈进行比较，以判断患者的听力是否正常。

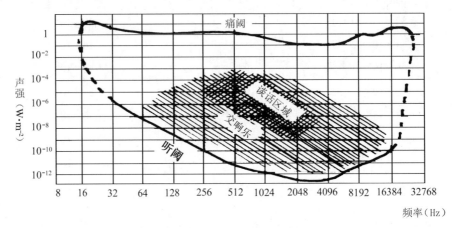

图 3-23   人耳的敏感性曲线

3．声强级　从图 3-23 中可见，在听觉区域中，声强的差别是很大的。以 1 000 Hz 的声音为例，最低可闻的强度是 10^{-12} W·m^{-2}，痛阈强度为 1 W·m^{-2}，两者相差 10^{12} 倍。此外，当人耳听到声音后，主观上产生的响度感觉并不是正比于声强，人耳的响度感觉近似与声强的对数成正比。因此，在声学中普遍使用对数标度来量度声强，称为**声强级**（sound intensity level），其单位用分贝（dB）表示。声强级用符号 L 表示，其定义为待测声强 I 与参考声强 I_0 的比值取常用对数再乘以 10，即

$$L = 10 \times \lg \frac{I}{I_0} \text{(dB)} \tag{3-42}$$

式中 $I_0 = 10^{-12}$ W·m^{-2}。

表 3-2 给出了常遇到的一些声音的声强、声强级和响度。

表 3-2   几种声音近似的声强、声强级和响度

声源	声强（W·m^{-2}）	声强级（dB）	响度（Phon）
炮声	1	120	
钻岩机工作时发出的声音	10^{-2}	100	很响
闹市路口	10^{-4}	80	响
日常交谈	10^{-6}	60	正常
树叶沙沙声	10^{-11}	10	极轻
引起听觉的最弱声音	10^{-12}	0	

声强级是对数标度，所以声强级不能进行简单的代数加减。例如，一台机器所产生的噪声为 100 dB，若再增加一台同样的机器，其声强级不是 200 dB，而只是增加了 3 dB，即 103 dB。

4．响度级　声强级同声强一样是一个客观的物理量，它并不完全反映人耳所听到的响度

等级。为了定量比较响度，把不同的响度也分为若干等级，称为**响度级**（loudness level），用 Phon（方）作为响度级的单位，并定义频率为 1 000 Hz 的纯音的响度级及其声强级具有相同的数值。例如，1 000 Hz 的纯音，0 dB 的声音所产生的响度级为 0 Phon，10 dB 的声音所产生的响度级为 10 Phon … 120 dB 的声音所产生的响度级为 120 Phon。找出其他频率在某一响度级上与之等响所需的声强级，便可以做出这个响度级上的**等响曲线**（equal loudness contour），如图 3-24 所示。图中曲线是大量听觉正常的人统计出的结果，不同人的等响曲线不完全一样。有了等响曲线，我们便可查出在某一响度级上某一频率的声强级大致是多少。例如，在 0 Phon 这个响度级上，1 000 Hz 的声强级为 0 dB，100 Hz 的声强级为 37 dB，而 3 500 Hz 的声强级仅为 −8 dB。由图 3-24 可以看出，正常人耳最敏感的频率约为 3 500 Hz。

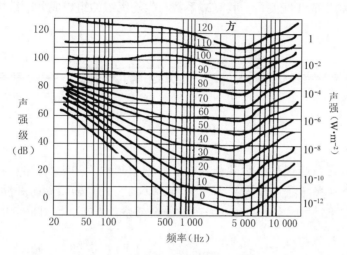

图 3-24　等响曲线

值得注意的是，长期在 90 dB 以上噪声环境中工作或生活的人其听觉和健康都会受到有害的影响，故应对噪声加以控制，使其不超过允许范围。

三、声波的衰减和吸收

声波在介质中传播时，其声强随着传播距离的增大而逐渐减小，这种现象称为声波的**衰减**（attenuation）。引起衰减的物理因素很多，如传播因素（声束扩散、反射、散射）造成的衰减和由于黏性（内摩擦）、导热性造成的吸收等。

图 3-25　声波的衰减规律

设平面声波通过的介质厚度为 dx 的薄层，如图 3-25 所示，相应的声强变化为 dI_l，而 dI_l 与入射到该层上的声强 I_l 和所通过的介质厚度 dx 成正比，写成等式为

$$dI_l = -\alpha I_l dx$$

式中 α 是比例系数，将上式积分

$$\int_{I_0}^{I} \frac{dI_l}{I_l} = -\alpha \int_{0}^{x} dx$$

得出

$$I = I_0 e^{-\alpha x} \tag{3-43}$$

式中 I_0 是入射声强，I 是透射声强，上式表明声强是按指数规律衰减的。式中 α 称为**衰减系数**（coefficient of attenuation），其单位为 m^{-1}。对于均匀介质来说是一常数，它由介质的性质和声频决定，不同的介质 α 的值是不同的。如果只考虑介质的黏性和导热性所引起的吸收，则衰减系数 α 与声波频率的平方成正比，与声速的三次方成正比。因此，介质对声的吸收将随声波频率的增大而迅速增大。超声波的频率比可闻声波的频率高，所以介质对超声波的吸收要比对可闻声波吸收大得多。反之，频率越低，吸收越小，因而低频率声波可以传播很远。一般 $u_液 < u < u_固$，所以 $\alpha_液 < \alpha < \alpha_固$，因而超声波在气体中将被强烈地吸收。

生物组织远比其他均匀介质复杂得多，活体组织尤其复杂。其衰减系数没有一般公式可用，但大量的研究工作和实测数据已发现了许多有实用价值的经验规律。例如，大多数软组织的衰减系数大致与频率成线性关系，其衰减系数与生物组织的组成成分、结构、温度、病变等均有关系。

第六节　多普勒效应

案例 3-5

公路上的雷达测速仪是基于多普勒效应检测车辆的行驶速度。当车辆驶向雷达测速仪时，反射信号频率将高于发射信号频率；反之，当车辆远离而去时，反射信号频率将低于发射信号频率。雷达测速仪根据多普勒频移数据可以推测出车辆的行驶速度和方向。

问题：
1. 什么是多普勒效应？
2. 多普勒频移与哪些因素有关？

在日常生活和科学观测中，经常遇到波源或观察者（接受波的人或仪器）相对介质运动的现象，尤其是这两者都同时相对于介质运动的现象，这时观察者接收到的频率和波源发射的频率不同，这种现象称为**多普勒效应**（Doppler effect），例如，火车鸣笛的音调，在接近观察者时比经过后远离时高，就是大家十分熟悉的声波多普勒现象。

为简单起见，假定声源和观察者在一直线上运动，v_s、v_o 分别表示声源、观察者相对于介质的运动速度，u 表示声速，ν 和 λ 分别表示声源的频率和波长，下面分几种情况进行讨论。

一、声源不动，观察者运动

在这种情况下，如图 3-26 所示，$v_s = 0$，$v_o \neq 0$，若 v_o 向着声源运动，而 1 s 内观察者除了接收了 u/λ 个波外，还因观察者同时向着波源推进了 v_o 米，多接收了 v_o/λ 个波，故观察者所接收的频率为

$$\nu' = \frac{u}{\lambda} + \frac{v_o}{\lambda} = \frac{u + v_o}{\lambda} = \frac{u + v_o}{u/\nu} = (1 + \frac{v_o}{u})\nu \tag{3-44}$$

从上式可以看出 $\nu' > \nu$，表明观察者以速度 v_o 向着不动的声源运动时，接收到的频率增大了

v_o/u 倍。若观察者离开声源，其接收的波数比静止的少，通过类似的分析可得

$$v' = (1 - \frac{v_o}{u})v \qquad (3-45)$$

即此时观察者所接收的频率低于声源的频率。

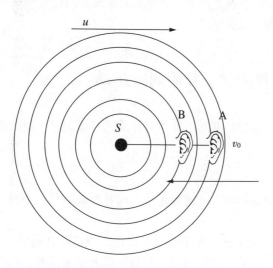

图 3-26　多普勒效应：观察者运动，声源不动

二、观察者不动，声源运动

设声源向着观察者运动，在一段时间 t 内，声源发出的波数为 vt 个，声源移动的距离为 $v_s t$，$t = 0$ 时发出的波走了一段距离 ut，从图 3-27 中可见，这 vt 个波均匀分布在距离（$ut - v_s t$）之内，它们的波长是距离与波数之比

$$\lambda' = \frac{ut - v_s t}{vt} = \frac{u - v_s}{v}$$

因声速只与介质有关，与声源运动与否无关，故声波仍以速度 u 通过观察者，因此所接收到的声波频率为

$$v' = \frac{u}{\lambda'} = \frac{u}{u - v_s}v \qquad (3-46)$$

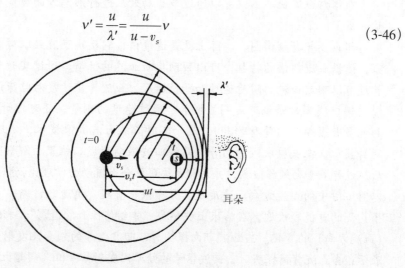

图 3-27　多普勒效应：观察者不动，声源运动

上式说明，当声源向观察者运动时，观察者接收的频率要比声源的频率高。如果声源朝反向运动，则同理可得

$$\nu' = \frac{u}{\lambda'} = \frac{u}{u + v_s}\nu \tag{3-47}$$

这时观察者接收到的频率要比声源的频率低。这就是高速火车鸣笛而来时汽笛声调逐渐升高，通过观察者后又逐渐降低的原因。

三、声源与观察者相对于介质同时运动

结合以上两种情况，即观察者和声源相对介质同时运动时，观察者所接收的频率为

$$\nu' = \frac{u \pm v_o}{u \mp v_s}\nu \tag{3-48}$$

上式中，观察者向着声源运动时，v_o 前取正号，离开时取负号；声源向着观察者运动时，v_s 前取负号，离开时取正号。

综上所述，不论是声源运动，还是观察者运动，或是两者同时运动，只要两者互相接近，接收到的声波频率就高于原来声源的频率；而只要两者互相远离，接收到的声波频率就低于原来声源的频率。

如果运动不是在声源与观察者的连线上，只要将速度在它们连线上的分量作为 v_s 和 v_o 的值代入（3-48）式中即可。

[例 3-3] 观察者带着一支喇叭坐在路边，喇叭连续地发出频率为 1 000 Hz 的声波，一汽车以 10 m·s^{-1} 的速度沿着公路行驶，当汽车运动方向与声束夹角为 60° 时，问：

（1）观察者接受从汽车上反射回来的声波的频率是多少？

（2）汽车反射回来的声波与喇叭发出的声波叠加将形成拍，观察者听到的拍频是多少？（设 $u = 338$ m·s^{-1}）。

◉ 临床应用

超声多普勒成像

人体内血流状况不仅可以通过多普勒效应进行形态方面观察和分析，还可以进行定量分析。

超声多普勒频谱图，实际上就是速度谱，它反映了流经取样容积的红细胞的速度分布。依据血流频谱的特征，可以帮助推断血流的性质。通过实时频谱图辅助画出的线段长度可以测定血流的瞬时速度和峰值速度。血流峰值速度对临床诊断有直接意义，如血管或瓣口狭窄时峰值速度明显增加。通过速度的测量，还可以计算血流量和血流指数。彩色多普勒超声（简称彩超），属于实时二维血流成像技术，实现解剖结构与血流状态两种显像。探头接收到的信号一路按回波强弱形成二维黑白解剖图像；另一路多点取样后，进行多普勒频移检测，并用彩色编码结合血流动力学理论，借助于超声多普勒技术可以对血管中的血流方向、速度及其分布做出直观、迅速的诊断。多普勒超声的应用受到了广泛的重视和欢迎，在临床上被誉为"非创伤性血管造影"。彩超用红蓝两色表示频率（血流方向）的变化。当血流朝向探头时，回波信号的频率比发射信号高，彩超上用红色表示；当血流背离探头时，回波信号的频率比发射信号低，彩超上用蓝色表示；当血流是湍流时，彩超上用绿色表示。红蓝绿三原色原理显示，体现了丰富的血流动力学信息。

习　题

3-1　一质量为 10 g 的物体做简谐振动，其振幅为 0.24 m，周期为 4 s，当 $t = 0$ 时，位移为 0.24 m。（1）写出其运动方程；（2）求 $t = 0.5$ s 时物体的位移、动能及其所受到的力的大小及方向。

3-2　两质点沿一直线做同频率、同振幅的简谐振动，在振动过程中，每当它们经过振幅一半的地方相遇，而运动方向相反。求它们的相位差。

3-3　质量为 m 的物体做简谐振动，其运动方程为 $x = A\cos(\omega t + \varphi)$，求经平衡位置向负方向运动时和达到正最大位移时的速度、加速度、动能、势能及总能量。

3-4　两个同方向的简谐振动 $x_1 = 3\cos(10t + \dfrac{3\pi}{4})$，$x_2 = 4\cos(10t + \dfrac{\pi}{4})$，求（1）合振动的振幅和初相位；（2）另有一同方向的简谐振动 $x_3 = 7\cos(10t + \varphi_3)$，当 φ_3 为何值时，$x_1 + x_3$ 的振幅最大？φ_3 为何值时，$x_2 + x_3$ 的振幅最小。

3-5　一平面简谐波方程为 $y = a\cos(bt - cx)$，指出它的振幅、频率、圆频率、周期、波长和波速。

3-6　一个物体做简谐振动，频率为 5 Hz，初相位为 $-\pi/2$。若 $t = 1$ s 时的速度为 π（m·s^{-1}），则振动的振幅为多少？

3-7　在波的传播路径上有 A、B 两点，介质的质元都做简谐振动，B 点的相位比 A 点落后 $\pi/6$，已知 A、B 之间的距离为 0.2 cm，振动周期为 2.0 s，求波速和波长。

3-8　两相干波源分别在 P、Q 两点处，初相位相同，它们相距 $3\lambda/2$，由 P、Q 发出频率为 v，波长为 λ 的两列相干波，R 为 PQ 连线上的一点。求：（1）自 P、Q 发出的两列波在 R 处的相位差。（2）两波源在 R 处干涉时的合振幅。

3-9　设某一声波的频率为 500 Hz，求其在空气中和水中的波长各是多少？（已知 $u_{空} = 340$ m·s^{-1}，$u_{水} = 1450$ m·s^{-1}）

3-10　若一声波的声压振幅增至原来的三倍，问该声波的声强增至原来的几倍？

3-11　同一介质中，两声波的声强级相差 30 dB，则它们的声强之比为多少？

3-12　一列火车 A 以 20 m·s^{-1} 的速度向前行驶，若火车 A 的司机听到火车 A 汽笛的频率 120 Hz，另一列火车 B 以 25 m·s^{-1} 的速度行驶，空气中的声速为 340 m·s^{-1}，求：A、B 两车相向而行时，B 火车司机听到 A 火车汽笛频率为多少？

（李葵花）

第四章

液体的表面现象

液体与气体都属于流体范畴，但液体的密度一般比气体大 1000 多倍，因而液体分子之间的距离较气体分子之间的距离小，液体分子间引力要比气体分子间引力大得多，在气 - 液、固 - 液界面层中，液体分子受力是不平衡的，表现出一系列表面现象，如表面张力、弯曲液面的附加压强及毛细现象等。本章将介绍分子动理论的基本概念，重点从分子力的角度分析气 - 液、固 - 液界面处由于分子力的作用而引发的系列液体表面现象的本质，为深入了解生命现象的本质提供必要的理论基础。

第一节 分子动理论基础

宏观物体通常由大量微观粒子（分子或原子）组成。表征单个分子或者原子的体积、质量、能量的物理量称为**微观量**（microscopic quantity），表征大量分子集体特性的物理量，称为**宏观量**（macroscopic quantity），如体积、温度、压强等都是宏观量。分子动理论是以物质的分子原子结构概念和分子热运动概念为基础，应用统计方法，求出大量分子微观量的平均值，建立宏观量和微观量之间的关系，从而揭示并解释物体宏观现象的规律与本质。

一、分子动理论及其实验基础

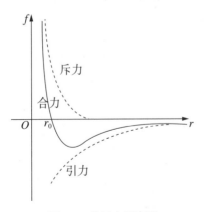

图 4-1　分子力示意图

分子动理论的基本概念和基本实验分述如下：

宏观物体是由大量分子或者原子（以下为了简便统称为分子）**所组成。**

物体内分子永不停息做无规则运动。著名的布朗运动有力地证明了分子无规则运动的存在。实验还表明，温度越高，分子运动越剧烈，宏观体现出扩散越快，布朗运动越激烈，因此分子不停息做无规则运动也称为分子热运动。

分子间有相互作用力存在。在特定温度和压强下，气体可以凝聚成液体或者固体，说明分子间有相互吸引力；液体、固体难以压缩，说明分子间有相互排斥力。

分子之间的相互作用力统称为**分子力**（molecule force），分子力 f 与分子间距 r 的关系如图 4-1 所示：当 $r = r_0$ 时（r_0 约 10^{-10} m），$f = 0$，称为平衡位置；当 $r < r_0$ 时曲线很陡，即分子紧密挤在一起，彼此间力很大，且表现为斥力；当 $r > r_0$ 时，分子间主要表现为吸引力；随着分子间距离的增大，引力迅速衰减，当分子间距 $r \approx 10r_0$（约为 10^{-9} m）时，分子力趋于零。此间距称为分子力的有效作用半径。可见，分子力的作用范围较小，属于短程力。

二、理想气体的分子动理论

1. 理想气体微观模型　从宏观角度看，压强不太大，温度不太低时，实际气体可以近似看作**理想气体**（ideal gas），从微观角度看，理想气体微观模型的假设如下：

（1）分子本身的线度与分子之间的平均距离相比较，可以忽略不计。

（2）气体分子的运动遵从牛顿运动定律，分子之间的碰撞及气体分子与容器壁的碰撞属于完全弹性的，遵循能量和动量守恒定律。

（3）分子间的相互作用力属于短程力，除了气体分子相互碰撞和气体分子与容器壁碰撞的瞬间外，气体分子之间的作用力可以忽略不计。分子所受的重力忽略不计。

从微观模型出发，应用统计平均方法，得出统计规律，即大量的偶然事件的集合所表现的规律。根据统计性假设：同种气体分子的大小和质量完全相同；气体分子的运动是完全随机的，在容器内气体分子按位置的分布是均匀的，速度按方向的分布也是均匀的。平衡态下的理想气体分子沿各个方向上运动的概率相等，分子速度（v）在各个方向分量的统计平均值均相等，因此有：

$$\overline{v}_x^2 = \overline{v}_y^2 = \overline{v}_z^2$$

考虑到

$$\overline{v}_x^2 + \overline{v}_y^2 + \overline{v}_z^2 = \overline{v}^2$$

可得

$$\overline{v}_x^2 = \overline{v}_y^2 = \overline{v}_z^2 = \frac{1}{3}\overline{v}^2 \tag{4-1}$$

2. 理想气体的压强公式　从理想气体微观模型出发，用统计方法进行研究，阐明理想气体压强的本质，得出理想气体的压强公式。

容器中的气体分子，就其中单个分子而言，在做无规则运动时，将不断与器壁碰撞，但它碰撞器壁的时间、位置、给予器壁的冲量大小都具有偶然性和离散性。对于气体分子整体而言，大量的分子对器壁的随机碰撞，在宏观上表现出一个恒定而持续的压力。因此气体在宏观上施于器壁的压强，是容器中大量分子碰撞器壁的结果。如图4-2所示，体积为 V 的立方体容器，边长为 l，设容器中有 N 个质量为 m 的同种理想气体分子，气体处于平衡态。根据理想气体分子模型，应用统计平均方法，得到大量气体分子对容器中 A 面的压强为

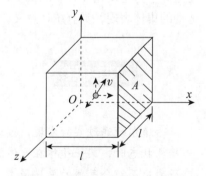

图4-2　理想气体的压强示意图

$$P = \frac{2}{3}n\overline{\varepsilon}_k \tag{4-2}$$

式中：$n = N/V$ 表示分子数密度；$\overline{\varepsilon}_k = \frac{1}{2}m\overline{v}^2$ 表示理想气体分子的平均平动动能。式（4-2）说明，平衡态下，气体的压强正比于分子数密度 n 和分子的平均平动动能 ε_k。气体的分子数密度越大，压强越大；分子的平均平动动能越大，压强也越大。式（4-2）称为**理想气体的压强**

公式（**pressure formula of ideal gas**），它给出了宏观量压强和微观量分子的平均平动动能间的关系，揭示了压强的微观本质及其统计意义，是气体分子动理论的基本公式之一。

3. 理想气体的能量   对于处于平衡态的一定质量气体来说，其体积、压强和温度 3 个状态参量之间保持一定的关系，这种关系称为气体的状态方程。对一般气体而言，在常温（接近室温）常压（与大气压相比）的条件下，它们都近似遵守波意耳定律、盖 - 吕萨克定律和查理定律。在任何情况下绝对遵守上述 3 条实验定律的气体称为理想气体。根据实验定律可以导出体积为 V 的容器内，质量为 M 的气体包含了 N 个质量为 m 的分子，气体压强、体积、温度 3 个状态参量之间的关系式是

$$PV = \frac{M}{M_{mol}} RT \tag{4-3}$$

式（4-3）称为**理想气体状态方程**。式中：M 为气体的质量，$M = mN$；M_{mol} 为容器内气体的摩尔质量，$M_{mol} = mN_A$，N_A 是**阿伏伽德罗常数**（Avogadro constant）；R 为**普适气体常数**（universal gas constant），在 SI 制中，$R = 8.31 \, \text{J} \cdot \text{mol}^{-1} \cdot \text{K}^{-1}$。式（4-3）可改写成

$$P = \frac{mN}{V} \frac{R}{mN_A} T = nkT \tag{4-4}$$

式中：$\frac{R}{N_A}$ 为**玻尔兹曼常数**（Boltzmann constant），用 k 表示，即 $k = \frac{R}{N_A}$，近代实验测得 $k = 1.380\,650\,503(24) \times 10^{-23} \text{J} \cdot \text{K}^{-1}$。

将式（4-4）与式（4-2）比较，可以得到理想气体分子热运动的平均平动动能

$$\bar{\varepsilon}_k = \frac{3}{2} kT \tag{4-5}$$

式（4-5）称为**理想气体分子的能量公式**（energy formula of ideal gas）。也是理想气体分子动理论的基本公式之一。它给出了宏观量温度 T 与微观量分子的平均平动动能 $\bar{\varepsilon}_k$ 之间的关系，说明理想气体分子的平均平动动能只与温度有关，并与绝对温度成正比，在相同的温度下，一切气体分子的平均平动动能都相等。另一方面，式（4-5）从微观角度对温度进行了解释：即温度是分子热运动剧烈程度的量度，温度越高，物质内部分子热运动越剧烈，温度是大量分子热运动的集体表现，具有统计意义，离开了大量分子，温度也就失去其意义。

 知识拓展

道尔顿分压定律

道尔顿通过实验发现，彼此不发生化学作用的几种气体，混合在同一容器中且达到平衡状态时，某一气体在气体混合物中产生的分压等于它单独占有整个容器时所产生的压力；而混合气体的总压强等于组成混合气体的各种成分气体的分压之和，这就是**道尔顿分压定律**（Dalton law of partial pressure）。

设混合理想气体中各种成分气体的分子数密度分别为 n_1、n_2、$n_3\cdots$，则混合气体的分子数密度为 $n = n_1 + n_2 + n_3 + \cdots$

由于温度相同，各种成分的气体分子的平均平动动能相等，即

$$\bar{\varepsilon}_{k1} = \bar{\varepsilon}_{k2} = \bar{\varepsilon}_{k3} = \cdots = \bar{\varepsilon}_k$$

代入式（4-2），即可得混合气体的压强

$$P = \frac{2}{3} n\bar{\varepsilon}_k = \frac{2}{3}(n_1 + n_2 + n_3 + \cdots)\bar{\varepsilon}_k$$

去掉括号得到

$$P = \frac{2}{3}n_1\bar{\varepsilon}_{k1} + \frac{2}{3}n_2\bar{\varepsilon}_{k2} + \frac{2}{3}n_3\bar{\varepsilon}_{k3} + \cdots$$

式中 $\frac{2}{3}n_i\bar{\varepsilon}_{ki}$ 表示各种气体单独存在时产生的压强，称为各种气体的分压压强，用 P_i 表示，则混合气体的压强为

$$P = P_1 + P_2 + P_3 + \cdots$$

分压概念对于理解混合气体中某一成分气体流动的方向很重要，对于某一成分气体，总是从高分压的地方流向低分压的地方，即某一成分气体的扩散只由该成分气体自身的分压决定，总压强及其余成分气体分压只影响扩散速率，不改变该成分气体的扩散方向。登山运动员和飞行员容易患氧缺乏症，本质原因就是大气中氧分压过低，这与大气压的高低无直接关系，所以解决办法是提高氧分压，而不是提高总气压。所以利用氧气舱、高压氧气筒就是这个原理。

第二节 液体的表面张力和表面能

案例 4-1

温暖季节里，空气相对较为湿润时，在清晨会看到荷叶、草叶上的露珠，雨后荷叶上会有大量的水滴，这些露珠、水滴都呈近似球形。

问题：
为什么露珠、荷叶上的水滴会呈近似球形？

一、液体的表面层

在液体中，当两个分子之间的距离大于 r（约为 10^{-9} m）时，这两个分子之间的引力趋于零，r 为分子作用半径。如果以某一分子为球心，r 为半径做一球面，则在球面内的其他分子对球心的分子都有引力作用。这个球面称为**分子作用球**（molecular sphere of action）或分子的作用范围，球的半径为分子的作用半径。

在液体与气体接触的表面下，厚度等于分子作用半径的一层液体称为液体的**表面层**（surface layer），如图 4-3 中的 AB 层。

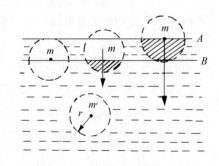

图 4-3 液体表面层中的分子受力

二、表面张力和表面能

荷叶上的小水珠和玻璃板上的水银小球都收缩成球形，说明液体的表面如拉紧的弹性

薄膜，表面积有收缩成最小的趋势，在液体表面存在着一种收缩力，称为**表面张力**（surface tension）。这种现象称为表面张力现象。下面分别从力和能量的角度来分析一下其本质。

考虑表面层中分子 m 和液体内部分子 m' 的受力情况，见图4-3。以 m' 为球心的分子作用球全部处在液体内部，球内液体分子分布均匀，分子 m' 受到周围其他分子对它的作用力，在各个方向上大小相等，合力为零。而以 m 为球心的分子作用球只有一部分在液体内部，另一部分处在液面外的液体蒸气和空气中。由于气体分子密度比液体分子密度小得多，所以分子 m 受到液体内部分子对它向下的引力大于液面外气体分子对它的引力，即处于表面层的分子受到指向液体内部的力的作用。

从能量的观点来看，液体内部任何分子进入表面层中都要克服这一力做功，使分子势能增加。也就是说，分子在表面层比在液体内部有较大的势能。表面层中所多出的势能的总和称为液体的**表面能**（surface energy）。液体表面积越大，分子数越多，则表面能越大。

任何一个系统，当它处于稳定状态时，系统的能量必定是最低的。所以液体在稳定情况下应具有最低势能，即应具有最低的表面能，也就是液体表面层中分子数要尽可能地少，表面积尽可能地小，因此液体表面积通常具有收缩到最小的趋势，这种缩小趋势在宏观上表现为表面张力。

表面张力现象是很常见的，例如：从滴药管的尖端缓慢流出的液体，并不是呈现连续的液流，而是断续的液滴；钢针水平放在水面上不会下沉，仅仅将液面压下，略见弯形；还有水银滴在玻璃上、水滴在石蜡上都呈球形，荷叶上的小露珠也呈球形，这是因为同体积的一切几何形状中，球形的表面积最小的缘故。

三、表面张力系数

设想在液面上作一线段 MN，如图4-4所示，则表面张力表现为该线段两侧的液面以一定的力 f 相互作用，力的方向沿着液面垂直于分界线 MN，力的大小与 MN 的长度 l 成正比，即

$$f = \alpha l \tag{4-6}$$

式中：比例系数 α 称液体的**表面张力系数**（coefficient of surface tension）。它在数值上等于单位长度线段两侧液面的相互作用力。单位为牛顿·米$^{-1}$（N·m^{-1}）。

液体的表面张力系数还可以用功和表面能来定义。如图4-5所示，一个沾有液膜的等宽金属框 A，长为 l 的 B 边可以左右滑动，由于液膜有两个表面，由式（4-6）可知，B 将被 $2\alpha l$ 的力拉向左边，要使 B 边不动，必须加一大小相等、方向相反的外力 F。若在外力作用下 B 边移动距离 Δx，则在这个过程中，外力做的功为

$$\Delta W = F \cdot \Delta x = 2\alpha l \Delta x = \alpha \cdot \Delta S \tag{4-7}$$

式中：$\Delta S = 2l \, \Delta x$ 是 B 边移动距离 Δx 所增加的液膜表面积。外力克服表面张力所做的功，增加了液体表面积，相应地使液膜的表面能增加，即 $\Delta W = \Delta E$，由式（4-7）得

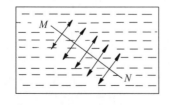

图4-4　表面张力

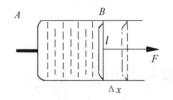

图4-5　表面张力实验

$$\alpha = \frac{\Delta W}{\Delta S} = \frac{\Delta E}{\Delta S} \tag{4-8}$$

式（4-8）表明，表面张力系数 α 在数值上等于增加单位表面积时外力所做的功，或在数值上等于增加单位表面积时所增加的表面能。因此，表面张力系数的单位也可以用焦耳·米$^{-2}$（$J \cdot m^{-2}$）表示。

实验指出，液体表面张力系数与液面面积大小无关，而与液体性质有关，不同的液体表面张力系数不同。一般来讲，容易汽化的液体表面张力系数小，不易汽化的液体表面张力系数较大。这是因为分子间相互作用力越大，相应的表面张力系数越大。

表面张力系数与温度有关，一般表面张力系数随温度升高而减小。因为温度升高，分子间距离增大，分子间相互作用力减小，相应的表面张力系数减小。水和乙醇的表面张力系数随温度变化值见表 4-1。

表 4-1　不同温度下水和乙醇的表面张力系数　　　　单位：10^{-3} N· m^{-1}

	0 ℃	20 ℃	40 ℃	60 ℃	80 ℃	100 ℃
水	75.64	72.75	69.56	66.18	63.61	58.85
乙醇	24.05	22.27	20.80	19.01		

液体的表面张力系数与液体的纯净度有关。在溶液中加入某些物质能显著地改变液体的表面张力系数。有的物质能使液体的表面张力系数减小，有的则能使液体表面张力系数增大。能使液体表面张力系数减小的物质称为该液体的**表面活性物质**或**表面活性剂**（surfactant）。反之称为该液体的**表面非活性物质**。如：肥皂、洗衣粉是纯水的表面活性剂，能使水的表面张力系数显著减小。水的表面活性物质还有胆盐、卵磷脂、有机酸、酚醛等，而水的表面非活性物质常见的有食盐、糖类、淀粉等。一般说来，醇、酸、醛、酮等有机物质大都是表面活性物质。处于液体表面层的分子具有比液体内部分子较高的势能，表面层有减小系统势能的趋势，为了增加系统的稳定性，能够减小溶液表面张力系数的表面活性物质自然会聚集于溶液的表面层，而液体的表面层厚度只有约 10^{-9} m，因此少量的表面活性物质就可以在很大程度上影响液体的表面张力系数。表面活性物质在溶液的表面层聚集并伸展成薄膜的现象称为**表面吸附**（surface adsorption）。如果在溶剂中加入表面非活性物质，为了增加系统的稳定性，系统的表面能应尽可能小。因此，表面非活性物质必须尽量离开表面层进入液体内部，使表面非活性物质在液体内部的浓度大于表面层中的浓度。表面活性物质对肺泡的呼吸起着重要的作用。

另外，液体的表面张力系数的大小还与它接触的相邻物质的化学性质有关。例如，在 20℃时，在水与苯为界的情况下，水的表面张力系数 α 为 35.0×10^{-3} N · m^{-1}，而在水与乙醚为界的情况下，水的表面张力系数 α 为 10.7×10^{-3} N · m^{-1}。

第三节　弯曲液面的附加压强

一、弯曲液面附加压强产生的原因

静止液体的自由表面一般是水平的，但肥皂泡、水中的气泡、液滴以及液体与固体接触处液面都是弯曲的。由于液体表面张力的存在，弯曲液面下液体的压强与平坦水平液面下液体压强不同。现在对图 4-6 中的 3 种液面进行讨论。在液体表面取一小面积 AB，该面积将在 3

个力的作用下保持平衡。这些力是：液面外的气体压强 P_0 产生的压力，液体内部压强 P 产生的压力和周围液面通过周界线对它作用的表面张力 f。如果液体表面为水平，如图 4-6（a）则表面张力亦为水平，因此沿 AB 周界的表面张力恰好相消，此时液面下的压强与液面外压强相等。如果液面是凸面，如图 4-6（b），因为表面张力沿周界与液面相切，表面张力合力指向液体内部，施一压力于凸面下的液体，使凸面下液体的压强大于液面外气体压强。如果液面是凹面，如图 4-6（c），表面张力的合力指向液体外部，施一拉力于凹面下的液体，使凹面下液体的压强小于液体外部气体压强。这种由于表面张力产生的弯曲液面内外压强差称为**附加压强**（additional pressure）。以 P_s 表示，即 $P_s = P - P_0$。

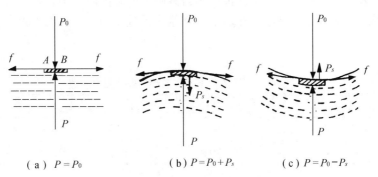

（a）$P = P_0$ （b）$P = P_0 + P_s$ （c）$P = P_0 - P_s$

（a）平液面；（b）凸液面；（c）凹液面

图 4-6   弯曲液面的附加压强

若液体的弯曲液面为球面，则可以证明球形液面的附加压强为

$$P_s = \frac{2\alpha}{R} \tag{4-9}$$

式中：α 为液体的表面张力系数，R 为球形液面的半径。若液体的球形液面为凸面，则曲率中心在液体内部，R 取正值，P_s 为正，液面内压强大于液面外压强。若液体的球形液面为凹面，则曲率中心在液体外部，R 为负值，P_s 为负，液面外压强大于液面内液体压强。

如果是球形的液膜（如肥皂泡），由于液膜有两个表面，因此附加压强为

$$P_s = \frac{4\alpha}{R} \tag{4-10}$$

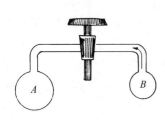

图 4-7   附加压强演示

由式（4-9）和式（4-10）可知，附加压强与液体的表面张力系数 α 成正比，与表面的曲率半径 R 成反比。表面弯曲越甚，其半径越小，附加压强越大。这个性质可以通过如图 4-7 的实验进行演示，在一连通管两端分别吹两个半径不等的肥皂泡 A 和 B，由于小泡半径较小，小泡内气体压强较大，当两泡连通时，小泡内气体将流入大泡内，可以看见小泡逐渐缩小，大泡不断扩大，直至大泡破裂为止。

二、肺泡中的表面活性物质

成人肺内有数亿个肺泡，而肺泡是由极薄的单层上皮细胞所构成的微小含气囊泡，大小形状各异，肺泡壁被一层黏液所覆盖，每个通气肺泡都有一个气 - 液界面，因而存在着表面张力和附加压强。

　　若将肺泡看成球体，肺泡内外压强差可由附加压强公式（4-9）得出，式中 R 为肺泡半径，α 为肺泡液的表面张力系数。由此式可知，若 α 在呼吸过程中恒定不变，则 R 大的肺泡 P_s 小；R 小的肺泡 P_s 大。由于肺内大小不同的肺泡彼此相通，因此气体会从压强大的小泡流向压强小的大泡中，造成大泡过度膨胀，小肺泡趋于萎缩。然而正常的肺内并没有这一现象发生，而是大小不同的肺泡保持着稳定状态。这说明在呼吸过程中，肺泡的表面张力系数不是恒定的。肺泡内一定存在着特殊物质改变肺泡表面张力系数的大小以保持肺泡的稳定，这就是**肺表面活性物质**（pulmonary surfactant，PS）。肺表面活性物质是由肺泡Ⅱ型上皮细胞分泌的一种复杂的脂蛋白，其主要成分为二棕榈酰卵磷脂。它分布于肺泡液体分子层表面，具有降低肺泡表面张力的作用。

　　肺表面活性物质在生理上的作用主要是稳定肺泡和减少呼吸功。前面已提到肺泡的表面张力系数在呼吸过程中不是恒定的。这是因为每个肺泡上表面活性物质的量是一定的。当吸气时肺泡膨大，R 变大附加压强将减小；但同时肺泡表面积增大，使其单位面积上表面活性物质的量减少，降低表面张力的作用减小，此时肺泡液的表面张力系数 α 值增大，附加压强将变大，由此抵抗由于肺泡半径增加而减小的附加压强，使肺泡内外的附加压强保持稳定，因此肺泡不会过度膨胀。反之，当呼气时肺泡收缩，R 变小，附加压强将增大，但同时肺泡表面积减小，使其单位面积上的表面活性物质量增加，α 值减小，使肺泡内外的附加压强不会明显增加，因此肺泡不会过度萎缩。所以肺表面活性物质的存在可以调节肺泡表面张力系数的大小，起到稳定肺泡的作用。

 临床应用

新生儿呼吸窘迫综合征

　　新生儿呼吸窘迫综合征（respiratory distress syndrome of newborn，RDSN），也称为肺透明膜病（hyaline membrane disease，HMD），指出生后不久即出现进行性呼吸困难、青紫、呼气性呻吟、吸气性三凹征和呼吸衰竭。主要见于早产儿，尤其是胎龄小于 32～33 周。其基本特点为发育不成熟肺、肺表面活性物质缺乏而导致的进行性肺泡不张、肺液转运障碍、肺毛细血管 - 肺泡间高通透性渗出性病变。其病理特征为肺泡壁至终末细支气管壁上附有嗜伊红透明膜。以机械通气和呼吸机治疗为主的呼吸治疗和危重监护技术，已经能够使 90% 以上的 RDSN 患儿存活。

　　目前治疗方法多样，其中有肺表面活性物质替代疗法，肺表面活性物质有天然、人工合成和混合制剂 3 种。由羊水、牛肺、猪肺或羊肺洗液中提取的天然制剂疗效较人工合成者为好，混合制剂是在天然制剂中加少量人工合成的二棕榈酰卵磷脂和磷脂甘油。一般将肺表面活性物质制剂每次 100～200 mg/kg，混悬于 4 ml 生理盐水中，尽早由气管导管在个不同体位（仰卧、右、左侧卧，再仰卧）分别滴入，分别用面罩气囊复苏器加压呼吸 1～2 min，使 PS 在两侧肺内均匀分布，用药后 1～2 h 可见症状好转，隔 12 h 重复同剂量。生后 2 天内多次（2～3 次）治疗的治愈率可提高到 90% 以上，生后正常呼吸前就给 PS 可起预防作用。

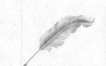

第四节 毛细现象

一、润湿与不润湿现象

当液体和固体接触时，会出现两种不同的现象。将水装入玻璃容器内，在器壁附近水面向上弯曲，呈现凹弯月面，如图4-8（b），这是润湿现象，即水润湿玻璃。若将水银装入玻璃容器内，在器壁附近水银液面向下弯曲，呈现凸弯月面，如图4-8（c），这是不润湿现象，即水银不润湿玻璃。

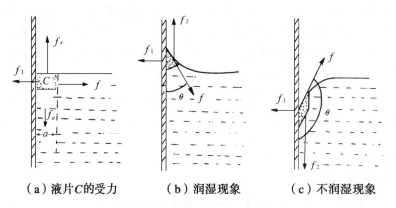

（a）液片C的受力　　（b）润湿现象　　（c）不润湿现象

图4-8　液体与固体接触处液面弯曲的解释

通常用接触角来描述这两种现象。在液体和固体接触处，分别作液体表面和固体表面的切线，这两条切线在液体内的夹角 θ 称为**接触角**（contact angle）。当 $\theta < \pi/2$ 时，液体润湿固体，$\theta = 0$ 为完全润湿。当 $\theta > \pi/2$ 时，液体不润湿固体，$\theta = \pi$ 为完全不润湿。

下面讨论器壁附近液面弯曲的原因。靠近固体表面，厚度为固体分子作用半径的一层液体称为**附着层**（adhesive layer），如图4-8（a）中 a。只有在附着层中的分子才处于特殊状态。由于固体分子和液体分子之间也存在相互作用力，所以附着层中液体分子密度与液体内部的液体分子密度不同。在附着层上部取厚度为液体分子作用半径的表面层 C，如图4-8（a）。液片 C 将受到三方面力的作用（重力忽略不计），固体分子的作用力 f_1，该力垂直指向器壁；沿液面方向的表面张力 f；液片 C 下面液体分子对它的作用力 f_2，f_2 为 C 下面液体分子对它作用的引力 f_a 和斥力 f_r 的合力。

如果固体分子的吸引力 f_1 较大，附着层中液体分子的密度大于液体内部，此时，附着层中液体分子之间的距离小于液体内部，因而 $f_a < f_r$，合力 f_2 竖直指向液体外部，液片 C 沿器壁上升直至 f_1、f 和 f_2 三力平衡，如图4-8（b）所示，此时接触角 $\theta < \pi/2$，液体润湿固体。反之，如果固体分子的吸引力 f_1 较小，附着层中的液体分子密度小于液体内部，则 $f_a > f_r$，合力 f_2 竖直指向液体内部，液片 C 将沿器壁下降，直至 f_1、f 和 f_2 三力平衡，如图4-8（c）所示，此时，接触角 $\theta > \pi/2$，液体不润湿固体。

润湿与不润湿取决于液体和固体的性质，同一液体能润湿某些固体的表面，但不能润湿另一些固体的表面。例如，水几乎完全润湿干净的玻璃面，但不能润湿石蜡。水银不能润湿玻璃，但能润湿干净的铜、铁等。

二、毛细现象原理

将毛细管插入液体中，如果液体润湿管壁，则毛细管内液面高于毛细管外液面，如果液体不润湿管壁，则毛细管内的液面下降，低于毛细管外液面，这种现象称为**毛细现象**（capillarity）。

首先讨论液体润湿器壁的情形，如图 4-9 （a）。此时液面为凹弯月面，附加压强向上，液面下 B 点的压强小于液面上方的大气压，而管外与 B 点等高处的 C 点的压强与液面上方的大气压相等。根据流体静力学原理，毛细管内的液体将上升直至 $P_B = P_C = P_0$。若将毛细管的弯月面视为球面，曲率半径为 R，且液体的密度为 ρ、表面张力系数为 α，则根据式（4-9），则 B 点的压强应为

$$P_B = P_0 - \frac{2\alpha}{R} + \rho gh$$

又因为 $P_B = P_C = P_0$。所以毛细管内液体上升的高度为

$$h = \frac{2\alpha}{\rho gR} \tag{4-11}$$

由图 4-9 可以得出弯月面的曲率半径 R 与毛细管的内半径 r、接触角 θ 之间的关系为

$$R = \frac{r}{\cos\theta}$$

将此式代入式（4-11）得

$$h = \frac{2\alpha\cos\theta}{\rho gr} \tag{4-12}$$

由式（4-12）可知，润湿液体在毛细管中上升的高度与液体的表面张力系数 α 成正比，与管半径 r 成反比，管越细，液柱上升越高。

当液体不润湿管壁时，管内液面为凸弯月面，液面下压强大于大气压强，附加压强方向向下，因此毛细管内液面将下降一段距离 h，见图 4-9 （b）。同理可得出式（4-12）。此时接触角 $\theta > \pi/2$，h 为负值，表示液面下降。

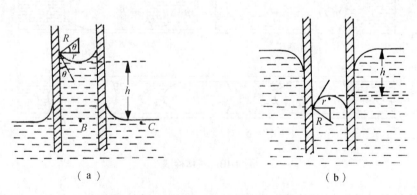

（a）液体润湿管壁；（b）液体不润湿管壁

图 4-9　毛细现象

毛细现象在自然界和日常生活、工农业生产中都有广泛的应用。例如毛巾吸水，灯芯吸油，水能透入土壤等都是毛细现象。此外，毛细现象在生理过程中起着很大作用。在动物和

植物的组织中，有各种各样的大量微管，养料和水分就是依靠这些微管中的毛细现象输送的。

[**例题 4-1**] 有两内径不同的毛细管，竖直放入水中，两液面高度差为 4.0 cm，如果将它们插入乙醇中，则两液面差为 2.0 cm。设水的表面张力系数 $\alpha_{水} = 73 \times 10^{-3} \, \text{N} \cdot \text{m}^{-1}$，乙醇密度 $\rho_{乙醇} = 0.8 \times 10^{3} \, \text{kg} \cdot \text{m}^{-3}$，接触角 $\theta = 0$，求乙醇的表面张力系数 $\alpha_{乙醇}$。

三、气体栓塞

案例 4-2

基础护理学关于输液注意事项中规定：输液时必须排尽管内空气，防止液体流空；及时更换输液瓶及添加药液，输完后及时拔针。

问题：

1. 为什么肌注、输液、输血时要排净管内空气？
2. 气体栓塞会产生什么危害？

当润湿液体在细管中流动时，如果管中出现气泡，液体的流动将受到阻碍；气泡多时，可能发生阻塞，使液体不能流动，这种现象称为**气体栓塞**（air embolism）。

图 4-10（a）表示处于毛细管液柱中的一个气泡，当气泡两侧液体压强相等时，气泡两端凹弯月面的曲率半径相等，两曲面的附加压强大小相等，方向相反，气泡不动。当气泡左侧液体压强从 P 增加到 $P + \Delta P$ 时，气泡左端的曲面曲率半径变大，右端曲面的曲率半径变小，如图 4-10（b）所示，这样左右两曲面的附加压强不等，其差值 $(P_{右} - P_{左})$ 方向向左。即 $\Delta P = P_{右} - P_{左}$，系统仍处于平衡状态，液柱不会向右移动。只有当气泡两侧液体的压强差 ΔP 大于某一临界值 δ 时，气泡才能移动，如图 4-10（c）所示。δ 与液体和管壁的性质及管的半径有关。

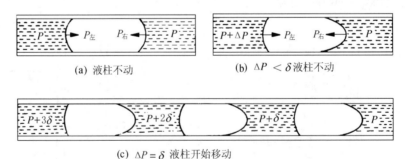

(a) 液柱不动

(b) $\Delta P < \delta$ 液柱不动

(c) $\Delta P = \delta$ 液柱开始移动

图 4-10　气体栓塞

同理，当液柱中有 n 个气泡时，只有 $\Delta P > n\delta$ 时，液体才能带着气泡一起移动。即要使存在气泡的液体流动，液体两侧的压强差必须大于没有气泡的液体。否则就不能推动这串液柱移动，从而形成栓塞。

微血管中出现气泡很容易形成栓塞。因此，潜水员从深水处上升或人从高压氧舱中出来，都应有适当的缓冲时间，否则在高压时溶解于血液中的过量气体在正常压强下会迅速释放出来，在微血管中造成气体栓塞。

微整合

临床应用

人体内的栓塞现象

人体产生气体栓塞的主要原因有两种：其一是过量气体迅速进入血液循环系统，可见于分娩或流产时，由于子宫强烈收缩，空气被挤入破裂的子宫壁静脉窦；头颈手术、胸壁和肺创伤损伤静脉时，空气也可在吸气时因静脉腔内的负压而被吸入静脉，空气进入心脏后，将空气和心脏内血液搅拌形成泡沫，易阻塞肺动脉出口，导致猝死。如气体量少，可被溶解于血液而不致引起严重后果，但进入血液循环的空气量在 100 ml 左右时，即可导致心力衰竭。其二是溶解于血液内的气体迅速游离，如患者从高压氧舱中出来或潜水员从深水中迅速上升到常压环境时，原来高压环境下溶于血液、组织液和脂肪内的过量气体，在外界气压骤然减低时迅速释放出来，遂在组织和血液内形成小气泡或互相融合成较大的气泡，在血管内形成气体栓塞，引起局部缺血和梗死，肌肉、肌腱、韧带等组织内的气泡引起局部症状，如关节和肌肉疼痛。为了避免气体栓塞现象的发生，气压变化较大时应有适当的缓冲时间。

习 题

4-1 容器内储存压强为 1×10^5 Pa，温度为 288 K 的氢气，设氢气处于理想气体状态。问 1 m^3 此种氢气中的分子数是多少？

4-2 已知水的表面张力系数为 73×10^{-3} N·m^{-1}，肥皂液的表面张力系数为 25×10^{-3} N·m^{-1}，分别求半径为 2.0 mm 的球形水滴液面的附加压强和肥皂泡液面的附加压强。

4-3 试求水面下 1 m 处一个气泡内空气的压强。设气泡的半径为 1 cm，水的表面张力系数为 73×10^{-3} N·m^{-1}，大气压强 $P_0 = 1.013 \times 10^5$ Pa。

4-4 有 8 个半径为 1.0 mm 的小水滴，融合成一个大水滴，问放出多少表面能？水的表面张力系数 $\alpha = 73 \times 10^{-3}$ N·m^{-1}。

4-5 吹一个直径为 10 cm 的肥皂泡，求增加表面积所需做的功，泡内外压强差为多少？设肥皂液的表面张力系数 $\alpha = 40 \times 10^{-3}$ N·m^{-1}。

4-6 半径为 0.15 mm 的玻璃毛细管内，乙醇上升到 3.9 cm 高度，试求乙醇的表面张力系数。设乙醇密度为 791 kg·m^{-3}，且完全润湿玻璃。

4-7 一 U 型玻璃管的两竖直管内直径分别为 1.0 mm 和 3.0 mm。设水的表面张力系数为 73×10^{-3} N·m^{-1}，接触角 $\theta = 0$，试求两管内水面的高度差。

4-8 在内半径 $r = 0.30$ mm 的毛细管中注入水，在管的下端形成半径 $R = 3.0$ mm 的水滴，求管中水柱的高度 h。设水的表面张力系数 $\alpha = 73 \times 10^{-3}$ N·m^{-1}。

4-9 表面张力系数为 73×10^{-3} N·m^{-1} 的水在竖直毛细管中上升 2.5 cm，密度为 793 kg·m^{-3} 的丙酮在同样的毛细管中上升高度为 1.4 cm，设二者完全润湿毛细管，求丙酮的表面张力系数。

4-10 一毛细管竖直插入水中（设水与管壁完全润湿），下端在水面下 $h_1 = 10$ cm 处，管内液面比管外液面高 $h_2 = 4$ cm，若从管口向内吹气，使毛细管的下端形成半球状气泡，问管中气体的压强 P 比大气压 P_0 大多少？

（魏 冀）

第五章

静 电 场

第五章数字资源

电磁作用普遍存在于自然界（包括生命现象）之中，并被不断应用于现代技术。所有电磁作用都是通过"场"来实现的。本章由库仑定律所阐述的电荷间相互作用规律开始，引入描述静电场性质的两个物理量——电场强度和电势；介绍反映静电场基本规律的场的叠加原理、高斯定理和环路定理等，以及静电场与电介质的相互作用规律、静电场的能量等内容。本章还将简要介绍具有医学意义的电偶极子电场与心电知识。

第一节 电场与电场强度

一、库仑定律

1. 电荷的基本性质 电荷（electric charge）表示物质的带电属性，用电量作为电荷的量度，其单位是库仑（C）。实验表明：

（1）自然界中只存在正电荷和负电荷两种性质不同的电荷。同号电荷相斥，异号电荷相吸。

（2）电荷的量值只能是一基本电荷 e（即电子的电量，$e = 1.602 \times 10^{-19}$ C）的整数倍，即电荷只能取分立的、不连续的量值。这种性质称为电荷的量子性。

（3）在一个与外界没有电荷交换的系统内部，正负电荷的代数和在任何过程中保持不变，称为**电荷守恒定律**（law of conservation of charge）。

2. 库仑定律 1785 年，法国科学家库仑通过大量实验总结出：在真空中，两个静止点电荷（形状和大小可以忽略的带电体）间相互作用力（库仑力）F 的大小与两个点电荷的电量 q_1、q_2 的乘积成正比，而与它们之间距离 r 的平方成反比；F 的方向沿着两点电荷的连线，称为**库仑定律**（Coulomb law）。引入比例系数 k，库仑定律可表达为

$$F = k \frac{q_1 q_2}{r^2} \boldsymbol{r}_0 \tag{5-1}$$

式中 k 的数值及单位取决于式中各量所采用的单位。在国际单位制中，通常写成 $k = \dfrac{1}{4\pi\varepsilon_0}$ 的形式，其中 ε_0 是物理学中一个基本物理常量，称为**真空电容率**（permittivity of vacuum）或真空介电常数，$\varepsilon_0 = 8.85 \times 10^{-12}$ C$^2 \cdot$ N$^{-1} \cdot$ m^{-2}，相应地 $k = 8.99 \times 10^9$ N $\cdot$ m$^2 \cdot$ C^{-2}。式中 $\boldsymbol{r}_0$ 表示两点电荷径矢 $\boldsymbol{r}$ 方向的单位矢量。

二、电场与电场强度

1. 电场 电场（electric field）是带电体周围存在的特殊物质。任何电荷都在自己周围空间激发电场。电荷之间的相互作用正是通过电场实现的。与观察者相对静止的电荷所产生的电场称为**静电场**（electrostatic field），它是不随时间而变化的稳恒电场。建立电场的电荷通常称为**场源电荷**（charge of field source）。

电场具有两个重要的性质：一是力的性质，放入电场的任何电荷都将受到电场力的作用；二是能的性质，当电荷在电场中移动时，电场力对电荷做功，表明电场具有能量。

2. 电场强度 为了研究电场的性质，引入一个电量足够小、几何线度也足够小的试探电荷（正电荷）q_0，并观察其所受电场力 F 的情况。研究表明，比值 F/q_0 仅由电场在该点的客观性质决定，与是否引入试探电荷无关。于是定义这一比值为描述电场性质的物理量，称为**电场强度**（electric field intensity），简称场强，以 E 表示，则

$$E = F/q_0 \tag{5-2}$$

场强的定义也可表述为：**电场中某点的电场强度，在数值上等于单位正电荷在该点所受的电场力，其方向与正电荷在该点所受电场力的方向一致**。在国际单位制中，场强的单位是 $N \cdot C^{-1}$ 或 $V \cdot m^{-1}$。

E 是矢量。对于静电场，它是空间位置的单值函数。它仅决定于场源电荷的分布，与是否引入试探电荷无关。空间各点的 E 都相等的电场称为匀强电场。

 知识拓展

喷墨打印

喷墨打印是一种通过喷墨将细小的黑色或彩色墨滴喷射到纸面的打印方式。

图 1 表示运动在两块导体偏转板之间带负电的墨滴，在两板间已建立起均匀、指向下方的电场 E_0。由式（5-2），墨滴将向上偏转然后打到纸上某一位置，该位置由 E 的大小和墨滴上的电荷 q 确定。

在实践中，E 保持不变，而墨滴的位置由在充电装置中传送给墨滴的电荷 q 决定。墨滴必须在进入偏转系统前通过充电装置。充电装置本身由把待打印资料编码的电子信号驱动。

墨滴从发生器 G 射出并在充电装置 C 中接收一个电荷。来自计算机的输入信号控制给予每个墨滴的电量，并同时控制电场对墨滴的影响和墨滴落到纸上的位置。形成一个字母约需 100 个微小墨滴。

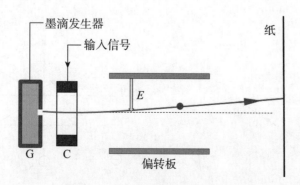

图 1　喷墨打印机的基本结构

三、场强叠加原理

实验表明电场力满足力的独立作用原理。由 n 个点电荷所组成的带电体系在空间某点的场强为

$$E = \frac{F}{q_0} = \sum_{i=1}^{n} \frac{F_i}{q_0} = \sum_{i=1}^{n} E_i \tag{5-3}$$

式中 E_i 为第 i 个点电荷单独存在时在该点的场强。式 (5-3) 称为**场强叠加原理** (superposition principle of field intensity)。它表明，**点电荷系电场中任一点的场强等于组成场源的各个点电荷在该点独立产生的场强的矢量和**。因此，只要知道点电荷的场强和场源电荷分布情况，便可计算出任意带电体系的各点场强。以上原理不仅适用于点电荷电场，而且对于任意带电体系电场都是正确的。

四、场强的计算

1．点电荷电场中的场强　真空中一个孤立点电荷 q 在距其 r 远处 P 点的场强由式 (5-1) 和 (5-2) 可得到

$$E = \frac{F}{q_0} = \frac{1}{4\pi\varepsilon_0} \frac{q_0 q}{q_0 r^2} r_0 = \frac{1}{4\pi\varepsilon_0} \frac{q}{r^2} r_0 \tag{5-4}$$

当场源电荷 q 为正时，E 与 r_0 同方向（图 5-1）；当 q 为负时，E 与 r_0 反方向。显然，在点电荷的电场中，场强是以 q 为中心、呈球形对称分布的。

2．点电荷系电场中的场强　由场强叠加原理可知，由 n 个点电荷组成的点电荷系的电场在空间某点的场强（图 5-2）为

$$E = \sum_{i=1}^{n} E_i = \frac{1}{4\pi\varepsilon_0} \sum_{i=1}^{n} \frac{q_i}{r_i^2} r_{0i} \tag{5-5}$$

式中 r_{0i} 是点电荷 q_i 指向场点方向的单位矢量。

3．连续分布电荷电场中的场强　对于电荷连续分布的带电体，可先将带电体分割为许多电荷元 dq，而 dq 可视为点电荷。由于电荷的连续分布，将式 (5-5) 的求和符号换为积分符号即可得出电荷连续分布带电体电场中的场强

$$E = \int dE = \frac{1}{4\pi\varepsilon_0} \int \frac{dq}{r^2} r_0 \tag{5-6}$$

式中 r_0 是由电荷元 dq 指向场点方向的单位矢量。

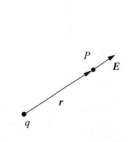

图 5-1　点电荷电场的场强

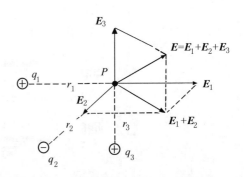

图 5-2　点电荷系电场中 P 点的场强

[例 5-1] 如图 5-3 所示，一半径为 a 的圆环上均匀分布有电荷 Q。试求圆环轴线上任一点 P 的场强。

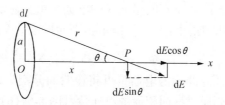

图 5-3　例 5-1 用图

第二节　高斯定理

案例 5-1

脑电图是通过电极记录下来的脑细胞群的自发性、节律性电活动。要测绘脑电等非常微弱的生物电信号，就需要将人置于金属网做成的屏蔽室内，才能测得正确的结果。

问题：

1. 静电屏蔽的依据是什么？
2. 在电生理研究中为什么常用到屏蔽室？

一、电场线和电通量

1. 电场线　为了直观地描述电场强度的分布情况，在电场中描绘一系列的曲线，使曲线上每一点的切线方向与该点的场强方向一致，且通过垂直于场强的单位面积的曲线数目等于该点场强的大小，这些曲线称为**电场线**（electric field line）。显然，**电场线的切线方向表示场强的方向，电场线的疏密表示场强的大小**。这样，假想的电场线就可以形象地描绘出电场中 E 的分布状况。

图 5-4 中的实线是几种常见的典型静电场的电场线图。对于静电场，电场线有两个特点：①电场线从正电荷出发而终止于负电荷，在无电荷处不中断，也不会形成闭合曲线；②任何两条电场线不能相交。因为在电场中，任何一点的场强都只有一个确定的方向。

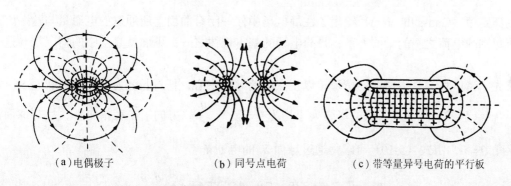

（a）电偶极子　　　（b）同号点电荷　　　（c）带等量异号电荷的平行板

图 5-4　几种典型静电场中的电场线（实线）和等势面（虚线）

2. 电通量 通过电场中任一面积的电场线总数称为通过该面积的电通量（electric flux）或 E 通量，以 Φ_E 表示。下面分几种情况来讨论 Φ_E 的计算方法。

在匀强电场中，通过与场强 E 垂直的平面 S 的电通量由上述定义应为 $\Phi_E = ES$。如果平面 S 的法线 n 与场强 E 夹角为 θ，如图 5-5（a）所示，则通过该平面的电通量为

$$\Phi_E = E\cos\theta S = \boldsymbol{E}\cdot\boldsymbol{S} \tag{5-7}$$

在非匀强电场中，通过任意曲面的电通量可将该曲面分割为许多无限小的面积元 $\mathrm{d}S$，在 $\mathrm{d}S$ 上的场强可以认为不变，则通过该面积元的电通量 [图 5-5（b）] 为

$$\mathrm{d}\Phi_E = E\cos\theta\mathrm{d}S = \boldsymbol{E}\cdot\mathrm{d}\boldsymbol{S} \tag{5-8}$$

对于整个曲面 S，其电通量可由面积分求得：

$$\Phi_E = \int\mathrm{d}\Phi_E = \iint_S \boldsymbol{E}\cdot\mathrm{d}\boldsymbol{S} = \iint_S E\cos\theta\mathrm{d}S \tag{5-9}$$

当 S 是闭合曲面时，式（5-9）可写为

$$\Phi_E = \oiint_S \boldsymbol{E}\cdot\mathrm{d}\boldsymbol{S} = \oiint_S E\cos\theta\mathrm{d}S \tag{5-10}$$

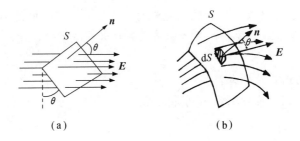

（a）平面与场强成 θ 角；（b）任意曲面在非匀强电场中

图 5-5 电通量的计算

通常规定，闭合曲面的法线方向是由内向外为正。若曲面上任一面积元处的 $\theta < \pi/2$，则该处的电通量为正，可视为只有穿出该面的电场线；若 $\theta > \pi/2$，则该处的电通量为负，即只有穿入该面的电场线。对于通过整个闭合曲面的总电通量 Φ_E 值，若只有穿出该闭合曲面的电场线，或穿出该面的电场线数多于穿入该闭合曲面的电场线数，则电通量为正；反之，则电通量为负。

二、高斯定理的推导

高斯定理（Gauss theorem）给出了在静电场中任一闭合曲面上所通过的电通量与这一闭合曲面所包围的电荷之间的量值关系，是静电场的基本规律之一。下面就真空中的情况推导这一定理。

首先，考虑场源是点电荷的情形。以正点电荷 q 为中心，任意长 r 为半径做一球面 S_1，如图 5-6（a）。显然，球面上各点的场强大小均为 $E = \dfrac{1}{4\pi\varepsilon_0}\dfrac{q}{r^2}$，方向沿半径指向外，且与球面法线的夹角 $\theta = 0$，由式（5-10）可求得通过球面 S_1 的电通量

$$\Phi_E = \oiint_{S_1} E\cos\theta\mathrm{d}S = E\oiint_{S_1}\mathrm{d}S = E4\pi r^2 = \frac{q}{\varepsilon_0}$$

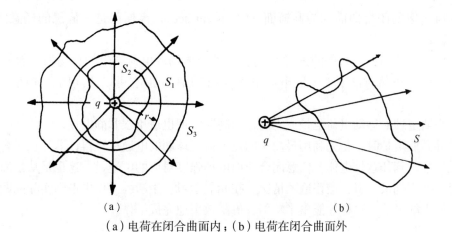

（a）电荷在闭合曲面内；（b）电荷在闭合曲面外

图 5-6　真空中高斯定理的证明

上式表明，Φ_E 与 r 无关，即对于任意半径的球面上式均成立。如果围绕点电荷 q 做任意闭合曲面，如图 5-6（a）中之 S_2、S_3 等，由上述推导及图中可以看出其电通量均为 q/ε_0，且 $\Phi_E > 0$。若 q 为负点电荷，则 $\Phi_E < 0$。若做一闭合曲面不包含点电荷，则由图 5-6（b）可看到，穿出与穿入此闭合曲面的电场线数相同，即通过闭合曲面的总电通量为零。由此得到一个结论，通过任意闭合曲面的电通量，等于此闭合曲面内包围的电荷与 ε_0 的比值。

其次，考虑场源是由 n 个任意点电荷组成的情形。在场中做一任意闭合曲面 S，第 1 至第 k 个点电荷在 S 面内，第 $k+1$ 至第 n 个点电荷在 S 面外。由场强叠加原理可知，此点电荷系的电场强度

$$\boldsymbol{E} = \sum_{i=1}^{n} \boldsymbol{E}_i$$

则点电荷系的电场强度对于 S 面的通量为

$$\Phi_E = \oiint_S \boldsymbol{E} \cdot \mathrm{d}\boldsymbol{S} = \oiint_S \sum_{i=1}^{n} \boldsymbol{E}_i \cdot \mathrm{d}\boldsymbol{S} = \oiint_S \sum_{i=1}^{k} \boldsymbol{E}_i \cdot \mathrm{d}\boldsymbol{S} + \oiint_S \sum_{i=k+1}^{n} \boldsymbol{E}_i \cdot \mathrm{d}\boldsymbol{S}$$

考虑到第 $k+1$ 至第 n 个点电荷在 S 面外则

$$\oiint_S \sum_{i=1}^{k} \boldsymbol{E}_i \cdot \mathrm{d}\boldsymbol{S} = \sum_{i=1}^{k} \frac{q_i}{\varepsilon_0}$$

$$\oiint_S \sum_{i=k+1}^{n} \boldsymbol{E}_i \cdot \mathrm{d}\boldsymbol{S} = 0$$

综合上述分析，得出

$$\Phi_E = \oiint_S \boldsymbol{E} \cdot \mathrm{d}\boldsymbol{S} = \frac{1}{\varepsilon_0} \sum_{S\text{内}} q_i \tag{5-11}$$

上式对任意形式的带电体系均成立。式（5-11）表明，**在静电场中，通过任意闭合曲面的电通量等于该曲面内所包围的所有电荷的代数和除以 ε_0，与闭合曲面外的电荷无关**。这就是真空中静电场的**高斯定理**。关于这一定理，可做如下说明：

（1）静电场是由静止电荷产生的电场，高斯定理揭示了静电场是有源的，这个源就是场源电荷。若闭合曲面内是正电荷，则 $\Phi_E > 0$，表明电场线始于正电荷；若曲面内是负电荷，则 $\Phi_E < 0$，表明电场线终止于负电荷。若曲面内无电荷，则 $\Phi_E = 0$，表明电场线仅仅从该曲面穿过，不会中断。

（2）所选取的闭合曲面称为**高斯面**（Gauss surface），高斯面是一假想的任意闭合曲面，并非客观存在。

还应注意，式（5-11）中的 E 是面内、面外全体场源电荷产生的总场强。面外的电荷对 E 是有贡献的，虽然对高斯面上的电通量 Φ_E 没有贡献，但它可以改变闭合曲面上电通量的分布。

（3）高斯定理对运动电荷也是成立的，即高斯定理也适用于非静电场。

在推导高斯定理时，是先利用最简单的点电荷、球面的电通量，再计算任意闭合曲面的电通量，最后推广到任意带电体、任意闭合曲面电场强度对应的电通量。这也是从最简单、最特殊的情况，推广到最一般、最普遍的情况。在我们学习、生活、工作中遇到实际问题时，也应采用循序渐进的方法，这样才能事半功倍，更高效率地完成工作。

三、高斯定理的应用

1. 均匀带电球面的场强　一均匀带电球面，半径为 R，总带电量为 Q（如图 5-7 所示），求离球心 r 远处任一点的场强。

从场源电荷的分布可知，电场的分布呈球形对称，场强方向与球面法线方向一致且在距中心等远各处的场强大小相等。因此，以球心为中心，r 为半径做一球形高斯面 S，使欲求场强之点落在此高斯面上，由对称性可知，高斯面上场强大小相同，方向皆垂直于该处高斯面，那么

$$\oiint_S E\cos\theta\,\mathrm{d}S = E\oiint_S \mathrm{d}S = E4\pi r^2$$

代入式（5-11）得

$$E4\pi r^2 = \frac{1}{\varepsilon_0}\sum_{S内}q$$

故有

$$E = \frac{1}{4\pi\varepsilon_0 r^2}\sum_{S内}q = \frac{1}{4\pi\varepsilon_0}\frac{Q}{r^2}\quad (r > R)$$

$$E = \frac{1}{4\pi\varepsilon_0 r^2}\sum_{S内}q = 0\quad (r < R)$$

这表明，在均匀带电球面外部可视其为一电荷集中于球心的点电荷，而在其内部则各处场强均为零。均匀带电球面的电场中各点的场强与该点距球心距离的关系曲线如图 5-8 所示。显然，对于球形对称分布的电场都有类似的分析方法。

2. 无限大均匀带电平面的场强　一无限大均匀带电平面，其电荷面密度为 $+\sigma$，求其周围

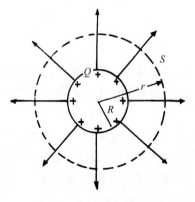

图 5-7　均匀带电球面的 E

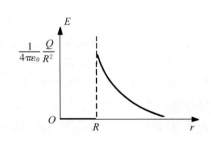

图 5-8　均匀带电球面的 $E \sim r$ 曲线

电场的场强。

　　由于场源电荷在无限大平面上均匀分布，在其两侧附近的电场均匀对称地分布，场强方向与带电平面垂直、距带电平面等远处的场强大小相等。因此，可做一侧面与带电平面垂直，两底面 S_1 与 S_2 距带电平面等远的正圆柱形高斯面，高斯面与带电平面相截之面积为 S，如图 5-9 所示。对于高斯面的两底面均有 $\theta = 0$，对于其侧面有 $\theta = \pi/2$，所以通过两底面的电通量均为 ES，通过其侧面的电通量则为零。根据高斯定理应有

$$\oiint_S E\cos\theta \mathrm{d}S = 2ES = \frac{1}{\varepsilon_0}\sigma S$$

即

$$E = \frac{\sigma}{2\varepsilon_0} \tag{5-12}$$

上式表明，无限大均匀带电平面附近的电场是方向与该平面垂直的匀强电场。

　　对于两个均匀带等量异号电荷的无限大平行平面之间的电场，利用场强叠加原理由上述结果便可得到

$$E = \frac{\sigma}{2\varepsilon_0} + \frac{\sigma}{2\varepsilon_0} = \frac{\sigma}{\varepsilon_0} \tag{5-13}$$

这仍然是一方向与带电平面垂直的均匀电场。而在这两个平行带电平面的外部

$$E = \frac{\sigma}{2\varepsilon_0} - \frac{\sigma}{2\varepsilon_0} = 0$$

这表明，两个带等量异号电荷的平行平面的电场完全集中于它们之间的空间，而且是均匀的，如图 5-10 所示。

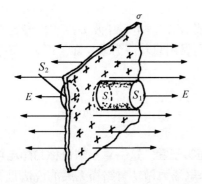

图 5-9　无限大均匀带电平面的场强

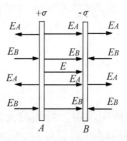

图 5-10　无限大均匀带电平行板的电场

　　由以上例题可以看出，应用高斯定理，首先要分析带电体电场分布的对称性，然后选取合适的高斯面，最后用高斯定理就可以通过简单的代数运算求出场强分布了。

第三节　静电场力的功与电势

　　前面从电荷在电场中受力讨论了静电场的力的性质，现在从电场力做功讨论静电场的能的性质。

一、静电场力做功

　　取一试探电荷 q_0 在点电荷 $+q$ 的静电场中由 a 点移动至 b 点，如图 5-11 所示。由于在移

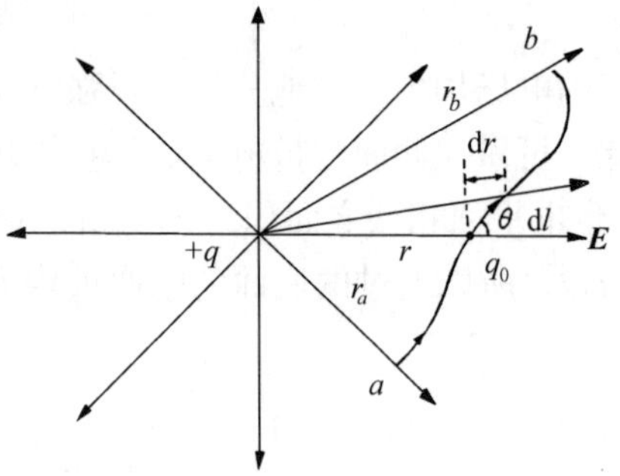

图 5-11 电场中移动试探电荷 q_0

动过程中 q_0 受到的静电场力是变力，故先计算在一段微小位移 $\mathrm{d}l$ 中电场力所做的功 $\mathrm{d}A$，在此位移中可视电场力不变，于是有

$$\mathrm{d}A = \boldsymbol{F} \cdot \mathrm{d}\boldsymbol{l} = q_0 \boldsymbol{E} \cdot \mathrm{d}\boldsymbol{l}$$

则 q_0 在从 a 点至 b 点移动的过程中，电场力做的总功为

$$A_{ab} = \int_a^b \mathrm{d}A = \int_a^b q_0 \boldsymbol{E} \cdot \mathrm{d}\boldsymbol{l} = \int_a^b q_0 E \cos\theta \mathrm{d}l$$

由图 5-11 知，$\cos\theta \mathrm{d}l = \mathrm{d}r$ 且 $E = \dfrac{1}{4\pi\varepsilon_0}\dfrac{q}{r^2}$，代入上式得

$$A_{ab} = \frac{1}{4\pi\varepsilon_0} q_0 q \int_{r_a}^{r_b} \frac{1}{r^2}\mathrm{d}r = \frac{1}{4\pi\varepsilon_0} q_0 q \left(\frac{1}{r_a} - \frac{1}{r_b}\right) \tag{5-14}$$

功 $A_{ab} > 0$ 表明电场力对 q_0 做正功，反之做负功。上式中的 r_a 与 r_b 分别表示场源 $+q$ 到移动路径的起点 a 与终点 b 的距离。

由式（5-14）可得出，**在点电荷电场中，电场力对试探电荷 q_0 所做的功只与 q_0 所带的电量及它移动的始、末位置有关，而与所经过的路径无关**。如果静电场由任意带电体所激发，上述结论依然正确。说明**静电力是保守力，静电场是保守力场或有势场**。

二、静电场的环路定理

根据静电场力做功与路径无关的特性，若将试探电荷 q_0 在静电场中从 a 点出发经任意路径 L 移动，最后回到 a 点，则在此过程中静电场力对 q_0 所做的总功应为零，即

$$A_{aa} = \oint_L q_0 \boldsymbol{E} \cdot \mathrm{d}\boldsymbol{l} = 0$$

因 $q_0 \neq 0$，则必有

$$\oint_L \boldsymbol{E} \cdot \mathrm{d}\boldsymbol{l} = 0 \tag{5-15}$$

上式表明，**在静电场中，场强沿任意闭合路径的线积分恒等于零**。这一重要结论称为**静电场的环路定理**（circuital theorem of electrostatic field）。它与静电场力做功与路径无关的说法是等效的，是与高斯定理并列的静电场的基本方程之一。高斯定理说明静电场是有源场，环路定理说明静电场是有势场。

三、电势

1. 电势能 与物体在重力场中具有重力势能一样，电荷在静电场中也具有**电势能**（electric potential energy），以 W 表示。电势能的改变是通过电场力对电荷所做的功来量度的，因此有

$$W_a - W_b = A_{ab} = \int_a^b q_0 \boldsymbol{E} \cdot \mathrm{d}\boldsymbol{l} \tag{5-16}$$

式中 W_a、W_b 分别表示试探电荷 q_0 在起点 a、终点 b 的电势能，单位是焦耳（J）。电势能是相对量，为说明其大小，先假定一个参考位置处的电势能为零。对于分布在有限区域的场源电荷，通常规定 $W_\infty = 0$，于是试探电荷 q_0 在该电场中 a 点所具有的电势能在数值上等于 q_0 从 a 点移至无穷远处时电场力所做的功

$$W_a = \int_a^\infty q_0 \boldsymbol{E} \cdot \mathrm{d}\boldsymbol{l} \tag{5-17}$$

W_a 为正表明在此过程中电场力做正功，反之电场力做负功。

电势能跟重力势能是相似的，物体在重力场中某点的重力势能等于把物体从该点移动到零势能位置时重力做的功。静电场与重力场同是保守力场，可用类比法学习。理工科课程蕴含着大量的科学思维与方法论，其中类比法就是科学研究中的常用方法，也是一种认知事物的哲学智慧。在科学研究中，应掌握好类比法这一进入一个陌生领域时的重要桥梁，用类比的方法来更好地进行科学研究。

2．电势　为描述电场本身的能量性质，从电势能出发，引入**电势**（electric potential）的概念，定义比值 W_a/q_0 为电场中 a 点的电势，以 U_a 表示

$$U_a = \frac{W_a}{q_0} = \int_a^\infty \boldsymbol{E} \cdot \mathrm{d}\boldsymbol{l} = \int_a^\infty E\cos\theta \mathrm{d}l \tag{5-18}$$

上式表明，电势仅由电场的性质所决定。**静电场中某一点的电势，在数值上等于单位正电荷在该点的电势能。**也可表述为，**静电场中某一点的电势在数值上等于电场力从该点沿任意路径到参考点移动单位正电荷所做的功。**电势的单位是伏特（V），$1\,\mathrm{V} = 1\,\mathrm{J} \cdot \mathrm{C}^{-1}$。

电势是表征静电场性质的物理量，由场源电荷决定，而与试探电荷的存在与否无关。电势是标量；电势有正、负之分；电势是相对量，其数值大小与参考点的选择有关，而参考点的选择本身是任意的，在场源电荷分布有限的情况下一般选在无穷远处，在同一个问题中，电势的参考点即是电势能的参考点。

3．电势差　电场中两点间的电势之差称为**电势差**（electric potential difference）或**电压**（voltage）。

$$U_{ab} = U_a - U_b = \int_a^\infty \boldsymbol{E} \cdot \mathrm{d}\boldsymbol{l} - \int_b^\infty \boldsymbol{E} \cdot \mathrm{d}\boldsymbol{l} = \int_a^b \boldsymbol{E} \cdot \mathrm{d}\boldsymbol{l} \tag{5-19}$$

上式表明，a、b 两点间的电势差就是场强由 a 点到 b 点的线积分，在数值上等于电场力将单位正电荷由 a 移到 b 时所做的功。由此可见，在一条电场线上没有电势相同的点。

由于 $A_{ab} = q_0 \int_a^b \boldsymbol{E} \cdot \mathrm{d}\boldsymbol{l}$，与式（5-19）比较，则有

$$A_{ab} = q_0(U_a - U_b) \tag{5-20}$$

由此可见，在静电场力的推动下，正电荷将从电势高处向电势低处运动。

应注意，电势差与电势不同，它是与参考点位置无关的绝对量。

四、电势叠加原理

根据场强叠加原理，可以得到对于任意带电体系，其电场在空间某点 a 的电势

$$U_a = \sum_{i=1}^n \int_a^\infty \boldsymbol{E}_i \cdot \mathrm{d}\boldsymbol{l} = \sum_{i=1}^n U_{ai} \tag{5-21}$$

即任意带电体系在其电场中某点的总电势等于各个电荷元单独存在时的电场在该点电势的代数和，这就是**电势叠加原理**（superposition principle of electric potential）。式（5-21）从原则上给出了求任意带电体系电场中电势的方法。

五、点电荷及点电荷系电场中的电势

1．点电荷电场中的电势　真空中一个孤立点电荷 q 的电场在距其 r_a 远处一点 a 的电势，

可根据式（5-18）计算。由于积分路径可以任意选择，选取沿电场线方向积分以使 $\theta = 0$，则 $dl = dr$，同时注意到 $E = \dfrac{1}{4\pi\varepsilon_0}\dfrac{q}{r^2}$，故有

$$U_a = \int_a^\infty E\cos\theta\, dl = \frac{1}{4\pi\varepsilon_0}\int_{r_a}^\infty \frac{q}{r^2}dr = \frac{q}{4\pi\varepsilon_0 r_a}$$

同理，在此电场中任意一点（距点电荷 r 远）的电势可表示为

$$U = \frac{q}{4\pi\varepsilon_0 r} \tag{5-22}$$

显然，当场源电荷 q 为正时，其周围的电势为正；当 q 为负时，其周围的电势为负。式 (5-22) 表明，点电荷电场中的电势是以点电荷为中心而呈球形对称分布的，这与从式（5-4）分析的结果是一致的，它们是从不同角度揭示点电荷电场的特征。

2．点电荷系电场中的电势　对于任意一个点电荷系在空间某点的电势，可从式（5-22）及电势叠加原理得到

$$U = \frac{1}{4\pi\varepsilon_0}\sum_{i=1}^n \frac{q_i}{r_i} \tag{5-23}$$

式中 r_i 是点电荷系中 q_i 到该点的距离。

3．电荷连续分布的电场中的电势　对于电荷连续分布的带电体，其电场中任意点的电势可由式（5-23）转化为积分式得到

$$U = \int dU \tag{5-24}$$

若将带电体分成无数个小的电荷元，每个电荷元 dq 可视为点电荷，则

$$U = \frac{1}{4\pi\varepsilon_0}\int \frac{dq}{r} \tag{5-25}$$

式中 r 是电荷元 dq 到该点的距离。

[**例 5-2**]　求半径为 a、所带电量为 Q 的均匀带电圆环轴线上任一点 P 的电势。

六、等势面

静电场中由电势相等的点所连成的曲面，且规定任意两个相邻曲面间的电势差都相等，则这些曲面称为**等势面**（equipotential surface）。等势面形象地描绘了静电场中电势的分布状况，其疏密程度则表示电场的强弱。

图 5-4 中的虚线给出了几种典型静电场的等势面，可以看出，静电场的等势面有两个特点：①在静电场中沿等势面移动电荷，电场力不做功；②等势面与电场线互相垂直。

七、电场强度与电势的关系

电场强度与电势是从不同角度描述静电场性质的两个重要物理量，电势的定义式（5-18）已给出了场强与电势之间的积分关系。它主要应用于根据场强的分布规律求得电势的分布规律。下面研究两者之间的微分关系。

首先介绍电势梯度的概念。在静电场中取两个非常靠近的等势面 1 与 2，其电势分别为 U 与 $U + dU$，且 $dU > 0$，如图 5-12 所示。在 a 处做等势面 1 的法线，且规定沿电势增高的方向为其正方向，$\boldsymbol{n}_0$ 为单位矢量。显然在 a 处沿 $\boldsymbol{n}_0$ 方向有最大的电势增加率 dU/dn，我们定义

$\dfrac{\mathrm{d}U}{\mathrm{d}n}\boldsymbol{n}_0$ 为 a 处的**电势梯度**（electric potential gradient）矢

量，记作 $\mathrm{grad}U$

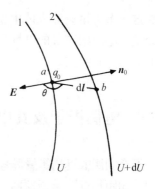

图 5-12 场强与电势的微分关系

$$\mathrm{grad}U = \frac{\mathrm{d}U}{\mathrm{d}n}\boldsymbol{n}_0 \tag{5-26}$$

即电场中任一点的电势梯度矢量在方向上与该点电势增加率最大的方向（等势面的法线方向）相同，在数值上等于沿该方向上的电势增加率。

设有一试探电荷 q_0 从 a 点移到 b 点，位移为 $\mathrm{d}l$。在此范围内可认为场强 E 是不变的，那么在此过程中电场力对 q_0 所做的功可分别写为

$$\mathrm{d}A = q_0 E\cos\theta\,\mathrm{d}l$$

$$\mathrm{d}A = q_0(U_a - U_b) = -q_0\mathrm{d}U$$

比较以上两式，有

$$E_l = E\cos\theta = -\frac{\mathrm{d}U}{\mathrm{d}l}$$

式中 E_l 为场强 E 在位移 $\mathrm{d}l$ 方向上的分量。上式表明，**静电场中某一点的场强在任意方向上的分量等于电势在该点沿该方向变化率的负值**。由于电场线的方向与等势面的法线都垂直于等势面，故场强在等势面法线方向的分量即是场强，且应有

$$\boldsymbol{E} = -\frac{\mathrm{d}U}{\mathrm{d}n}\boldsymbol{n}_0 = -\mathrm{grad}U \tag{5-27}$$

即**静电场中各点的电场强度 $\boldsymbol{E}$ 等于该点电势梯度的负值**。这就是场强与电势之间的微分关系，从中可以得到以下几点：

（1）场强与电势的空间变化率相联系。在场强大的地方，电势变化得快，等势面密集。这也表明，等势面的疏密程度反映了电场的强弱。

（2）式（5-27）中的负号表示场强方向与电势梯度方向相反。

（3）在匀强电场中，如平行带电平面之间的电场，由式（5-27）可知，场强的大小 $E = U_{ab}/d$，式中 U_{ab} 与 d 分别是两平面间的电压与距离。

场强的单位 $\mathrm{V}\cdot\mathrm{m}^{-1}$ 正是由式（5-27）而来的。

式（5-27）的实际应用是很广泛的，由此计算场强可避免复杂的矢量运算而只需解决好电势分布函数对哪一个变量求导数的问题。

第四节　电偶极子的电场

案例 5-2

心脏是人体血液循环的动力器官，它始终保持着有节律的周期性搏动，并能产生周期性变化的电信号（称为心电）。心脏在每个心动周期中，由起搏点、心房、心室相继兴奋，伴随着生物电的变化，通过心电描记器从体表引出多种形式的电位变化的图形，就是目前临床上常规记录的心电图。

问题：

心电图形成的物理基础是什么？

这一节将讨论对人体生物电有着重要基础意义的一种典型电场——电偶极子的电场（原子和分子、心肌细胞等的电性质都可等效为电偶极子来描述）以及心电的物理原理，并着重研究其电势的分布特点。

一、电偶极子及其电偶极矩

两个相距很近的等量异号点电荷 $+q$ 与 $-q$ 所组成的带电系统称为**电偶极子**（electric dipole）。所谓"相距很近"是指这两个点电荷之间的距离比起要研究的场点到它们的距离是足够小的。

从电偶极子的负电荷做一矢线 l 到正电荷，称为电偶极子的**轴线**（axis）。定义**电偶极子中一个电荷的电量的绝对值与轴线的乘积**为电偶极子的**电偶极矩**（electric dipole moment），简称**电矩**。写做

$$p = ql \tag{5-28}$$

p 是矢量，它是表征电偶极子整体电性质的重要物理量。

二、电偶极子电场的电势

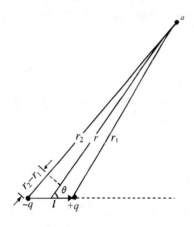

图 5-13　电偶极子电场中的电势

设电偶极子电场中任一点 a 到 $+q$ 与 $-q$ 的距离分别是 r_1 与 r_2，如图 5-13 所示，则两点电荷在 a 点产生的电势分别是 $U_1 = \dfrac{1}{4\pi\varepsilon_0}\dfrac{q}{r_1}$，$U_2 = -\dfrac{1}{4\pi\varepsilon_0}\dfrac{q}{r_2}$，根据电势叠加原理，$a$ 点的总电势为

$$U = U_1 + U_2 = \frac{1}{4\pi\varepsilon_0}q\left(\frac{1}{r_1} - \frac{1}{r_2}\right) = \frac{1}{4\pi\varepsilon_0}q\frac{r_2 - r_1}{r_1 r_2}$$

设 r 为电偶极子轴线中心到 a 点的距离，根据电偶极子的定义知 $r_1 \gg l$，$r_2 \gg l$，$r \gg l$，故可认为 $r_1 r_2 \approx r^2$，$r_2 - r_1 \approx l\cos\theta$，代入上式可得

$$U = \frac{1}{4\pi\varepsilon_0}\frac{ql\cos\theta}{r^2} = \frac{1}{4\pi\varepsilon_0}\frac{p\cos\theta}{r^2} \tag{5-29}$$

若令 r_0 为从电偶极子中心指向场点 a 的单位矢量，则

$$U = \frac{1}{4\pi\varepsilon_0}\frac{p \cdot r_0}{r^2} \tag{5-30}$$

显然，θ 角是 p 与 r 的夹角。式（5-30）表明：

（1）电偶极子电场的电势与电矩成正比。电矩是表征作为场源的电偶极子整体电性质的物理量，它决定着电偶极子电场的性质。

（2）电偶极子电场的电势与电偶极子至场点的距离 r 的平方成反比。说明电偶极子的电场与点电荷的电场相比，其电势随 r 的增加衰减得更快。

（3）电偶极子电场电势的分布与方位有关。以电偶极子轴线的中垂面为零势面而将整个电场分为正、负两个对称的区域。

了解电偶极子电场的电势分布对理解心电图是很有帮助的。

三、电偶极子电场的场强

电偶极子电场的场强分布是比较复杂的，下面只介绍两个特殊方向上的场强。

1. 电偶极子轴线中垂面上的场强　设电偶极子轴线中垂面上任一点 a 距其轴线中心 r 远。根据点电荷的场强公式可知 $+q$ 与 $-q$ 在 a 点的场强大小相等，方向如图 5-14 所示，在轴线方向上的分量相等同向，而在 r 方向上的分量则相等反向。由场强叠加原理可知 a 点的总场强大小应是

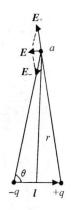

图 5-14　电偶极子轴线中垂面上的 E

$$E = E_+ \cos\theta + E_- \cos\theta = 2E_+ \cos\theta$$
$$= 2\frac{1}{4\pi\varepsilon_0}\frac{q}{[(l/2)^2 + r^2]} \cdot \frac{l/2}{[(l/2)^2 + r^2]^{1/2}}$$

经整理得，$E = \dfrac{1}{4\pi\varepsilon_0}\dfrac{ql}{[(l/2)^2 + r^2]^{3/2}}$。根据电偶极子定义，$r \gg l$，则 $(l/2)^2 + r^2 \approx r^2$ 代入上式，并注意到场强与电矩反方向，则有

$$\boldsymbol{E} = -\frac{1}{4\pi\varepsilon_0}\frac{\boldsymbol{p}}{r^3}$$

2. 电偶极子轴线延长线上的场强　根据点电荷的场强公式可判断在电偶极子轴线延长线上的场强是沿 r 方向的，且 $\theta = 0$，$U = \dfrac{1}{4\pi\varepsilon_0}\dfrac{p}{r^2}$，由式（5-27）得

$$E = -\frac{dU}{dr} = -\frac{d}{dr}\left(\frac{1}{4\pi\varepsilon_0}\frac{p}{r^2}\right) = \frac{1}{4\pi\varepsilon_0}\frac{2p}{r^3}$$

显然，$\boldsymbol{E}$ 与 $\boldsymbol{p}$ 同方向，故可写成矢量式

$$\boldsymbol{E} = \frac{\boldsymbol{p}}{2\pi\varepsilon_0 r^3}$$

从对上述两种情况的分析可知，电偶极子电场的场强分布有如下特点：①场强与电矩成正比，再次说明是电偶极矩决定着电偶极子电场的性质；②场强与电偶极子至场点的距离 r 的立方成反比，说明对于场强随 r 的变化，电偶极子的电场比点电荷的电场衰减得更快。

四、心电场与心电图

1. 心肌细胞的电偶极矩　心脏的搏动是由心壁肌肉有规律的收缩产生的，而这种有规律的收缩又是电信号在心肌纤维传播的结果。心肌纤维是由大量心肌细胞组成的，讨论心脏的电学性质就必然要从心肌细胞入手。心肌细胞与其他可兴奋细胞一样，当处于静息状态时，其细胞膜的内、外两侧分别均匀分布着负、正离子，而且这两种离子的数量相等。因此，在无刺激时心肌细胞是一个电中性的带电体系，对外不显电性，即外部电场的电势为零。这一状态在医学上称为**极化**（polarization），如图 5-15（a）所示。当心肌细胞受到某种刺激时，由于细胞膜对离子通透性的改变，膜两侧局部电荷的电性改变了符号，膜外带负电，膜内带正电，于是细

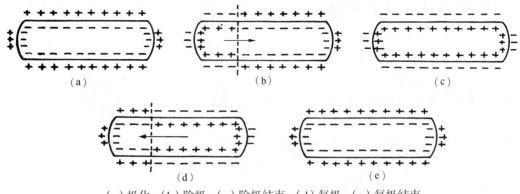

（a）极化；（b）除极；（c）除极结束；（d）复极；（e）复极结束

图 5-15   心肌细胞的电学模型

胞整体的电荷分布不再均匀而对外显示出电性。此时，正、负离子的电性可等效为两个位置不重合的点电荷，而整个心肌细胞类似一个电偶极子，形成一个电偶极矩，称为心肌细胞的电偶极矩。刺激在细胞中传播时这个电矩是变化的，这个过程称为**除极**（depolarization），如图 5-15（b）所示。当除极结束时，整个细胞的电荷分布又是均匀的了，对外不显示电性，如图 5-15（c）所示。当除极结束后，细胞膜对离子的通透性几乎立即恢复原状，即紧随着除极将出现一个使细胞恢复到极化状态的过程，这一过程称为**复极**（repolarization）。复极的顺序与除极相同，先除极的部位先复极，后除极的部位后复极。显然，这一过程中形成了一个与除极时方向相反的变化电矩，如图 5-15（d）所示，心肌细胞对外也显示出电性。当复极结束时，整个细胞恢复到极化状态，又可以接受另一次刺激，如图 5-15（e）所示。

综上所述，在心肌细胞的除极和复极过程中，其细胞膜内外正、负电荷的分布是不均匀的，将形成一个变化的电偶极矩而在其周围产生电场，并引起空间电势发生变化。

2. 心电偶的电性质及其描述   在某种刺激下，由大量心肌细胞组成的心肌乃至整个心脏也会出现除极与复极。因此，在研究心脏电性质时，可将其等效为一个电偶极子，称为**心电偶**（cardio-electric dipole）。它在某一时刻的电偶极矩就是所有心肌细胞在该时刻的电偶极矩的矢量和，称为**瞬时心电向量**（twinking electrocardiovector）（如图 5-16 所示）。心电偶在空间产生的电场称为**心电场**（cardio-electric field）。

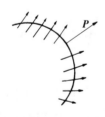

图 5-16   瞬时心电向量

瞬时心电向量是一个在方向、大小上都随时间做周期性变化的矢量。将瞬时心电向量相继平移，使向量尾集中在一点上，对向量头（即心电向量末端）的坐标按时间、空间的顺序加以描记、连接成轨迹，则此轨迹称为空间心电向量环（spatial electrocardiovector loop）。它是瞬时心电向量的向量头随时空变动的三维空间曲线，描述了瞬时心电向量随时空变化的规律，如图 5-17 所示。空间心电向量环在某一平面上的投影称为平面心电向量环，如图 5-18 所示。

3. 心电图   由空间心电向量环可以看到，心脏在空间所建立的电场是随时间做周期性变化的。任一瞬间，在空间两点（例如人体表面的左臂与右臂）的电势差或电压是确定且可测量的，如图 5-19 所示。显然，这一测量值是随时间周期性变化的。于是可以根据人体表面两点间的电压随时间的变化描绘出一条曲线，这种曲线就称为**心电图**（electrocardiogram），如图 5-20 所示。由于心电偶电场的电势分布有正势区、负势区，故心电图波形有时为正值，有时为负值。

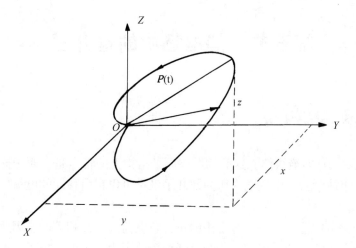

图 5-17　空间心电向量环

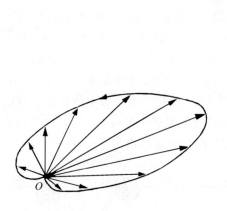

图 5-18　平面心电向量环

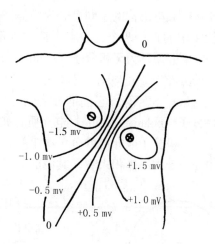

图 5-19　人体表面的瞬时电位分布

通过电极引导体表电势（电位）与心电图机相连接的电路称为**心电图导联**。直接取出体表两点间的电压加以显示的导联称为**标准导联或双极导联**。由于电压曲线取决于两点的电位变化，而临床医生常需观察体表一点电位的变化，为此使一个电极处的电位不变或变化很小，以便测得的电压曲线只反映另一个电极（探查电极）处电位的变化，满足这一要求的导联称为**单极肢体导联**。如将探查电极置于胸前，则是单极胸导联。为了增大心电波形的幅值以易于观察，而设计了**加压导联**等。

心电图的波形可反映心肌传导功能是否正常，广泛用于心脏疾病的诊断。

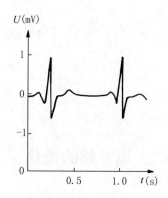

图 5-20　心电图

第五节   静电场中的电介质

一、电介质及其结构

电介质（dielectric）即绝缘体。这类物质在原子结构上的特点是：原子核与核外电子之间的相互作用力大，束缚紧密，以致电介质内部几乎没有可以自由移动的电荷，在外电场的作用下也几乎不能导电。

电介质的分子是电中性的，一个分子中的正、负电荷总和是相等的。因此，就其对外的电效应或者说就整个分子的电性质而言，一个分子可等效视为一个电偶极子，称为分子的**等效电偶极子**，它的电偶极矩称为**分子电矩 p**。

电介质按照其电结构的不同可分为两类。一类由于负电荷对称地分布在正电荷周围，结果等效电偶极子中的正负两个等效点电荷位置重合，例如，He、H_2、CO_2 等，它们的分子电矩为零。这一类电介质称为**无极分子**（nonpolar molecule）电介质，如图 5-21（a）所示。另一类由于负电荷的分布对于正电荷并不对称，结果等效电偶极子中的两个等效点电荷位置不重合，例如，HCl、H_2O、SO_2 等，它们的分子电矩，也称为分子的**固有极矩**，不为零。这一类电介质称为**极性分子**（polar molecule）电介质，如图 5-21（b）所示。由于所有分子都处在无规则的热运动中，有极分子电介质的分子电矩的方向是杂乱无章、排列无序的，因此，从电介质整体或从其中任一宏观小体积来看，其内部分子电矩的总矢量和也为零。

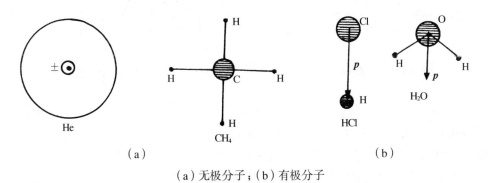

（a）无极分子；（b）有极分子

图 5-21   电介质的两类分子

二、电介质的极化

现在来讨论静电场对电介质的作用。介绍两个概念：一个是**束缚电荷**（bound charge），即在物体内不能脱离介质分子自由移动的电荷；另一个是**电介质的极化**（polarization of dielectric），即**在外电场作用下电介质表面**（垂直于外电场的端面）**出现束缚电荷的现象**。

下面分别介绍两类不同的电介质在静电场作用下所出现的极化过程。对于无极分子，由于外电场的作用，分子等效电偶极子中的两个等效点电荷分别受到方向相反的电场力，其位置不再重合而错开，分子电矩不再是零，而与外电场方向一致，即沿外电场方向排列，结果是：在垂直于外电场方向的介质端面上出现了束缚电荷。这种极化称为**位移极化**（displacement polarization），如图 5-22 所示。此时，$\sum p_i \neq 0$。对于有极分子，由于外电场力矩的作用，每个分子的固有极矩都要在一定程度上转向外电场的方向排列，结果是：在垂直于外电场方向的介质端面上也出现了束缚电荷。这种极化称为**取向极化**（orientation polarization），如图 5-23 所示。此时，$\sum p_i \neq 0$。显然，分子的热运动是阻碍有极分子这种有序排列的，所以温度对取向极化的强弱是有影响的。

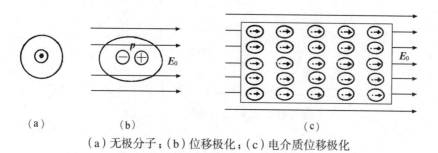

（a）无极分子；（b）位移极化；（c）电介质位移极化

图 5-22　无极分子位移极化示意图

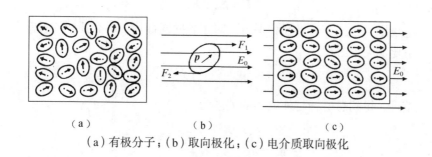

（a）有极分子；（b）取向极化；（c）电介质取向极化

图 5-23　有极分子取向极化示意图

　　综上所述，电极化过程就是使分子电矩沿外电场方向取向并增大的过程。两类电介质极化的微观过程虽有不同，但宏观结果却是相同的，即都出现了束缚电荷；其极化程度都与外电场的强弱有关，在一定范围内，外电场越强，极化程度越高。因此，在对电介质的极化做宏观描述时，就无需再区分这两类电介质了。当外电场撤消后，这种极化现象也随之消失。电介质的极化程度用**电极化强度**（electric polarization）矢量 $\boldsymbol{P}$ 来描述。定义单位体积内分子电矩的矢量和（$\boldsymbol{P} = \sum p_i / \Delta V$）为电极化强度矢量。在国际单位制中，$\boldsymbol{P}$ 的单位是 $\mathrm{C \cdot m^{-2}}$。若电介质中各处的 $\boldsymbol{P}$ 都相等，则称其为均匀极化。$\boldsymbol{P}$ 的取值由该处场强与电介质的性质共同决定，在各向同性均匀介质中有

$$\boldsymbol{P} = \chi_e \varepsilon_0 \boldsymbol{E} \tag{5-31}$$

式中，χ_e 是与电介质性质有关的比例系数，称为**电极化率**（electric susceptibility），它是一个没有单位的纯数，不同的电介质具有不同的 χ_e 值。

▌三、均匀电介质中的静电场

　　静电场对电介质作用的结果是出现极化电荷。那么，极化电荷反过来又对静电场产生什么影响呢？

　　如前所述，当均匀电介质在外电场 $\boldsymbol{E}_0$ 作用下极化时，在垂直于 $\boldsymbol{E}_0$ 方向的两个端面将分别出现均匀分布的正、负束缚电荷层。它们在电介质内部也将产生一个电场，称为**极化电场**

（polarization electric field），其场强写作 E_p。于是，在电介质内部的总电场就是这两者的矢量和，如图 5-24 所示。

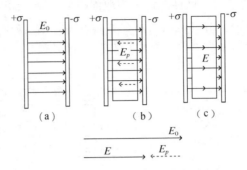

（a）外电场；（b）极化电场；（c）总电场

图 5-24 均匀电介质中的静电场

$$E = E_0 + E_p$$

在均匀外电场中，这三个矢量互相平行。对于各向同性均匀电介质，实验表明，极化电场与总电场有如下比例关系

$$E_p = -\chi_e E \qquad (5-32)$$

代入前式并经整理，得到总电场与外电场的关系为

$$E = \frac{1}{1 + \chi_e} E_0$$

令 $1 + \chi_e = \varepsilon_r$，代入上式并注意到矢量的方向得

$$E = \frac{1}{\varepsilon_r} E_0 \qquad (5-33)$$

式中 ε_r 称为电介质的**相对电容率**（relative permittivity）或相对介电常数，它同样是表征电介质极化性质的物理量，即对外部静电场影响程度的物理量，其值越大，表明电介质极化越强，对原电场削弱越厉害。

真空中 $\varepsilon_r = 1$。对于气体，由于密度小，极化对外电场产生的影响很小，其 ε_r 值接近于 1。对于固体和液体，极化后产生的束缚电荷多，对外电场影响大，其 ε_r 值比 1 大很多。

式（5-33）表明，**同样的场源电荷在各向同性的均匀电介质中产生的场强减弱为在真空中产生的场强的 $1/\varepsilon_r$**。这一结果正是电介质极化后对原电场产生的影响所造成的。需要指出的是，式（5-33）虽然仅适用于各向同性的均匀电介质充满整个静电场的情形，但"减弱"的影响对于各种电介质却是普遍存在的。

为了简化公式，令

$$\varepsilon = \varepsilon_0 \varepsilon_r \qquad (5-34)$$

称为电介质的**电容率**（permittivity）或介电常数，它的单位与 ε_0 相同。引入它可使充有电介质的静电场公式得到简化。还应指出，式（5-33）与（5-34）所表达的关系是普遍成立的。

电介质的电容率除与电介质本身的性质有关外，还与温度有关。对于有极分子构成的电介质，由于其取向极化与分子热运动有关，所以这一类电介质的 ε_r 值随温度的升高而减小。而无极分子构成的电介质的 ε_r 值则几乎与温度无关。在均匀电介质中各处的 ε_r 值都相同。

第六节　静电场的能量

由于电荷间存在作用力，任何带电体系的建立过程都必然是外力克服电荷之间的相互作用力而做功的过程。根据能量守恒和转换定律，外力所做的功将转换为带电体系的能量。因此，任何带电体系都具有一定的能量。由于静电场力做功只与位置有关，所以这一能量具有势能的性质。研究证明，静电场的能量储存在有电场存在的空间里。下面以电容器为例，讨论带电系统的能量。

一、电容器及其电容

能储存电量，彼此绝缘而又靠近的导体系统称为**电容器**（capacitors）。电容器通常由两个彼此接近而又绝缘的导体构成，称为电容器的两个极板。

使电容器的两个极板分别带有等量异号电荷的过程称为电容器的充电。充电后，电容器两个极板之间形成电势差 U_{AB}，其大小与极板电量 Q 成正比，Q 与 U_{AB} 的比值定义为电容器的**电容**（capacitance），写作 C

$$C = \frac{Q}{U_{AB}} \tag{5-35}$$

上式各量均取正值。电容的单位是法拉（F）。当 $Q = 1\ \text{C}$，$U_{AB} = 1\ \text{V}$ 时，电容器的电容为 1 F。F 是比较大的单位，实际常用的单位是 μF 或 pF。

电容器是储存电量的装置，也是储存电能的装置，而电容 C 则是表征电容器储存电量或电能能力的物理量。

平行板电容器是最常见的电容器，它的两极板之间可以是真空，也可以是电介质。两极板之间的电场强度 $E = \frac{\sigma}{\varepsilon} = \frac{Q}{\varepsilon S}$，电势差 $U_{AB} = Ed = \frac{Qd}{\varepsilon S}$，将此式代入式（5-35）有

$$C = \frac{\varepsilon S}{d} \tag{5-36}$$

上式表明，平行板电容器的电容 C 与两极板彼此相对的面积 S 成正比，与两极板之间的距离 d 成反比。这正是设计可变电容器的原理。因此，电容器的电容值仅决定于电容器本身的结构与两极板之间的电介质。

一个电容器在其两极板间放入电介质之后的电容 C 和放入之前的电容 C_0 的比值可由式（5-36）算出

$$C / C_0 = \frac{\varepsilon S}{d} / \frac{\varepsilon_0 S}{d} = \varepsilon_r$$

这正是在实践中测量 ε_r 值所依据的原理，也是"相对电容率"一词的来源。

二、电容器中的电能

电容器储存的能量可以用电容器在整个放电过程中电场力所做的功来量度。当电容器放电时，在电场力作用下正电荷从高电势的正极板移到低电势的负极板，正负电荷中和。在此过程中电场力做正功，同时两极板间的电势差逐渐降低，电容器的能量逐渐释放。

当正负极板间电势差为 U_{AB}、电场力将正电荷 dq 由正极板移至负极板时，电场力所做功为

$$dA = U_{AB}dq = -dW$$

$-dW$ 表示电场力做正功导致电容器能量的减少。$U_{AB} = q/C$，代入上式有

$$dW = -\frac{q}{C}dq$$

那么，对于放电的全过程，电容器释放的总能量，即放电前所储存的能量应为

$$W = \int dW = -\frac{1}{C}\int_Q^0 q dq = \frac{1}{2}\frac{Q^2}{C} = \frac{1}{2}CU_{AB}^2 = \frac{1}{2}QU_{AB} \tag{5-37}$$

式中 Q 与 U_{AB} 分别为放电开始前任一极板所带的总电量与两极板间电势差。从式（5-37）还可看出，当电容器的两极板间电势差一定时，电容器储存的能量与其电容成正比，说明电容 C 是表征电容器储能本领的物理量。

三、静电场的能量与能量密度

电容器充电以后具有电能，那么这些能量是带电体所具有的，还是带电体形成的电场所具有的呢？是储存在作为场源的电容器极板上，还是储存在极板之间的电场中？

由于 $E = \dfrac{Q}{\varepsilon S}$，移项得 $Q = \varepsilon SE$，且 $U_{AB} = Ed$，代入式（5-37）得

$$W = \frac{1}{2}QU_{AB} = \frac{1}{2}\varepsilon E^2(Sd)$$

令 $Sd = V$，即电容器电场所占有的体积，将其代入上式得

$$W = \frac{1}{2}\varepsilon E^2 V \tag{5-38}$$

上式表明，电容器的能量与场强的平方及电场的体积成正比。这说明，电能 W 是电场所具有并储存在电场中的，而不是集中在极板上的场源电荷处。所谓带电体系的能量或电容器的能量，实质上是这一体系所建立的电场的能量，并储存于该电场之中。虽然式（5-38）只适用于匀强电场，但电场具有能量，对于任何电场都是普遍成立的。

单位体积电场的能量称为电场的**能量密度**（energy density），以 w_e 表示

$$w_e = \frac{W}{V} = \frac{1}{2}\varepsilon E^2 \tag{5-39}$$

上式虽然是从均匀电场导出的，但可以证明它是普遍适用的。它表明，电场的能量密度仅仅与电场中的场强及电介质有关。并且，电场是电能的携带者，哪里有电场，哪里就有电能。

在静电场中，电场是随着场源电荷的存在而存在的，认为能量是属于电荷还是属于电场似乎没有什么区别。在交变的电磁场中，由于电磁波是可以脱离场源电荷而存在的，即当场源电荷不存在时，电场还存在，能量也存在，因此，电场具有能量的观点是在电磁波被发现以后证明了电磁能量可以脱离场源而以波的形式传播时才得到最终确认的。

能量是物质的固有属性，电场能量的存在是电场物质性的重要证明。

对于非均匀电场，其能量密度是随空间各点而变化的。若计算某一区域中的电场能量，则需用积分的方法

$$W = \int_V w_e dV = \int_V \frac{1}{2}\varepsilon E^2 dV \tag{5-40}$$

[例5-3] 球形电容器两极板分别充电至 $\pm Q$，其内、外半径分别为 R_1、R_2，两极板间充满电容率为 ε 的电介质。试计算此球形电容器内电场所储存的能量（图5-25）。

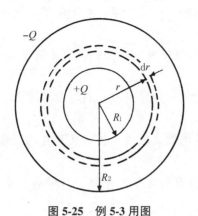

图5-25　例5-3用图

　知识拓展

电　泳

混悬于溶液中的样品带电微粒，在电场影响下，向着与其电性相反的电极移动，称为电泳（electrophoresis，EP）。对于溶液样品中的各种分子，因其带电性质以及分子本身大小、形状等性质的差异，带电分子产生不同的迁移速度，从而对样品进行分离、鉴定或提纯的技术称为电泳技术。1807年，由俄国莫斯科大学的斐迪南·弗雷德里克·罗伊斯（Ferdinand Frederic Reuss）最早发现。

电泳技术除了用于小分子物质的分离分析外，最主要用于蛋白质、核酸、酶，甚至病毒与细胞的研究。由于某些电泳法设备简单、操作方便，具有高分辨率及选择性特点，目前电泳技术已成为医学检验中常用的技术。

电泳技术是物理学基本原理在实践中应用的简单案例，但对分子生物学等许多领域的研究却起着极为重要的推动作用。因此，掌握物理学的基本原理并恰当地应用是技术进步的重要动力之一。

　临床应用

高压静电疗法的临床应用

高压静电疗法是利用高电压低电流的高压静电场调整人体器官组织功能，以达到治病和保健作用的一种方法。

机体在高压静电场中可产生静电感应及极化现象，所以人体中水分、电解质、胶体分散物质在各组织细胞间的活动无疑将会引起一系列物理、化学、生物的变化，从而提供在治疗时改善病理生理过程的可能性。

高压静电疗法对一些疾病有良好的治疗作用，可以调节大脑皮质、自主神经及内分泌系统的功能，消除过度疲劳，改善睡眠，减轻头痛，降低血压，使机体的反应能力趋于正常。随着人们对高压静电场对生物体作用机制的深入研究，高压静电疗法将会更好地应用于临床治疗，造福人类。

习题

5-1　场强为零的地方，电势也一定为零；电势为零的地方，场强也一定为零。此结论是否正确，请说明。

5-2　试求真空中无限长均匀带电直线外一点（距离直线 R 远）的场强。设线电荷密度（单位长度上的电量）为 λ。

5-3　真空中有一长为 L 的均匀带电直线，线电荷密度为 λ。求在直线延长线上与直线近端相距 R 处 P 点的场强。

5-4　试计算真空中均匀带电圆盘轴线上任一点 P 处的场强。设 P 点距盘心 O 为 x，圆盘半径为 R，面密度为 σ。

5-5　设真空中有一半径为 R 的均带电球体，所带的总电荷为 Q。求该球体空间的场强分布。

5-6　在均匀电场中做一半径为 R 的半球面，使半球面的轴与场强 E 的方向平行，试计算通过此半球面的电通量大小。

5-7　神经细胞膜内、外侧的液体都是导电的电解液，细胞膜本身是很好的绝缘体，相对介电常数约等于7。在静息状态下膜内、外侧各分布着一层负、正离子。今测得膜内、外两侧的电势差为 $-70\,\text{mV}$，膜的厚度为 $6\,\text{nm}$。求：（1）细胞膜中的场强；（2）膜两侧的电荷密度。

5-8　两个电容相同的平行板电容器串联后接入电动势为 ε 的电源，若不切断电源，在第二个电容器中充以相对电容率 $\varepsilon_r = 7$ 的电介质，那么第一个电容器两极板间的电势差将改变多少倍？

5-9　一空气平板电容器的极板面积为 S，间距为 d，用电源充电后两板上分别带电量 $+Q$ 与 $-Q$。断开电源后再将两极板的距离匀速地拉开到 $2d$。求：（1）外力克服两极板相互引力所做的功；（2）两极板间的相互吸引力。

（高　杨）

直 流 电

本章由电流密度的定义出发，导出欧姆定律的微分形式，指出只有稳定的电场才能形成稳定的电流。要维持稳定的电流则必须有电源来不断地提供能量。本章给出了电源的物理定义，以及描述电源物理性质的物理量——电源电动势。由电荷的守恒性及恒定电场与静电场的相似性得到处理复杂直流电路的方法——基尔霍夫定律，并利用该定律对电容器的充、放电过程进行了分析。

第六章数字资源

第一节　电流及欧姆定律

一、电流、电流密度

1．电流　可以自由移动的带电微观粒子称为**载流子**（carrier），导体中含有大量的载流子。例如金属中的自由电子，电解质溶液中的正离子和负离子都属于载流子。载流子在电场作用下的定向移动便形成**传导电流**（conduction current）简称**电流**。

电流产生必须具备两个条件：（1）导体内部有可以自由移动的载流子；（2）导体中必须存在电场，即导体两端要维持一定的电势差。

电流方向习惯上规定为正电荷在电场力作用下定向移动的方向，它不是矢量的方向。电流的大小用**电流强度**（current intensity）来描述，定义为单位时间通过导体某一截面的电量，用 I 表示。设在 Δt 时间内，通过导体某一截面的电量为 ΔQ，则通过该导体的电流强度为

$$I = \frac{\Delta Q}{\Delta t} \tag{6-1}$$

如果导体中电流的大小和方向都不随时间变化，这种电流称为**稳恒电流**（steady current）。若电流的大小随时间变化，则可用瞬时电流强度来表示

$$i = \lim_{\Delta t \to 0} \frac{\Delta Q}{\Delta t} = \frac{\mathrm{d}Q}{\mathrm{d}t} \tag{6-2}$$

电流强度的单位是安培（A），$1A = 1C \cdot s^{-1}$，常用的单位还有毫安（mA）和微安（μA）。电流强度是标量。

2．电流密度　电流强度是量度电流强弱的物理量，它仅能表示通过某一截面的电荷迁移量，不能反映导体中各处电流的分布情况。通常，我们只需知道通过导线横截面的总电流强度就可以，不必考虑电流在导线截面如何分布。但是，当电流通过形状不规则、导电性质不均匀的大块导体，如人体躯干、任意容器中的电解液等**容积导体**（volume conductor）时，导体

107

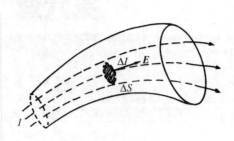

图 6-1　电流密度

中各处电流强度的大小和方向就不尽相同，电流作用效果也会不同。例如在给患者电疗时，电流在躯体中的分布一定要考虑。为此我们引入**电流密度**（electric current density）这一物理量，它可描述导体中各点电流分布的情况。

如图 6-1 所示，在通有电流的导体内某点处垂直于电流方向取一面元 ΔS，$\boldsymbol{n}_0$ 为 ΔS 法线方向的单位矢量，其正方向与所在处的电流方向相同。如果通过 ΔS 的电流强度为 ΔI，则电流密度 $\boldsymbol{j}$ 定义为通过垂直于电流方向的单位截面积的电流强度，其方向为该处电流的方向，即该处场强方向，电流密度的单位是安培·米 $^{-2}$（$\mathrm{A \cdot m^{-2}}$），即

$$\boldsymbol{j} = \lim_{\Delta S \to 0} \frac{\Delta I}{\Delta S} \boldsymbol{n}_0 = \frac{\mathrm{d}I}{\mathrm{d}S} \boldsymbol{n}_0 \tag{6-3}$$

3. 电流密度与载流子漂移速度间的关系　导体在无电场作用时，导体内的载流子总是不停地在做无规则的热运动，当有外电场作用时，导体内的载流子将受到电场力的作用，在原有热运动的基础上叠加一个与所受电场力方向一致的定向移动，形成电流。这个定向运动的平均速度 $\boldsymbol{u}$，称为载流子的**漂移速度**。显然，导体中电流是由载流子的漂移运动形成。

设每个载流子的电量为 q，单位体积内的载流子数（载流子数密度）为 n，在 Δt 时间内载流子定向移动的距离为 $\Delta l = u\Delta t$，在导体中取一面元 ΔS，其法线方向与该处的场强方向一致。在 Δt 时间内通过 ΔS 的电量为

$$\Delta Q = nq\Delta S \Delta l = nqu\Delta S \Delta t$$

则电流密度为

$$j = \frac{\Delta I}{\Delta S} = \frac{\Delta Q}{\Delta S \Delta t} = nqu \tag{6-4}$$

式（6-4）表明，导体中的电流密度不仅取决于载流子的密度，还取决于载流子的定向漂移速度以及载流子所带的电量。若导体中参与导电的载流子不止一种，这时，应把各种载流子形成的电流密度加起来，以求得总电流密度，在这种情况下，式（6-4）变为

$$j = \sum_i n_i q_i u_i \tag{6-5}$$

[**例 6-1**]　在横截面积为 2.4×10^{-6} $\mathrm{m^2}$ 的铜导线中，通有 4.5 A 的电流，设铜导线内电子数密度为 $n = 8.4 \times 10^{28}$ $\mathrm{m^{-3}}$，求电子的漂移速度。

二、欧姆定律的微分形式

已知欧姆定律的一般形式

$$I = \frac{U_1 - U_2}{R}$$

该式给出导体中的电流与导体两端电势差的关系。式中 R 为导体的电阻，单位为欧姆（Ω）。对于粗细均匀的导体，电阻 R 与它的长度 l 成正比，与它的横截面积 S 成反比，即

$$R = \rho \frac{l}{S}$$

式中比例系数 ρ 称为**电阻率**（resistivity），它与导体材料的性质有关，单位是欧姆·米（$\Omega \cdot m$）。

为了研究导体内各点的导电情况，在图 6-2 所示的导体内取一小圆柱体元，长度为 dl，底面积为 dS，且小圆柱体的轴线沿着该处电流密度 $\boldsymbol{j}$ 的方向，圆柱体元两端的电势分别为 U 和 $U + dU$，其电阻为 $R = \rho \dfrac{dl}{dS}$。由欧姆定律可知，通过圆柱体元的电流强度为

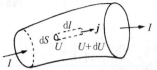

图 6-2　欧姆定律微分形式

$$dI = \frac{U - (U + dU)}{R} = -\frac{dU}{R} = -\frac{dU}{\rho dl / dS} = -\frac{1}{\rho}\frac{dU}{dl}dS$$

或

$$\frac{dI}{dS} = -\frac{1}{\rho}\frac{dU}{dl}$$

因为 $\dfrac{dI}{dS} = j$，$E = -\dfrac{dU}{dl}$，并令 $\sigma = \dfrac{1}{\rho}$，代入上式整理得

$$j = \sigma E$$

由于电流密度 $\boldsymbol{j}$ 和场强 $\boldsymbol{E}$ 都是矢量，且方向相同，因此上式可写成矢量式

$$\boldsymbol{j} = \sigma \boldsymbol{E} \tag{6-6}$$

式中 σ 称为导体的**电导率**（conductivity），是表征导体导电能力的物理量，单位为西门子·米$^{-1}$（$S \cdot m^{-1}$）。

式（6-6）称为**欧姆定律的微分形式**（**differential form of Ohm law**），其物理意义是：在导体内任意一点的电流密度和该处的电场强度成正比。这一关系式表明导体中电流分布（$\boldsymbol{j}$）与导体性质及导体中电场（$\boldsymbol{E}$）的分布一一对应，而与导体的形状、大小无关，这为研究不规则形状导体的导电提供了方便。欧姆定律的微分形式比欧姆定律的一般形式具有更普遍、更深刻的意义，对非均匀导体或非稳恒情况都是适用的。

> ### 临床应用
>
> #### 直流电对生物体的电极化作用
>
> 生物体内细胞对正、负离子迁移运动的阻碍比组织液大得多，在直流电作用下，细胞两端会产生正、负离子的堆积现象，一端堆积正离子，另一端堆积负离子，这种现象称为电极化。当直流电作用于人体时，皮肤细胞和末梢神经最易发生电极化。电极化产生了与外加直流电压相反的电势差，使通过人体的电流减小。故用直流电进行电疗时，在通电后的极短时间内，电流强度急剧下降到最初的十分之一到百分之一。

第二节　电源及电源电动势

案例 6-1

　　氨基酸、蛋白质等生物大分子以及细胞等都带有不同数量和极性的电荷，在临床检验和基础研究中，常利用电泳技术来分析、鉴别、分离这些生物样品，为诊疗和科研提供数据。

　　问题：

　　1. 何为电泳？

　　2. 电泳技术如何实现对临床疾病的诊断？

一、电源

　　导体中要产生稳恒电流，必须在导体两端维持恒定的电势差，仅依靠静电力的作用是做不到这点的。例如一个已充好电的电容器，两极板分别带有等量的正、负电荷，两极板间存在一定的电势差，当用导线把正、负极板连接以后，正电荷在静电力的作用下从正极板通过导线流向负极板而形成电流。可是这电流是短暂的，因为两极板上的正负电荷逐渐中和而减少，这种随时间减少的电荷分布不能产生恒定电场，也就不能形成稳恒电流。

　　要维持导体中的稳恒电流，必须有一种其他类型的力，使达到负极板的正电荷在这个力的作用下反抗电场力做功而回到正极板，使两极板间保持恒定的电势差，从而在导体中维持稳恒电流。这种能够把正电荷从低电势移到高电势并使两极板间维持一定电势差的作用力称为**非静电力**（nonelectrostatic force）。它与静电力有本质区别，非静电力可通过光作用、机械作用、化学作用等实现。能够提供非静电力做功的装置称为**电源**（power source）。事实上，电源是一种能够不断把其他形式的能量转化为电能的装置。

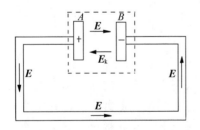

图 6-3　电源的作用

　　图 6-3 为电源的示意图。每个电源都有一个电势高的正极和一个电势低的负极，用导体把正负极接通，即组成所谓外电路，电源内部的电路称为内电路，内外电路组成闭合电路。在电源的作用下，电荷在闭合电路中不断流动，形成稳恒电流。因此，外电路是电场力做功把正电荷从正极移到负极，内电路是非静电力反抗电场力做功把正电荷从负极移到正极。

二、电源电动势

　　电源内非静电力 F_k 对电荷 q 的作用，可认为等效于一个非静电性场强 E_k 的作用。仿照静电场，把作用在单位正电荷上非静电力的大小和方向定义为非静电场强的数值和方向，则

$$E_k = F_k / q$$

单位正电荷绕闭合回路一周时，电源中非静电力所做的功定义为电源的**电动势**（electromotive force），用 $\mathscr{E}$ 表示，即

$$\mathscr{E} = \frac{A}{q} = \oint E_k \cdot dl \qquad (6\text{-}7)$$

考虑到在图 6-3 的闭合回路中，外电路中只存在静电场而没有非静电场，非静电场强只存在于电源内部，式（6-7）可改写为

$$\mathscr{E} = \oint E_k \cdot dl = \int_-^+ E_k \cdot dl \qquad (6\text{-}8)$$

式（6-8）表示电源电动势的大小等于把单位正电荷从负极经电源内部移至正极时非静电力所做的功。

电动势是标量，其单位和电势相同，也是伏特（V）。应当特别注意，电动势和电势虽然单位相同，但它们是两个完全不同的物理量，电动势总是和非静电力的功联系在一起，而电势是和静电力的功联系在一起。电动势完全取决于电源本身的性质而与外电路无关。

通常把电源内从负极到正极的方向，也就是电势升高的方向，规定为电动势的"方向"，虽然电动势并不是矢量。

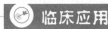临床应用

经颅直流电刺激

经颅直流电刺激（transcranial direct current stimulation，tDCS）是一种新型无创脑刺激技术，通过微弱电流作用于大脑皮质，通过调节大脑皮质神经元兴奋性、增强神经可塑性，改善神经系统功能。近年来，tDCS 以其安全、高效、便携等优点，在神经精神疾病等脑功能调控领域广泛应用。

实验证明：当电极的正极或阳极靠近神经元胞体或树突时，神经元放电增加；反之则减少。使用恰当的电极位置，tDCS 可以改变视觉、躯体感觉以及前额叶皮质神经元的兴奋性和功能特性；刺激外侧裂周区后部可以增强语言处理能力；因此，tDCS 是一项能够诱导皮质功能可塑性改变的技术。

tDCS 在脑损伤临床中的应用包括治疗运动障碍、痉挛、失语症和认知障碍等。

第三节　基尔霍夫定律及其应用

在电子学及医用仪器设备中，经常需要计算一些比较复杂的电路，这些电路是不能用串联、并联方法最终简化成一个单回路来处理的，如图 6-4 所示的惠斯登电桥就是一个复杂电路的例子。此时，需用**基尔霍夫定律**（Kirchhoff law）来处理。

一、基尔霍夫定律

1. 电路基本概念

（1）支路（branch）：电路中由一个或几个元件串联而构成的无分支电路。

（2）节点（node）：电路中三条或三条以上支路的连接点。

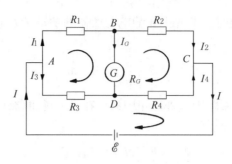

图 6-4　惠斯登电桥

（3）回路（loop）：电路中由几条支路构成一个闭合通路。

（4）独立回路（independent loop）：至少含有一条新支路的回路。

2. 基尔霍夫第一定律　如图 6-4 所示电路有四个节点 A、B、C、D，六条支路和七个回路。根据稳恒电流的连续性，可得基尔霍夫第一定律（也称为节点电流定律）：**对于电路的任一节点来说，任何时刻流入该节点的电流之和等于流出该节点的电流之和。** 例如对于图 6-4 中的节点 A，就可得出 $I = I_1 + I_3$。

基尔霍夫第一定律实际上是电流连续性的数学表达式，这是因为在稳恒电流的前提下，电路中的任何一点都不应有电荷的积累，对于节点当然也不例外，通常把基尔霍夫第一定律表述为

$$\sum_i I_i = 0 \tag{6-9}$$

也就是说，汇合于任一节点处的电流代数和等于零，通常规定流入节点的电流为正，流出节点的电流为负。以 A 点为例，则 $I - I_1 - I_3 = 0$。

根据基尔霍夫第一定律，对于每一个节点都可以列出一个方程，可是，并不是所有的方程都是独立的。可以证明，对于共有 n 个节点的复杂电路，只有（$n-1$）个独立方程。

列节点方程时，如果电路中的电流方向不能预先确定，可以任意假定一个电流方向，最后根据计算结果确定实际电流方向。若 $I > 0$，表示该电流方向和假定的方向一致；反之，若 $I < 0$，表示实际的电流方向与假定方向相反。

3. 基尔霍夫第二定律　基尔霍夫第二定律也称回路电势定律，其内容是：**对于任一闭合回路沿规定的绕行方向，回路中各元件上的电势降落的代数和恒等于零。** 即

$$\sum_i \mathscr{E}_i + \sum_i I_i R_i = 0 \tag{6-10}$$

在列回路方程时，要先选定绕行方向，顺时针方向或逆时针方向均可，回路中电阻上电流方向与绕行方向一致时，电势降落取正值（$+IR$），电阻上电流方向与绕行方向相反则电势降落取负值（$-IR$）；对于电源，若沿绕行方向电势是降低的（由电源正极经电源到负极），则其电动势取正值（$+\mathscr{E}$），否则取负值。

对于含有 m 个支路的复杂电路，根据基尔霍夫第二定律，对每一个闭合回路都可以列出一个回路方程，然而并非所有方程都是独立的，只有其中至少有一个支路在其他回路方程中还没有出现过的方程才是独立的。可以证明，对于 m 个支路具有 n 个节点的复杂电路，除（$n-1$）个由节点建立的独立电流方程外，只可列出 $m-(n-1)$ 个独立的回路电压方程。

二、基尔霍夫定律的应用

对于复杂电路，应用基尔霍夫定律来处理是比较方便的，可按下面的步骤进行：

1．任意假设各支路的电流方向。

2．列出节点电流方程，若有 n 个节点，根据基尔霍夫第一定律只可列出（$n-1$）个独立的节点电流方程。

3．对选定的闭合回路设定一个绕行方向。

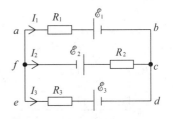

4．列出回路电势方程，若有 n 个节点和 m 条支路，可列出独立的回路电势方程数为 $m-(n-1)$ 个。

5．对这些方程联合求解。根据所得结果，若电流为正，则说明所选定的方向与真实的方向相同，否则相反。

图 6-5　例 6-2 图

[**例 6-2**] 如图 6-5 所示的电路，已知 $\mathscr{E}_1 = 4.0$ V，$\mathscr{E}_2 = 2.0$ V，$\mathscr{E}_3 = 3.0$ V，$R_1 = 2.0$ Ω，$R_2 = 3.0$ Ω，$R_3 = 0.8$ Ω。电源内阻忽略不计，求（1）流过图中 3 个电阻的电流 I_1、I_2、I_3；（2）ab 间的电势差 U_{ab}。

临床应用

倒睫电解术

眼睑倒睫是指睫毛向后方生长而不向外下或外上生长，摩擦角膜上皮造成眼球损伤，摩擦结膜和角膜，引起异物感、羞明、眼睑痉挛甚至角膜混浊、溃疡，是常见于儿童、青少年及老年人的外眼病。倒睫电解术通过电极插入毛囊里面把毛囊破坏掉，之后倒睫就会消失，治疗时具有创伤小、治愈率高、疗效显著的特点。

第四节　电容器的充电和放电

案例 6-2

当患者发生严重快速心律失常时，如心房扑动、心房纤颤、室上性或室性心动过速等，往往造成不同程度的血液动力障碍。尤其当患者出现心室颤动时，由于心室无整体收缩能力，心脏射血和血液循环终止如不及时抢救，常造成患者因脑部缺氧时间过长而死亡。临床上通常采用除颤器对上述心脏疾病患者进行抢救和治疗。

问题：

1．心脏除颤器的工作原理是什么？

2．目前心脏除颤器的新进展有哪些？

电容器的充电，就是电容器两极板积累电荷，产生并增大电势差的过程，放电就是两极板释放电荷，减小电势差的过程。电容器的充电和放电过程，是电路从一种稳定状态（充电和放电开始前）到另一种稳定状态（充电和放电结束）的过渡过程，称为**暂态过程**（transient state process）。在暂态过程中，电容器极板上的电量、两极板间的电势差、回路中的电流均随时间发生变化。

一、RC 电路的充电过程

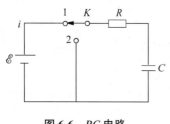

图 6-6　RC 电路

电容为 C 的电容器与电阻为 R 的电阻串联构成一个 RC 电路，如图 6-6 所示。将电键 K 接 1，电容器 C 通过电阻 R 充电，电路中出现充电电流。随着两个极板的电荷增多，两极板间的电势差也不断增大，充电电流将逐渐减小。当电容器两极板间的电势差增大到与电源电动势相等时，电路中的充电电流趋于零，充电过程结束。可见，电容器的充电过程中，充电电流 i、极板上的电量 q 和电容器两极板间的电压 u_c 都是随时间变化的。

对充电回路应用基尔霍夫第二定律，回路绕行方向为顺时针方向，在充电电路中的任何时刻，有如下关系式：

$$-\mathcal{E} + iR + u_c = 0 \quad \text{或} \quad \mathcal{E} = iR + u_c$$

式中 $u_c = q/C$，由于单位时间内通过电路任一截面的电量等于充到电容器极板上的电量，所以 $i = \mathrm{d}q/\mathrm{d}t$，代入上式，得

$$\mathcal{E} = R\frac{\mathrm{d}q}{\mathrm{d}t} + \frac{q}{C}$$

经整理，得

$$\frac{\mathrm{d}q}{q - C\mathcal{E}} = -\frac{1}{RC}\mathrm{d}t$$

两边积分，并将初始条件 $t = 0$ 时，$q = 0$ 代入，对于充电过程有

$$\int_0^q \frac{\mathrm{d}q}{q - C\mathcal{E}} = -\frac{1}{RC}\int_0^t \mathrm{d}t$$

所以

$$\ln\frac{q - C\mathcal{E}}{-C\mathcal{E}} = -\frac{t}{RC}, \quad q - C\mathcal{E} = -C\mathcal{E}\,\mathrm{e}^{-\frac{t}{RC}}$$

于是有

$$q = C\mathcal{E}(1 - \mathrm{e}^{-\frac{t}{RC}}) = Q(1 - \mathrm{e}^{-\frac{t}{RC}}) \tag{6-11}$$

$$u_c = \frac{q}{C} = \mathcal{E}(1 - \mathrm{e}^{-\frac{t}{RC}}) \tag{6-12}$$

$$i = \frac{\mathrm{d}q}{\mathrm{d}t} = \frac{\mathcal{E}}{R}\mathrm{e}^{-\frac{t}{RC}} \tag{6-13}$$

由这三式可见，当 $t = 0$ 时，$q = 0$，$u_c = 0$，$i = I_0 = \mathcal{E}/R$，说明充电开始时电容器两极板所带的电量为零，电容器两极板间没有电势差，电源电动势全部加在电阻上，电路中电流强度最大。

当 $t \to \infty$ 时，$q = Q$，$u_c = \mathcal{E}$，$i = 0$，说明充电时间足够长时，电容器两极板所带的电量为最大值 $Q = C\mathcal{E}$，电容器两端电压达到最大值，等于电源的电动势，此时，充电电流等于零。

这三式分别反映了 RC 电路充电过程中电容器的电量、电压及电路中电流随时间变化的规律。电量和电压随时间 t 按指数规律增长，而不能发生突变，如图 6-7 曲线所示。电流随时间按指数规律衰减，如图 6-8 曲线所示。

充电过程的快慢由乘积 $\tau = RC$ 决定，τ 称为 RC 电路的**时间常数**（time constant），单位为秒（s）。当 $t = \tau$ 时，$q = Q(1 - e^{-1}) = 0.63Q$，$u_c = \mathcal{E}(1 - e^{-1}) = 0.63\mathcal{E}$，即达到最大值的 63%，而此时 $i = 0.37I_0$，即降为最大值的 37%。τ 值越大，电压和电流变化越缓慢，暂态过程越长。理论上只有当 $t \to \infty$ 时才能达到稳定状态。实际上，当经过 $3 \sim 5\tau$ 时间后，电压和电流都已基

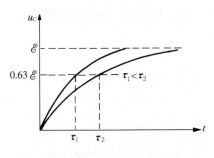

图 6-7　电容器充电时电压变化曲线

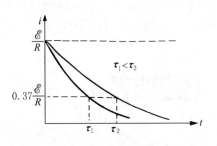

图 6-8　电容器充电时电流变化曲线

本达到稳定值了，通常充电过程就可认为结束。

二、RC 电路的放电过程

在图 6-6 中，电容器充电后再将电键 K 接 2，电容器 C 通过电阻 R 放电，电路中出现放电电流，随着电容器两极板电荷的不断减少，电势差也不断减小，放电电流也不断减小以至趋于零。由基尔霍夫第二定律，选顺时针方向为回路方向，有

$$u_c - iR = 0$$

因电容器的电量在减少，故 $i = -\dfrac{\mathrm{d}q}{\mathrm{d}t}$，于是有

$$\frac{\mathrm{d}q}{q} = -\frac{1}{RC}\mathrm{d}t$$

两边取积分，将 $t = 0$ 时，$q = C\mathscr{E}$ 的初始条件代入，对于放电过程有

$$\ln\frac{q}{C\mathscr{E}} = -\frac{t}{RC}$$

因此有

$$q = C\mathscr{E}\,\mathrm{e}^{-\frac{t}{RC}} \tag{6-14}$$

$$u_c = \frac{q}{C} = \mathscr{E}\,\mathrm{e}^{-\frac{t}{RC}} \tag{6-15}$$

$$i = -\frac{\mathrm{d}q}{\mathrm{d}t} = \frac{\mathscr{E}}{R}\,\mathrm{e}^{-\frac{t}{RC}} \tag{6-16}$$

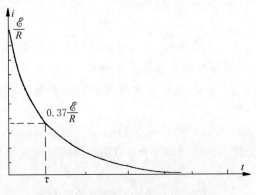

图 6-9　电容器放电时电压变化曲线

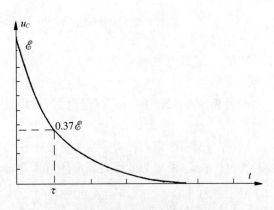

图 6-10　电容器放电时电流变化曲线

由上面三式可知，在 RC 电路放电过程中，q、u_c、i 都从它们各自的最大值随时间按指数规律衰减到零。衰减的快慢也决定于时间常数 τ。

 知识拓展

细胞的电特性及应用

细胞内外液都是导电性能较好的电解液，细胞膜是几乎完全绝缘的电介质。细胞膜是细胞内液和细胞间液之间的厚度约为 10^{-8} m 的无水层。按电学性质来看，把不导电的细胞膜与其周围间液视为一电容的模型。不导电的细胞膜相当于电容器的介质，附着于细胞膜的细胞内外液分别相当于电容器的两个极板。例如对于膜的电容值为 $C = 1.3$ pF $= 1.3 \times 10^{-12}$ F（法拉），膜电位为 $u = -85$ mV，可求得细胞所带的电量为 $Q = Cu = 1.3 \times 10^{-12} \times 0.085 = 1.1 \times 10^{-13}$（库仑）。

微整合

临床应用

直流电疗法

用直流电治疗人体疾病的方法，叫直流电疗法。其作用机制是在直流电作用下，感觉神经末稍和血管壁上的感受器受刺激，使末稍血管舒张，促进血液循环，加速代谢产物的排除，利于慢性炎症吸收，疼痛减轻。直流电还可通过节段反射，使相应节段深部脏器的血液循环加强，从而达到治疗目的。

直流电作用于人体后，体内的离子、胶体质点和水分朝一定的方向移动，产生电解、电泳和电渗现象，影响组织内部的 pH 以及 K^+、Na^+、Ca^{2+}、Mg^{2+} 等离子浓度，从而影响细胞膜的通透性。在电解和电渗作用下，阴极端蛋白质易于分解，水分增加，细胞膜变疏松，通透性增加，使物质经膜的交换增快，代谢加强。它有利于改善局部营养，加速病理产物的排除。因此，可治疗营养不良性溃疡，促进神经再生、骨折愈合等。

习 题

6-1 灵敏电流计能测出的最小电流约为 10^{-10} A。问：（1）10^{-10} A 的电流通过灵敏电流计时，每秒内流过导线截面的自由电子数是多少？（2）如果导线的截面积是 1 mm²。导线中自由电子的密度为 8.5×10^{28} m^{-3}，这时电子的漂移速度是多少？（3）电子沿导线漂移 1 cm 所需时间为多少？

6-2 有一个同轴空心圆柱导体，长度为 20 m，内圆柱面的半径为 3.0 mm，外圆柱面的半径为 9.0 mm。若两圆柱面之间有 10 μA 电流沿径向流过，求通过半径为 6.0 mm 的圆柱面上的电流密度。

6-3 两根粗细不同的铜棒串联在一起，在两端加上一定电压。设两铜棒的长度相同，那么：（1）通过两棒的电流强度是否相同？（2）如果略去分界面处的边缘效应，通过两棒的电流密度是否相同？

6-4　每立方米有 5×10^{16} 个正离子都以 $10^5 \, \mathrm{m \cdot s^{-1}}$ 的速度向西运动，同一区域内每立方有 10^{17} 个电子以 $10^6 \, \mathrm{m \cdot s^{-1}}$ 的速度向东北运动，求该区域的电流密度。

6-5　在如图 6-11 所示的电路中，两电源的电动势分别为 $\mathscr{E}_1 = 9 \, \mathrm{V}$ 和 $\mathscr{E}_2 = 7 \, \mathrm{V}$，内阻分别为 $r_1 = 3 \, \Omega$ 和 $r_2 = 1 \, \Omega$，电阻 $R = 8 \, \Omega$，求电阻 R 两端的电位差。

6-6　如图 6-12 所示，$\mathscr{E}_1 = 10 \, \mathrm{V}$，$\mathscr{E}_2 = 6 \, \mathrm{V}$，$\mathscr{E}_3 = 20 \, \mathrm{V}$，$R_1 = 20 \, \mathrm{k\Omega}$，$R_2 = 60 \, \mathrm{k\Omega}$，$R_3 = 40 \, \mathrm{k\Omega}$，求各支路中的电流。

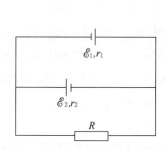

图 6-11　习题 6-5 图

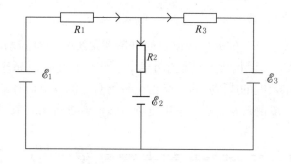

图 6-12　习题 6-6 图

6-7　将 $R = 3.0 \times 10^6 \, \Omega$ 的电阻，$C = 1.0 \, \mu\mathrm{F}$ 的电容器，与 $\mathscr{E} = 4.0 \, \mathrm{V}$ 的电源串联成 RC 电路。当接通电路 $1.0 \, \mathrm{s}$ 时，求：（1）电容器上电荷增加的速率；（2）R 上的电压。

6-8　某闪光灯上电容器为 $100 \, \mu\mathrm{F}$，充电到 $1000 \, \mathrm{V}$。（1）求电容器极板上的电荷；（2）当电容器放电时，经 $10^{-3} \, \mathrm{s}$ 后，极板上的电荷是放电前的 37%，求放电电阻；（3）放电 $10^{-3} \, \mathrm{s}$ 时，电路中的电流为多大？

（黄世祥）

第七章

电磁现象

第七章数字资源

单独的磁场或单独的电场都是统一的电磁场的特例。本章将讨论电流形成磁场的物理规律，运用毕奥 - 萨伐尔定律计算电流产生的磁感应强度；讨论磁场对运动电荷的作用，分析霍尔效应的成因；进一步讨论磁场对电流及电流环的作用；介绍磁介质及其磁化；讨论电磁感应现象的规律，引入感生电场概念，通过自感现象研究磁场的能量。

第一节　磁　场

案例 7-1

电流可以产生磁效应，运动的电荷也会产生磁效应。那么，如果观察者追随一个运动的电荷，并与之相对静止，他还会观察到磁效应吗？爱因斯坦曾说过："磁力不过是电场的一种作用。"

问题：
磁现象的本质是什么？

一、磁场与磁感应强度

大量实验表明，电流与磁铁之间、电流与电流之间（包括运动电荷之间以及运动电荷与磁铁之间）都存在磁的相互作用。按照近距作用观点，磁的相互作用表明在电流、磁铁周围存在有**磁场**（magnetic field）。当稳恒电流通过导线时将在周围空间形成稳恒的磁场。磁相互作用就是通过磁场这一特殊物质传递的。磁场会给运动电荷、载流导体以及永久磁体的磁极以作用力，那么，从原则上讲，可用上述三者中的任何一种作为探测元件，检验空间某一点磁场的性质。这里，选用运动电荷检验空间任意一点的磁场性质。磁场的性质用**磁感应强度**（magnetic induction）$\boldsymbol{B}$ 表示。

观测运动的正电荷通过磁场中任一点 P 点时所受力的规律发现：当运动电荷在磁场中沿某一特定方向或逆此方向通过 P 点时，不受力的作用。这一特定方向可称为零力线方向。除此方向外，运动电荷均受磁场力 $\boldsymbol{F}$ 的作用，其大小不仅与所带电量 q、电荷运动速度 v 成正比，还与电荷运动速度 v 的方向与零力线方向之间夹角 θ 的正弦（$\sin\theta$）成正比，即 $F \propto qv\sin\theta$。当 v 垂直于零力线时，运动电荷受力最大，以 $F_{\max}$ 表示。$F_{\max}$ 与乘积 qv 的比值是一个

118

只与磁场有关的确定数值。于是，定义磁感应强度 B 的大小为

$$B = \frac{F_{\max}}{qv} \tag{7-1}$$

它表示 P 点磁场的强弱。

再进一步讨论磁感应强度 B 的方向。实验发现，无论运动电荷以什么方向通过 P 点，它所受力 F 的方向总是垂直于 v 和零力线所构成的平面。所以规定零力线方向为磁感应强度方向。也就是说，F 既垂直于 v，又垂直于 B，令矢量积 $v \times B$ 所决定的方向与 F 的方向一致。因为 v 是给定的，F 由实验测得，于是磁场中 P 点处 B 的方向就唯一地确定了。这样规定 B 的方向与历史上曾沿用的以小磁针在磁场中处于平衡位置时 N 极的指向作为磁场方向是一致的。由图 7-1 可知，矢量 v、B、F 三者的关系由右手螺旋定则确定。

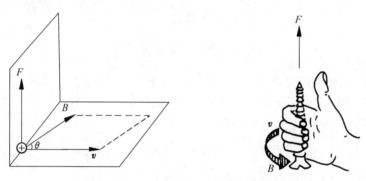

图 7-1　运动电荷在磁场中所受的力

上面讨论的是运动正电荷的受力情形，对于以同样方式运动的负电荷而言，其受力方向与正电荷受力方向相反，即矢量积 $v \times B$ 的方向与负电荷受力的反方向一致。磁感应强度 B 是一个只决定于磁场性质的物理量，与检验磁场的运动电荷无关。

在国际单位制中，磁感应强度的单位为特斯拉（T）。$1\ \mathrm{T} = 1\ \mathrm{N \cdot A^{-1} \cdot m^{-1}}$。在实际工作中还常用另一单位——高斯（Gs），它与特斯拉的换算关系是 $1\ \mathrm{T} = 10^4\ \mathrm{Gs}$。

与用电场线形象地描述电场的方法类似，磁场的分布也可用**磁感应线**（magnetic induction line）来描述。磁感应线上任一点切线的方向都与该处的磁感应强度 B 的方向一致。但应注意，静电场中电场线是始于正电荷而终于负电荷的，而磁感应线则是环绕产生磁场的电流的闭合曲线。因此，磁场是**有旋场**，如图 7-2 所示。磁场的强弱也可用磁感应线密度来定量地表示，为此规定，穿过与磁感应线垂直的单位面积的磁感应线数等于 B 的数值。因此，磁场较强的地方，磁感应线较密集，磁场较弱的地方磁感应线较稀疏。

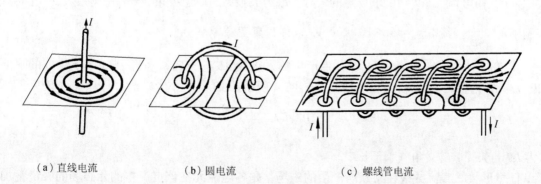

（a）直线电流　　　　　　（b）圆电流　　　　　　（c）螺线管电流

图 7-2　磁感应线

二、磁通量

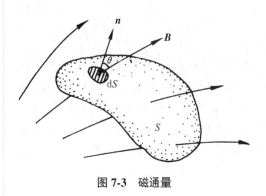

图 7-3　磁通量

通过一给定曲面的磁感应线的总数称为通过该曲面的磁通量（magnetic flux）用 Φ_m 表示。在任一曲面 S 上取面积元 dS，如图 7-3 所示，其法线与该处 $\boldsymbol{B}$ 矢量方向之间夹角为 θ，则通过面积元 dS 的磁通量为

$$d\Phi_m = B\cos\theta\, dS$$

或

$$d\Phi_m = \boldsymbol{B} \cdot d\boldsymbol{S} \tag{7-2}$$

对于通过有限曲面 S 的磁通量 Φ_m，可对上式积分得到

$$\Phi_m = \int_S d\Phi_m = \iint_S B\cos\theta\, dS \tag{7-3}$$

对于闭合曲面，规定指向闭合曲面外的法线为正。这样，从闭合曲面穿出的磁通量为正，穿入的为负。由于磁感应线是闭合线，穿入闭合曲面的磁感应线数必然等于穿出的线数，故通过任一闭合曲面的总磁通量必为零。即

$$\oiint_S \boldsymbol{B} \cdot d\boldsymbol{S} = 0 \tag{7-4}$$

这是**磁学中的高斯定理**，说明磁场是无源场。

磁通量的单位为韦伯（Wb），1 Wb = 1 T · m²。显然，磁感应强度 $\boldsymbol{B}$ 的大小等于穿过与磁感应线垂直的单位面积的磁通量，故磁感应强度的大小也称磁通量密度。

三、电流元的磁场与毕奥－萨伐尔定律

把载流导线分成无数微小导线元 d$\boldsymbol{l}$，将导线电流 I 与导线元 d$\boldsymbol{l}$ 的乘积 Id$\boldsymbol{l}$ 称为电流元。电流元是矢量，其方向由流经其内的电流方向给定。通过对载流导线产生的磁场进行实验研究可以得到，磁场中任一点的磁感应强度是载流导线的所有电流元共同形成的，即构成载流导线的每一个电流元 Id$\boldsymbol{l}$ 在该处所产生的磁感应强度 d$\boldsymbol{B}$ 的矢量和。毕奥和萨伐尔通过实验得到了距电流元为 r 远处该电流元产生的磁感应强度的表达式

$$d\boldsymbol{B} = k\frac{I d\boldsymbol{l} \times \boldsymbol{r}}{r^3} \quad \text{或} \quad d\boldsymbol{B} = k\frac{I d\boldsymbol{l} \times \boldsymbol{r}_0}{r^2} \tag{7-5}$$

式中，$\boldsymbol{r}$ 是由电流元 Id$\boldsymbol{l}$ 到所求场点的矢径，$\boldsymbol{r}_0$ 为矢径 $\boldsymbol{r}$ 的单位矢量，k 为比例系数，在国际单位制中 $k = \dfrac{\mu_0}{4\pi}$，其中 $\mu_0 = 4\pi\times10^{-7}\,\text{N} \cdot \text{A}^{-2}$，称为**真空磁导率**。

式（7-5）表明，电流元 Id$\boldsymbol{l}$ 在某点产生的元磁场 d$\boldsymbol{B}$ 的方向，垂直于 Id$\boldsymbol{l}$ 和 $\boldsymbol{r}$ 构成的平面。Id$\boldsymbol{l}$、$\boldsymbol{r}$、d$\boldsymbol{B}$ 三者的方向遵循右手定则，如图 7-4 所示。d$\boldsymbol{B}$ 的大小为

$$dB = \frac{\mu_0}{4\pi}\frac{I dl\sin\theta}{r^2} \tag{7-6}$$

θ 为 Id$\boldsymbol{l}$ 与矢径 $\boldsymbol{r}$ 的夹角（小于 π）。

任意形状的载流导线在某点所产生的磁场，是各电流元在该点产生的元磁场的矢量叠加。依据毕奥－萨伐尔定律和叠加原理，原则上可求得任意形状载流导线所产生的磁感应强度

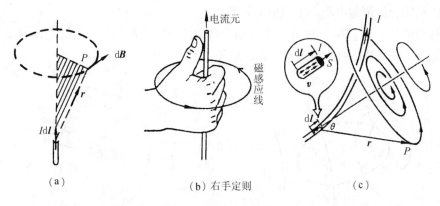

(a)   (b) 右手定则   (c)

图 7-4   电流元的磁场

$$B = \int dB = \frac{\mu_0}{4\pi} \int \frac{I dl \times r_0}{r^2} \tag{7-7}$$

式中，积分是沿载流导线进行的。下面通过两个常见的例子来说明这个定律的应用。

[例 7-1]　长直载流导线的磁场　在图 7-5 中，电流 I 沿长直导线由下向上流动，试求与导线垂直距离为 r_0 的 P 点的磁感应强度。

[例 7-2]　圆线圈电流轴线上的磁场　在图 7-6 中，通以电流 I 的圆线圈，半径为 R，求在轴线上离圆心为 r_0 处 P 点的磁感应强度。

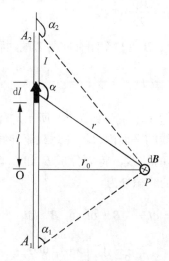

图 7-5   长直载流导线的磁场

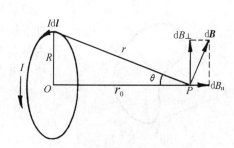

图 7-6   圆线圈电流轴线上的磁场

▎四、安培环路定理

安培环路定理是恒定电流磁场的一条基本规律，它表述为：磁感应强度 B 沿任意闭合环路 L 的线积分，等于穿过该环路所包围的所有电流代数和的 μ_0 倍。其数学形式为

$$\oint_L \boldsymbol{B} \cdot d\boldsymbol{l} = \mu_0 \sum_{L内} I \tag{7-8}$$

式中，电流 I 的正负规定为：当穿过环路 L 的电流流向与环路 L 的环绕方向服从右手定则时，$I > 0$，取正；反之，$I < 0$，取负。以图 7-7 的情形为例，$\sum\limits_{L内} I = I_1 - 2I_2$。安培环路定理

成立的条件是闭合的恒定电流产生的恒定磁场。

应该强调的是，式（7-8）中 B 是由空间全部的闭合电流产生的，无论是否被环路所包围。而等式右侧的 I 则是被环路所包围的电流代数和。

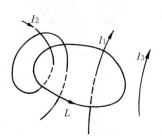

图 7-7　穿过安培环路的电流

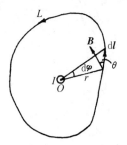

图 7-8　安培环路定理的证明

安培环路定理可由毕奥 - 萨伐尔定律导出。考虑一种简单情形，在垂直于长直载流导线的平面内，环绕导线做任意形状的闭合回路 L，且选环绕方向与电流成右手关系，如图 7-8 所示，计算 B 沿 L 的线积分。为此在回路 L 上任取一线元 $\mathrm{d}l$，$\mathrm{d}l$ 至导线的距离为 r，线元所在处的磁感应强度 B 与 $\mathrm{d}l$ 之间的夹角为 θ。根据毕奥 - 萨伐尔定律，长直载流导线产生的磁感应强度为 $B = \dfrac{\mu_0 I}{2\pi r}$，可得

$$\boldsymbol{B} \cdot \mathrm{d}\boldsymbol{l} = B\mathrm{d}l\cos\theta = \frac{\mu_0 I}{2\pi r}r\mathrm{d}\varphi = \frac{\mu_0 I}{2\pi}\mathrm{d}\varphi$$

式中 $\mathrm{d}\varphi$ 为线元 $\mathrm{d}l$ 对 O 点所张角度，$\mathrm{d}l\cos\theta = r\mathrm{d}\varphi$，因此，$B$ 沿整个闭合回路 L 的线积分为

$$\oint_L \boldsymbol{B} \cdot \mathrm{d}\boldsymbol{l} = \frac{\mu_0 I}{2\pi}\int_0^{2\pi}\mathrm{d}\varphi = \mu_0 I$$

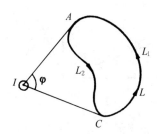

图 7-9　环路 L 不包围电流的情况

如果环路内不包围电流，如图 7-9 所示，环路 L 位于垂直于长直载流导线的平面内，不环绕载流导线，在此平面内从导线处做 L 的切线，将 L 分成 L_1 和 L_2 两部分，B 沿整个闭合回路 L 的线积分为

$$\begin{aligned}\oint_L \boldsymbol{B} \cdot \mathrm{d}\boldsymbol{l} &= \int_{L_1}\boldsymbol{B} \cdot \mathrm{d}\boldsymbol{l} + \int_{L_2}\boldsymbol{B} \cdot \mathrm{d}\boldsymbol{l} \\ &= \frac{\mu_0 I}{2\pi}(\int_{L_1}\mathrm{d}\varphi + \int_{L_2}\mathrm{d}\varphi) \\ &= \frac{\mu_0 I}{2\pi}[\varphi + (-\varphi)] = 0\end{aligned}$$

可见，当闭合环路 L 不包围电流时，该电流对 B 的环路线积分无贡献。

以上仅就垂直于长直载流导线平面内任意形状的闭合环路进行了讨论，可以证明安培环路定理对非平面环路或任意闭合恒定电流及多个闭合恒定电流并存时都是成立的。

安培环路定理反映了恒定磁场与静电场一个截然不同的性质：静电场的环路积分 $\oint \boldsymbol{E} \cdot \mathrm{d}\boldsymbol{l} = 0$，而电流产生的磁场在一般情况下 $\oint \boldsymbol{B} \cdot \mathrm{d}\boldsymbol{l} \neq 0$，因此，静电场是无旋场，电流产生的磁场是有旋场。

正如利用高斯定理可以求解某些具有对称性的带电体的电场分布，利用安培环路定理也可求解某些特殊的、具有对称性的载流导体的磁场分布。先根据电流的分布特性分析磁场的分布特性，恰当地选择积分环路，使方程中只包含一个待求 B，或使积分 $\oint \boldsymbol{B} \cdot \mathrm{d}\boldsymbol{l}$ 中的 B 能以常量

形式从积分号内提出，从而得到问题的解。

[例 7-3] 螺线管内的磁场　绕得很密的无限长螺线管，如图 7-10 所示，单位长度的匝数为 n，通有电流 I，求螺线管内的磁感应强度。

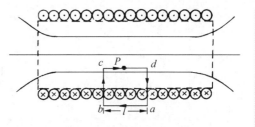

图 7-10　长直螺线管

第二节　磁场对运动电荷的作用力

一、洛仑兹力

磁场对运动电荷的作用力称为**洛仑兹力**（Lorentz force）。洛仑兹力 F 与运动电荷的电量 q、速度 v 以及所在处的磁感应强度 B 的关系为

$$F = qv \times B \tag{7-9}$$

此式称为洛仑兹力公式，它是 1892 年荷兰物理学家洛仑兹（H. A. Lorentz）提出来的。

洛仑兹力的大小为

$$F = |q|vB\sin\theta \tag{7-10}$$

式中 θ 为电荷运动速度 v 的方向与 B 的方向的夹角。F 的方向与矢量 v 和 B 构成的平面垂直，并与电荷的正负有关。q 取代数量，$q > 0$ 表示电荷为正电荷，$q < 0$ 则表示电荷为负电荷。洛仑兹力的方向可由右手定则确定，$q > 0$ 时 F 与 $v \times B$ 方向一致；$q < 0$ 时 F 与 $v \times B$ 方向相反。即异号电荷在磁场中以相同方向运动时所受洛仑兹力方向相反。

洛仑兹力的一个重要特征是洛仑兹力 F 始终垂直于运动电荷的速度方向，所以洛仑兹力永远不对运动电荷做功，只能改变其速度的方向，而不改变运动电荷速度的数值。

如果电场和磁场并存，则库仑力与洛仑兹力并存：

$$F = qE + qv \times B$$

库仑力与洛仑兹力是基本的作用力，描述了电磁场对电荷、电流的作用，一切电磁作用皆源于此。

二、带电粒子在磁场中的运动

下面讨论带电粒子在均匀磁场中运动的情况。

1. 当带电粒子的速度 v 平行于 B 时，根据 $F = |q|vB\sin\theta$，磁场对带电粒子的作用力为零，于是粒子仍以速度 v 做匀速直线运动。

2. 当带电粒子的速度 v 垂直于 B 时，由于洛仑兹力 F 总是垂直于 v 和 B 构成的平面，它只改变粒子运动方向而不改变其速率。当磁场均匀，F 的大小不变，带电粒子在这个力的作用下在与 B 垂直的平面内做匀速圆周运动，如图 7-11 所示，维持粒子做圆周运动的向心力就是洛仑兹力。设粒子质量为 m，带电荷为 q，速度为 v，于是有

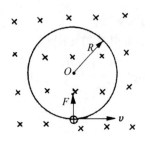

图 7-11   带电粒子在均匀磁场中做匀速圆周运动

$$qvB = \frac{mv^2}{R}$$

由此得出粒子运动轨道半径（回旋半径或拉莫尔半径）R 为

$$R = \frac{mv}{qB}$$

粒子回绕一周所需的时间（拉莫尔周期）T 为

$$T = \frac{2\pi R}{v} = \frac{2\pi m}{qB}$$

单位时间内所绕的圈数（回旋频率或拉莫尔频率）ν 为

$$\nu = \frac{1}{T} = \frac{qB}{2\pi m}$$

回旋频率 ν 和周期 T 与粒子的速度 v 及回旋半径 R 无关。因 R 与 v 成正比，所以快速粒子在半径大的圆周上运动，慢速粒子在半径小的圆周上运动，它们绕行一周所需的时间相同。

临床应用

医用回旋加速器

1931 年物理学家设计出了回旋加速器。利用磁场对运动电荷的束缚，使带电粒子做圆周运动，在运动路径中施以周期电场使运动电荷不断加速提高能量。现在已经可以使被加速粒子的能量达到数百 MeV。在医疗领域，回旋加速器是生产人工放射性核素药物的装置，该药物作为示踪剂注入人体后会浓集在新陈代谢旺盛的组织器官，放射性核素衰变产生正电子与电子碰撞湮灭，放出一对光子而被探测器捕获。通过 PET/CT 显像装置观察到患者脑、心脏或其他器官及肿瘤组织的生理和病理的功能及代谢情况，达到对疾病的早期监测与预防目的。

3. 当带电粒子速度 v 与 B 成任意夹角 θ 时，可把 v 分解为平行于 B 的分量 $v_{\parallel} = v\cos\theta$ 和垂直于 B 的分量 $v_{\perp} = v\sin\theta$。如果只有 $v_{\perp}$ 分量，粒子的运动可归结为上述圆周运动情况；若只有 $v_{\parallel}$ 分量，磁场对粒子没有作用力，粒子将沿 B 的方向（或其反向）做匀速直线运动。当两个分量同时存在时，粒子的运动轨迹将成为一条螺旋线，如图 7-12 所示，回旋一周时前进的距离 h 即螺距，其大小为

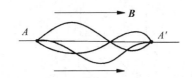

图 7-12　带电粒子的螺旋线运动

$$h = v_{\parallel} T = \frac{2\pi m v_{\parallel}}{qB} = \frac{2\pi m v \cos\theta}{qB}$$

在非均匀磁场中，带电粒子也要做螺旋运动，但半径和螺距都将不断随磁场的不同而发生变化，特别是当粒子具有一分速度向磁场较强处螺旋前进时，它受到的磁场力有一个和前进方向相反的分量，如图 7-13 所示。这一分量有可能最终使粒子的前进速度减小到零，并继而沿反方向前进。

两个电流方向相同的线圈可以产生一个中间弱两端强的磁场，如图 7-14 所示。平行于磁场方向的速度分量不太大的带电粒子将被约束在磁场内来回运动而不能逃脱。

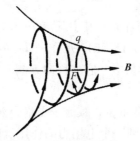

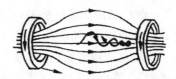

图 7-13　不均匀磁场对运动的带电粒子的力　　　　图 7-14　磁约束

 知识拓展

磁约束

在受控热核反应中，需要把高温（约 10^8 K）等离子体限制在一定空间区域内。在这样的高温下，所有固体材料都将化为气体而不能用作容器。磁约束就成了目前热核聚变实验中约束等离子体的最佳方案。

众所周知，地球具有磁场，其特点是中间弱、两极强。地球磁极与地球的地理极点相近但并不重合，所以有磁偏角之说。地磁极一直在移动，某一地的磁偏角就会在一定范围内变化。地球磁场是地球生命的保护罩，来自宇宙空间的大量高能量带电粒子被地磁场束缚在大气层之外和两磁极之间，避免地表的动植物遭受撞击。但是总有部分带电粒子会在磁极附近冲破磁场束缚，在南北极附近形成极光。

三、霍尔效应

在磁场中放置一导电薄片，并使其平面与磁场垂直，如图 7-15（a）所示。当有电流通过薄片时，在它的 a、b 两侧会产生一个电势差 $U_a - U_b$，这一现象是美国物理学家霍尔（E. H. Hall）于 1879 年发现的，称为**霍尔效应**（Hall effect）。这种电势差称为霍尔电势差。实验表

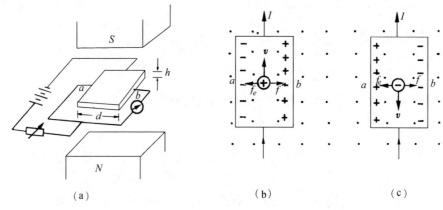

图 7-15　霍尔效应

明，霍尔电势差的大小与电流强度 I 和磁感应强度 B 成正比，与导电薄片的厚度 h 成反比，即

$$U_a - U_b = R_H \frac{IB}{h} \tag{7-11}$$

式中，R_H 为霍尔系数，它仅与导电薄片的材料有关。

霍尔效应可用洛仑兹力来解释。当电流通过薄片时，其中载流子受洛仑兹力的作用产生侧向移动。若载流子带正电，它将移向 b 侧，如图 7-15（b）所示，薄片的 b 侧有正电荷积聚，b 侧电势高于 a 侧，从而出现电势差；若载流子带负电，它亦移向 b 侧，如图 7-15（c）所示，薄片的 b 侧有负电荷积聚，b 侧电势低于 a 侧。

设载流子平均移动速度为 v，电量为 q，v 与 B 垂直，载流子受洛仑兹力为 $F = qvB$。当载流子侧向移动时 a、b 间形成电势差，载流子又受到一个电场力的作用。电场力与洛仑兹力方向相反，当载流子侧向移动达到稳定状态时，两力平衡

$$qE = qvB$$

设 d 为薄片的宽度，则

$$qE = q\frac{U_a - U_b}{d} = qvB$$

如果薄片的载流子数密度为 n，则电流强度为 $I = qnvhd$，因此得到

$$U_a - U_b = \frac{1}{nq}\frac{IB}{h} \tag{7-12}$$

与式（7-11）比较，可知霍尔系数 $R_H = 1/nq$，它与薄片材料的载流子数密度有关。n 越大，则 R_H 越小，在其他条件相同的情况下产生的霍尔电势差越小。一般金属的霍尔效应不显著。半导体中载流子数密度比金属的要小很多，能产生较大的霍尔电势差。霍尔效应具有广泛的应用，可以判断半导体的载流子种类，测量载流子的浓度，也可以测量磁场。

自 1879 年发现霍尔效应后，霍尔于 1880 年发现反常霍尔效应；1980 年，德国科学家冯·克利青发现整数量子霍尔效应；1982 年，美籍华裔物理学家崔琦、德国物理学家施特默等发现了分数量子霍尔效应；2013 年，清华大学薛其坤院士领衔的研究团队观测到量子反常霍尔效应。

第三节　磁场对载流导线的作用

一、载流导线在磁场中所受的力

导线中的电流是由其中的载流子做定向运动形成的，将载流导线置于磁场中，导线内部运动的载流子都将受到洛仑兹力的作用，这些洛仑兹力的总和就表现为整个导线受到沿长度分布的磁力作用。载流导线所受磁场的作用力通常称为**安培力**（**Ampere's force**）。

考虑到导线可以有各种形状，而且载流导线各处的磁场也各有不同。因此计算载流导线在磁场中所受的磁力时，首先选取一小段电流元 Idl 来分析，若在该电流元处的磁感应强度为 $\boldsymbol{B}$，则可求出该段电流元所受磁力 $d\boldsymbol{F}$。

设导线截面积为 S，载流子数密度为 n，则电流元中的载流子个数为 $nSdl$。每个载流子带电量为 q（代数量），平均移动速率为 v，$\boldsymbol{v}$ 与该处 $\boldsymbol{B}$ 的方向夹角为 θ，则载流子在磁场中所受的洛仑兹力为 $qvB\sin\theta$，因此，电流元受到磁力的大小

$$dF = (nSdl)qvB\sin\theta$$

由电流强度 $I = nqvS$，上式可写成

$$dF = IB\sin\theta dl \tag{7-13}$$

写成矢量式为

$$d\boldsymbol{F} = Id\boldsymbol{l} \times \boldsymbol{B} \tag{7-14}$$

式中为电流元在磁场中受磁力的基本公式，通常称作**安培公式**（**Ampere's formula**）。安培力的方向按右手螺旋定则确定，如图 7-16 所示。

对于一段有限长载流导线 L，其所受安培力可用积分方法求出

$$\boldsymbol{F} = \int_L Id\boldsymbol{l} \times \boldsymbol{B} \tag{7-15}$$

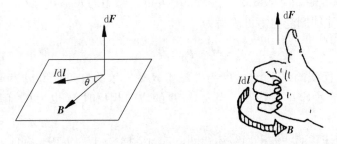

图 7-16　电流元在磁场中所受力的方向

[**例 7-4**] 两根相距为 a 的无限长平行直导线，分别通有电流 I_1 和 I_2，求两根导线单位长度所受的力。

二、载流线圈在磁场中所受的力矩

将一矩形线圈 $abcd$ 置于匀强磁场 $\boldsymbol{B}$ 中，线圈的宽和高分别为 l_1 和 l_2，如图 7-17 所示，通过线圈的电流强度为 I，线圈平面法线 $\boldsymbol{n}$（$\boldsymbol{n}$ 的方向与线圈中电流的流向符合右手螺旋关系）

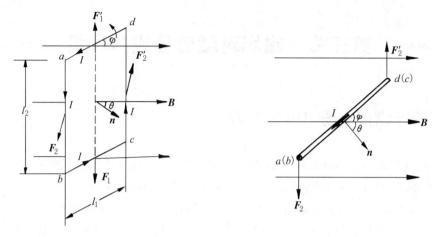

图 7-17   载流线圈所受的力矩

与磁场 B 方向成 θ 角，ab 和 cd 这两对边与磁场垂直。容易看出，bc 和 ad 边所受安培力为

$$F_{ad} = F_{bc} = IBl_1 \sin(\frac{\pi}{2} - \theta)$$

这两边受力的大小相等，方向相反，作用在同一直线上，这一对力互相抵消，对线圈的运动无贡献。

导线 ab 和 cd 所受安培力也大小相等 $F_{ab} = F_{cd} = IBl_2$，方向相反，但不在一条直线上，因而形成力偶。它们作用在线圈上的力矩为

$$M = F_{ab}l_1 \sin \theta = IBl_2 l_1 \sin \theta = ISB \sin \theta \qquad (7\text{-}16)$$

式中，$S = l_1 l_2$ 为线圈所围的面积。考虑到力矩 M 的方向，将上式写成矢量形式

$$E = ISn_0 \times B \qquad (7\text{-}17)$$

式中，n_0 为载流线圈平面的单位法线矢量，其与线圈中电流流向呈右手螺旋关系。定义

$$p_m = ISn_0 \qquad (7\text{-}18)$$

p_m 为载流线圈的**磁偶极矩**，简称**磁矩**。它是一个矢量。磁矩的大小 $p_m = IS$，如果线圈有 N 匝，则 $p_m = NIS$。于是载流线圈受力矩可改写为

$$M = p_m \times B \qquad (7\text{-}19)$$

此力矩的作用是试图使线圈磁矩 p_m 转向与外磁场 B 相一致的方向。当 p_m 与 B 的方向一致时，$M = 0$，载流线圈处于稳定平衡状态；当 p_m 与 B 的方向相反时 M 也为 0，但载流线圈处于不稳定的平衡状态。

可以证明，对于任意形状的平面载流线圈，式（7-18）、式（7-19）都成立。

磁矩表明了载流线圈的磁特性，但不只载流线圈具有磁矩，电子绕原子核运动、电子自旋、原子核自旋等都可以看作某种形式的环形电流，因而分别具有电子轨道磁矩、电子自旋磁矩、核磁矩等。磁矩是微观粒子本身的特征之一。这些环形的电流所构成的磁性单元也称为**磁偶极子**（magnetic dipole）。

[例 7-5] 氢原子中的电子，若以速度 $v = 2.2 \times 10^6 \text{ m} \cdot \text{s}^{-1}$，在半径 $r = 0.53 \times 10^{-10} \text{ m}$ 的圆周上做匀速圆周运动，试求：①这电子在轨道中心所产生的磁感应强度 B；②电子的轨道磁矩 p_m；③p_m 与电子角动量 L 的关系。

三、磁力矩的功和附加能量

1. 磁力矩作功　如图 7-18 所示，在匀强磁场中，载流线圈法线 $\boldsymbol{n}$ 与 $\boldsymbol{B}$ 之间夹角为 φ，设载流线圈转过一极小角度 $\mathrm{d}\varphi$，此过程磁力矩做功为

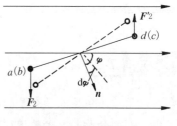

图 7-18　磁力矩作功

$$\mathrm{d}A = -M\mathrm{d}\varphi = -p_m B \sin\varphi\,\mathrm{d}\varphi$$

式中负号表示磁力矩做正功时使 φ 减小。

当载流线圈由 φ_1 转到 φ_2 时，磁力矩所做的功为

$$A = \int_{\varphi_1}^{\varphi_2} -p_m B \sin\varphi\,\mathrm{d}\varphi = p_m B(\cos\varphi_2 - \cos\varphi_1) \tag{7-20}$$

2. 磁矩的附加能量　因磁场对载流线圈有磁力矩的作用，所以处在磁场中的载流线圈，如果要改变它的方向，外力必须对它做功。若外力做正功，必然使系统的能量增加；若外力做负功，系统能量减少。因此，磁矩 $\boldsymbol{p}_m$ 与 $\boldsymbol{B}$ 相互作用的能量，称为磁矩的附加能量，由于这一能量与磁矩 $\boldsymbol{p}_m$ 在磁场中的方向有关，所以也可称为磁矩在磁场中的势能。载流线圈磁矩的附加能量的数值取决于其零值的选取。通常以磁矩 $\boldsymbol{p}_m$ 与 $\boldsymbol{B}$ 相互垂直，即 $\varphi = \pi/2$ 时的位置作为磁矩的附加能量为零的位置。于是，载流线圈在任意角度的磁矩附加能量就可定义为：使这个载流线圈由附加能量为零值的位置，转到给定位置的过程中外力所做的功。因此，在位置 φ 时，线圈的磁矩附加能量为

$$W_m = \int_{\pi/2}^{\varphi} M\mathrm{d}\varphi = p_m B \int_{\pi/2}^{\varphi} \sin\varphi\,\mathrm{d}\varphi = -p_m B \cos\varphi$$

写成矢量标积形式

$$W_m = -\boldsymbol{p}_m \cdot \boldsymbol{B} \tag{7-21}$$

原子、电子、原子核等都具有其固有的量子化磁矩，当它们处在外磁场中，其能量状态也会因其磁矩与磁场方向的各异而产生不同的量子化附加能量。核磁共振正是由于核磁矩与外磁场的相互作用导致能级分裂、出现原子核在不同的能量状态间跃迁而产生的。

　知识拓展

磁场附加能量与能级分裂

物质都是由原子构成的，而原子包含有带正电的原子核和带负电的电子，它们都具有自身的磁矩。同时，这些据有质量的带电粒子还据有各自的角动量。当原子处于磁场中时，由于角动量的存在，电子等的磁矩并不能转向与磁场平行的方向，而是处于与磁场成不同角度的进动状态（如陀螺一般）。如此便会产生不同的附加能量。原子的能量状态便会由磁场不存在时的一个能态分裂成磁场中的数个不同的能态，称为能级分裂。例如磁共振现象就是氢原子核在磁场中能级分裂的结果。

第四节   物质的磁性

案例 7-2

物质的磁性源于分子的磁矩。分子磁矩主要由电子轨道运动磁矩和电子自旋磁矩构成。有的分子其电子轨道磁矩和电子自旋磁矩之和为 0，而另一类分子的电子轨道磁矩和电子自旋磁矩之和不为 0。由这些分子分别构成的物质在外磁场作用下，所表现的磁化现象也是不同的。

问题：
不同种类磁介质的磁化机制是什么？

一、磁介质及其磁化

磁介质（magnetic medium）是指能够对磁场发生影响或受到磁场影响的物质。事实上各种物质都不同程度地与磁场相互影响着，因此一切物质都可以称为磁介质。与电介质在外电场作用下极化、产生附加电场类似，将磁介质放在磁场中也能够产生附加磁场，使原有磁场发生变化。磁介质在磁场作用下其磁性质发生变化称为**磁化**（magnetization）。

在一个匀强磁场 B_0 中充以均匀磁介质，则在磁化了的磁介质中的磁感应强度 B 应等于 B_0 和附加磁场 B' 的矢量和

$$B = B_0 + B'$$

由于附加磁场 B' 的大小是由 B_0 决定的，因此 B 可以表示为

$$B = \mu_r B_0 \tag{7-22}$$

μ_r 是一个没有单位的纯数，其大小由磁介质的性质决定，称为磁介质的**相对磁导率**（relative permeability）。真空中的 $\mu_r = 1$。

根据相对磁导率的不同，磁介质可分为如下三类：

1. **顺磁质**（paramagnetic substance），B' 与 B_0 同向，μ_r 略大于 1，如锰、氧、铬、铂、氮等都属于这一类。顺磁质具有的磁性称为顺磁性。

2. **抗磁质**（diamagnetic substance）亦称反磁质，B' 与 B_0 反向，μ_r 略小于 1，如铜、铋、汞、氢、氯等都是属于这一类。抗磁质具有的磁性称为抗磁性。

3. **铁磁质**（ferromagnetic substance），B' 与 B_0 同向，$\mu_r \gg 1$，可达数百甚至数千，且随 B_0 的大小发生变化。例如铁、钴、镍及其合金等，都属于这一类，它们可以极大地增强磁感应强度。铁磁质具有的磁性称为铁磁性。

构成生物体的各种生物大分子也都具有磁性。绝大多数生物大分子是各向异性抗磁质，少数为顺磁性（如含 Fe 的血红蛋白、肌红蛋白和铁蛋白，生物体中的自由基等）。

表 7-1　一些物质的相对磁导率

顺磁质	μ_r	抗磁质	μ_r	铁磁质	μ_r
氮	1.000 000 13	氢	0.999 999 937	软铁	62 000
氧	1.000 001 9	水	0.999 991	钴	175
铝	1.000 023	铜	0.999 991	镍	300
铂	1.000 360	玻璃	0.999 987	高磁导合金	100 000

二、磁导率与磁场强度

在前面例 7-3 中已经导出，一个通以电流 I，单位长度匝数为 n 的空心长直螺线管内磁感应强度大小为

$$B_0 = \mu_0 nI$$

如果管内均匀充满某种相对磁导率为 μ_r 的磁介质，则其磁感应强度的大小变为

$$B = \mu_r B_0 = \mu_r \mu_0 nI$$

令
$$\mu = \mu_r \mu_0 \tag{7-23}$$

则
$$B = \mu nI \tag{7-24}$$

式中 μ 称为磁介质的**磁导率**（**permeability**）。μ 同 μ_r 一样，也是描述磁介质性质的物理量，又因 μ_r 为纯数，故 μ 的单位与 μ_0 相同，都是 $T \cdot m \cdot A^{-1}$。

根据上面的讨论，可以看出

$$\frac{B_0}{\mu_0} = \frac{B}{\mu} = nI$$

这关系式说明，在螺线管内部，磁感应强度与磁导率的比值 B/μ 只与电流 I 和单位长度匝数 n 有关，与磁介质无关。把这个比值定义为**磁场强度**（magnetic field intensity），用 $\boldsymbol{H}$ 表示，即

$$\boldsymbol{H} = \frac{\boldsymbol{B}}{\mu} \tag{7-25}$$

$\boldsymbol{H}$ 是一个辅助物理量，它的方向与 $\boldsymbol{B}$ 的方向一致。在国际单位制中，磁场强度 $\boldsymbol{H}$ 的单位为安培·米$^{-1}$（$A \cdot m^{-1}$）。

$\boldsymbol{B}$ 和 $\boldsymbol{H}$ 的关系式虽然是从长直螺线管这一特例中得出，但这一结果对任何类型的磁场都适用，这是一个具有普遍性的关系式。

从上面的讨论可看出，磁感应强度 $\boldsymbol{B}$ 是随磁介质的磁导率的改变而改变的，而磁场强度 $\boldsymbol{H}$ 却与磁介质无关，只取决于传导电流。引入磁场强度 $\boldsymbol{H}$ 这个辅助物理量后，安培环路定理可表示为

$$\oint_L \boldsymbol{H} \cdot \mathrm{d}\boldsymbol{l} = \sum_{L内} I$$

这样一来，可以比较方便地处理磁介质中的磁场问题。

第五节　电磁感应

一、电磁感应的基本定律

1831 年，法拉第从实验中发现，当穿过闭合导体回路所包围面积的磁通量发生变化时，在导体回路中就会产生电流。这种现象称为**电磁感应**（electromagnetic induction）。法拉第认识到，感应电流只是回路中存在感应电动势的外在表现，闭合回路中磁通量变化的直接结果是产生感应电动势。法拉第电磁感应定律表述为：回路中感应电动势的大小与通过回路的磁通量对时间的变化率成正比。在国际单位制下，其数学表达式为

$$\mathscr{E} = -\frac{\mathrm{d}\Phi_m}{\mathrm{d}t} \tag{7-26}$$

式中负号表示感应电动势的方向与磁通量变化的关系，可用下述方法确定：在回路上任意规定一个绕行方向作为回路的正方向，再用右手螺旋定则确定这回路所围面积的法线方向，通过回路的磁感应线方向与法线方向夹角小于 π 的磁通量 Φ_m 为正值，大于 π 的为负值。于是 $\mathscr{E}$ 的正负完全由 $\frac{\mathrm{d}\Phi_m}{\mathrm{d}t}$ 决定：如 $\frac{\mathrm{d}\Phi_m}{\mathrm{d}t} < 0$，则 $\mathscr{E} > 0$，表示感应电动势的方向与回路上所选定的绕行正方向相同；如 $\frac{\mathrm{d}\Phi_m}{\mathrm{d}t} > 0$，则 $\mathscr{E} < 0$，表示感应电动势的方向与回路的绕行正方向相反。这与**楞次定律**（Lenz law）是一致的，即闭合回路中感应电流的方向，总是使感应电流所产生的磁场去阻碍引起感应电流的磁通量的变化。

二、动生电动势和感生电动势

电磁感应可分两种情形来理解：一种是在稳恒磁场中运动的导体内产生感应电动势，称为**动生电动势**；另一种是导体不动，因磁场变化而产生的感应电动势，称为**感生电动势**。

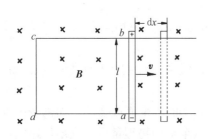

图 7-19   导体在磁场中运动

在图 7-19 所示的 abcd 回路中，导线 ab 在磁场中运动所产生的电动势为动生电动势。设导线 ab 的长度为 l，在匀强磁场 **B** 中以速度 **v** 向右运动，并设 l、v、**B** 三者互相垂直。先设定逆时针方向为回路正方向（abcda）。在 dt 时间内，ab 向右移动 dx 距离。因磁场 **B** 与回路法线方向相反，故 $\mathrm{d}\Phi_m = \mathrm{d}(-BS) = -Bl\mathrm{d}x < 0$，于是

$$\mathscr{E} = -\frac{\mathrm{d}\Phi_m}{\mathrm{d}t} = Bl\frac{\mathrm{d}x}{\mathrm{d}t} = Blv$$

$\mathscr{E}$ 成为正，说明电动势方向与回路方向相同。

还可以从导线内电子受洛伦兹力作用的角度来分析。当导线 ab 以速度 v 向右运动时，导线内每个电子受到大小为 $f = evB$ 的洛伦兹力的作用，使电子沿导线向 a 端移动，结果在 a 端出现负电荷而在 b 端出现正电荷，同时使导体内部形成一个从 b 指向 a 的静电场 E，导体内的电子因而受到一个 $f_e = eE$ 的静电力作用，阻止电子由 b 向 a 的运动。此时每个电子都要受到两

个相反方向的力作用。当这两个力达到平衡时，$Ee = evB$，即 $E = vB$。这说明平衡的导体内部存在两个场，一个是静电场 E，另一个是非静电场 vB，两者大小相等而方向相反。将 ab 看成一个电源，b 端为正极，a 端为负极。根据电动势的定义，可得出

$$\mathscr{E} = \int_a^b vB\mathrm{d}l = Blv$$

以上两种讨论所得的结果相同。由此可见，形成动生电动势的根本原因是洛仑兹力，这力是非静电力。动生电动势只可能存在于做切割磁感应线运动的这段导体上，而不动的那部分导体没有电动势，它只提供电流流动的通路。如果仅有一段孤立导体在磁场中运动，虽然这段导体中没有感应电流，但仍有动生电动势。因此，这段导体相当于一个开路电源。

洛仑兹力能够说明导线在磁场中切割磁感应线运动时所引起的电磁感应现象，但不能说明导线回路保持不动而穿过回路的磁通量发生变化时所引起的电磁感应现象。后一情况下产生感生电动势，需按麦克斯韦关于电磁场的理论来说明：变化的磁场在其周围空间激发涡旋状的感生电场，导体回路中的自由电子在感生电场的作用下形成感生电流。实际上，感生电场的存在与导体回路无关，回路中的感生电流只是显示出感生电场的存在而已。

三、自感现象

电流在回路中通过时，它总是要产生穿过自身回路的磁通量。如果电流发生变化，磁通量也必然发生变化，在回路中就会产生感生的电动势。这种现象称为**自感现象**（self-induction phenomenon）。根据法拉第定律，感生电动势和磁通量的变化率成正比，而磁通量又和电流成正比，即 $\Phi_m = Li$，因此有

$$\mathscr{E} = -\frac{\mathrm{d}\Phi_m}{\mathrm{d}t} = -L\frac{\mathrm{d}i}{\mathrm{d}t} \tag{7-27}$$

式中 L 叫作回路的**自感系数**（**coefficient of self-induction**），简称**自感**。其值与回路的几何形态及磁介质有关，单位为亨利（H）。当电流变化率为 $1\,\mathrm{A \cdot s^{-1}}$、感生的电动势为 $1\,\mathrm{V}$ 时，回路的自感是 $1\,\mathrm{H}$。式（7-27）中的负号表示自感电动势的方向是反抗自身电流变化的。在电流恒定不变的情况下，自感不起任何作用；只有在电流发生变化时，例如在交流电路中或当电流在接通或切断时，自感的影响就不能忽视了。

[**例 7-6**] 一长直螺线管，长为 l，截面为 S，总匝数为 N，其中充满磁导率为 μ 的磁介质。求它的自感系数 L。

四、RL 电路的暂态过程

1. RL 电路与电源接通的暂态过程　如图 7-20 所示的电路，把一个自感系数 L 很大的线圈串联在电路中，R 为回路的总电阻，$\mathscr{E}$ 为电源电动势。当把电键 K 接到 1 时，闭合回路中就有电流通过，设电流为 i。因为接通电源后电流从无到有，电路中便产生了自感电动势 $\mathscr{E}_L = -L\dfrac{\mathrm{d}i}{\mathrm{d}t}$。

所以这时电路中的总电动势为 $\mathscr{E} + \mathscr{E}_L$。根据基尔霍夫第二定律，有

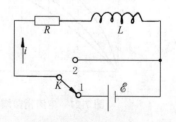

图 7-20　RL 电路

$$\mathscr{E} + \mathscr{E}_L = \mathscr{E} - L\frac{\mathrm{d}i}{\mathrm{d}t} = iR$$

上式就是电路中电流 i 随时间变化所满足的微分方程。将上式整理，得

$$\frac{\mathrm{d}i}{\dfrac{\mathscr{E}}{R} - i} = \frac{R}{L}\mathrm{d}t$$

两边积分得

$$-\ln(\frac{\mathscr{E}}{R} - i) = \frac{R}{L}t + K$$

式中 K 为积分常数，由初始条件确定。当 $t = 0$ 时，$i = 0$，代入上式得 $K = -\ln\dfrac{\mathscr{E}}{R}$，于是得到

$$i = \frac{\mathscr{E}}{R}(1 - \mathrm{e}^{-\frac{R}{L}t}) = I_0(1 - \mathrm{e}^{-\frac{R}{L}t}) \tag{7-28}$$

式中 $I_0 = \mathscr{E}/R$ 是稳定状态时电流的值。式（7-28）表明，含自感的电路接通电源后，电流随时间按指数规律增长逐渐达到稳定值 I_0。可以看出，电流增长的快慢程度取决于 L/R，因 L/R 具有时间的量纲，所以定义 $\tau = L/R$，τ 称为 RL 电路的时间常数。电流 i 随时间 t 增长的曲线如图 7-21 所示。

　　2. RL 电路与电源切断的暂态过程　当电路中电流达到稳定值 $I_0 = \mathscr{E}/R$ 后，电键 K 由 1 扳到 2，这时 $\mathscr{E} = 0$，而由于有自感的存在，自感电动势将阻碍电流的减小。此时，回路电压方程为

$$\mathscr{E}_L = -L\frac{\mathrm{d}i}{\mathrm{d}t} = iR$$

整理得

$$\frac{\mathrm{d}i}{i} = -\frac{R}{L}\mathrm{d}t$$

　　两端积分并将初始条件 $t = 0$ 时电流为 $I_0 = \mathscr{E}/R$ 代入，得

$$i = \frac{\mathscr{E}}{R}\mathrm{e}^{-\frac{R}{L}t} = I_0\mathrm{e}^{-\frac{t}{\tau}} \tag{7-29}$$

　　由于自感作用，电路中的电源撤去后，电流是按指数规律衰减的，如图 7-22 所示，衰减的快慢程度由时间常数 τ 决定。

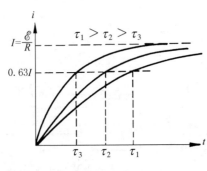

图 7-21　电流指数增长

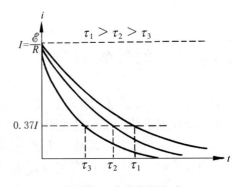

图 7-22　电流指数衰减

五、磁场的能量

从前面 RL 电路暂态过程的分析当中，很自然地要提出一个疑问：当开关由 1 扳到 2 位置后，电源已经从电路中撤除，但是回路中依然有电流，那么这些定向移动的电荷是由哪种能量来推动的？

在图 7-21 中，当将开关 K 扳到 1 接通电源时，电阻 R、电感 L 和电源组成串联回路。由基尔霍夫定律，可列出方程

$$\mathcal{E} - L\frac{di}{dt} = iR$$

将上式中各项乘以 idt 后积分，再移项得

$$\int_0^t \mathcal{E}i\,dt = \int_0^t Ri^2\,dt + \int_0^I Li\,di$$

左边 $\int_0^t \mathcal{E}i\,dt$ 表示在 $0 \sim t$ 时间内电源 $\mathcal{E}$ 所做的功，亦即电源所供给的能量；右边第一项 $\int_0^t Ri^2\,dt$ 表示这段时间内回路电阻上所放出的焦耳热，即电源输出能量中转化为热量的部分；右边第二项 $\int_0^I Li\,di$ 表示在 t 时间内电路中电流从 0 增至 I 时，电源反抗自感电动势所做的功，它以磁能的形式贮存在自感线圈当中，其值为

$$W_m = \int_0^I Li\,di = \frac{1}{2}LI^2 \tag{7-30}$$

这就是自感为 L 的线圈通有电流 I 时所具有的磁能，这公式与电容器内储存电能的公式 $W_e = \frac{1}{2}CU^2$ 有类似之处。

当开关扳到 2 时，电源断开，而电流没有立刻中断而是从 I 逐渐下降到零，这是磁能驱动电流在电阻上转变为热能的过程。即

$$\int_0^\infty Ri^2\,dt = \int_I^0 -Li\,di = \frac{1}{2}LI^2$$

为进一步了解磁场中能量的分布，我们以载流长直螺线管为例计算磁场能量。长直螺线管的自感系数 $L = \mu n^2 V$，管内磁感应强度 $B = \mu nI$，因此得到它储存的磁场能量为

$$W_m = \frac{1}{2}LI^2 = \frac{1}{2}\mu n^2 VI^2 = \frac{1}{2}\frac{B^2}{\mu}V$$

即磁场能量与磁感应强度 B 的平方以及磁场的体积成正比。单位体积的磁场能量称为**磁场能量密度**，它表示为

$$w_m = \frac{W_m}{V} = \frac{1}{2}\frac{B^2}{\mu} \tag{7-31}$$

又因 $B = \mu H$，所以

$$w_m = \frac{1}{2}\mu H^2 \tag{7-32}$$

这与电场能量密度 $w_e = \frac{1}{2}\mathcal{E}E^2$ 具有相同的形式。说明磁场能量储存于磁场之中。以上结果虽然是从长直螺线管这个特例中导出的，但它适用于一切磁场。

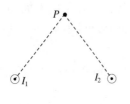

图 7-23   习题 7-3 图

习 题

7-1   怎样根据霍尔效应来判断半导体的载流子类型？

7-2   半径为 R 的圆环以角速度 ω 绕中心轴做匀速转动，如果圆环带电 Q，求圆心处的磁感应强度。

7-3   两根长直导线平行地放置在真空中，如图 7-23 所示，其中通以同方向电流 $I_1 = I_2 = 10$ A。已知 PI_1 垂直于 PI_2，$PI_1 = PI_2 = 0.5$ m。试求：（1）P 点的磁感应强度；（2）若电流 I_1 反向，结果如何？

7-4   一无限长载流直圆管，内半径为 a，外半径为 b，电流为 I_0，电流沿轴向流动并均匀分布在管的横截面上。试求：当（1）$r < a$，（2）$a < r < b$，（3）$r > b$ 时，与轴线相距 r 处的磁感应强度。

7-5   两平行直导线相距 $d = 40$ cm，分别载有电流 $I_1 = 40$ mA、$I_2 = 20$ mA，如图 7-24 所示，求：（1）两导线所在平面内，与两导线等距离处的磁感应强度；（2）通过图中矩形框所围面积的磁通量（$r_1 = r_3 = 10$ cm，$l = 25$ cm）。

7-6   将通有电流强度 I 的导线弯成如图 7-25 所示的形状，组成 3/4 的圆，半径为 a，和 3/4 的正方形，边长为 b，求圆心 O 处的磁感应强度。

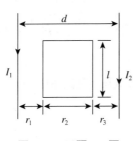

图 7-24   习题 7-5 图

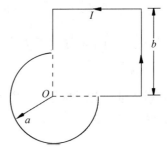

图 7-25   习题 7-6 图

7-7   动能为 10 eV 的一个电子，在垂直于匀强磁场的平面上做圆周运动，磁感应强度为 1.0×10^{-4} T。试求：（1）电子运动轨道半径；（2）电子的回旋频率；（3）电子轨道运动的磁矩。

7-8   如图 7-26 所示，在垂直纸面向内的均匀磁场 B 中，试证明通以相同稳恒电流 I 的导线 AOC 段与半圆 ADC 段所受磁场力相等。

7-9   圆线圈直径 8 cm，共 12 匝，通电流 5 A，置于 $B = 0.6$ T 匀强磁场中。试求：（1）作用在线圈上的最大力矩；（2）线圈平面在什么位置时，转矩为最大值的一半。

7-10   由两个正方形线圈构成的平面线圈，如图 7-27 所示，已知 $a = 20$ cm，$b = 10$ cm，今有按 $B = B_0 \sin\omega t$ 规律变化的磁场垂直通过线圈平面，$B_0 = 1.0 \times 10^{-2}$ T，$\omega = 100$ rad·s^{-1}，线圈单位长度的电阻为 5×10^{-2} Ω。求线圈中感应电流的最大值。

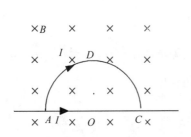

图 7-26   习题 7-8 图

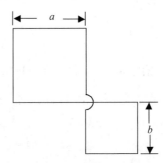

图 7-27   习题 7-10 图

7-11　一长直导线 AB，通有电流 $I = 5$ A，导线右侧有一矩形线圈与导线在同一平面内，如图 7-28 所示。$a = 6$ cm，$b = 15$ cm，$l = 20$ cm。线圈共有 1 000 匝，以速度 $v = 3$ m·s^{-1} 向右运动。求：（1）当线圈运动到图示位置时的感应电动势；（2）若线圈在图示位置不动，导线中电流以 $i = 5\sin100\pi t$（A）变化时，线圈中感应电动势的最大值。

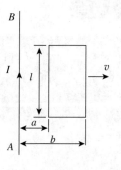

图 7-28　习题 7-11 图

（孙大公）

波动光学

第八章数字资源

人类关于光学知识的记录最早出现于公元前 400 年左右的墨家经典《墨子》一书中。到 17 世纪末，惠更斯和牛顿分别对当时的光学现象进行了系统的总结与阐释，形成关于光的波动说与粒子说，当时牛顿的粒子说得到了普遍认可。19 世纪，波动说逐渐为大量实验所证实，麦克斯韦的电磁理论进一步证明了光（可见光）是电磁波谱中的一段。1905 年，爱因斯坦提出了光的量子假说，人们认识到光具有波粒二象性，从而统一了两种学说，然而，此时的光的粒子性与波动性已不同于牛顿、惠更斯时代了。光学的发展是一代代科学家不懈努力的结果，是科学精神的充分体现；2016 年 8 月 16 日成功发射的世界首颗量子科学实验卫星"墨子号"，也充分表达了对中国科学家始祖的敬仰！

本章以光的波动性质为基础，讨论光在传播过程中产生的干涉、衍射、偏振、旋光等现象以及这些现象遵循的规律，给出光的吸收与散射的基本特性。

第一节　光的干涉

案例 8-1

吹肥皂泡时，在阳光下能看到肥皂泡上有绚丽的彩色条纹。

问题：

肥皂水是透明的，为什么吹成肥皂泡就变成五彩斑斓了呢？

干涉现象是波动过程的一个基本特征，波动的叠加产生了干涉现象。因此，**光的干涉**（interference of light）是体现光的波动性质的一个重要特征。

一、光的相干性

由波动的性质可知，只有频率相同、振动方向相同、有固定相位差的波才能相互干涉。对于机械波，上述相干条件比较容易满足。但对于光波，用两个独立光源来形成稳定的干涉图样是困难的，因为普通光源发出的光是由大量的独立原子发出的，每一个原子的发光时间约为 10^{-9} s，不同原子（或同一原子先后）发出的光波其初相位也会不同。这样，即使两个独立光源具有相同的频率和振动方向，分别从这两个独立光源发出的光也只在约 10^{-9} s 的时间间隔内有恒定的相位关系。两束光相遇处的干涉图样每十亿分之一秒就要发生一次变化，眼睛无法感受到如此迅速的变化，看到的只是平均强度。因此，两个独立光源发出的光束没有稳定的相位差，它们不会产生稳定的干涉图样。同样，除激光外，同一光源不同点发出的光束也不能产生干涉现象。

为了观察到稳定的光波干涉图样，就要设法将从同一光源同一点发出的光分成两束，使它们沿着两个路径传播，然后再使这两束光相遇，这样才能实现光的干涉。这是因为：对于光源中任意一个发光原子发出的任一列光波来说，当将其分成两列光波时，它们仍然是来自同一个光源同一点的；虽然每列光波的相位都在迅速变化，但两列光波的相位变化相同，相位差不随时间变化，因而满足相干条件，能够产生干涉现象。这种从一束光中分成的两束光称为**相干光**（coherent light），产生相干光的光源称为**相干光源**（coherent light source）。

利用同一光源获得相干光一般有两种方法：①分波振面法，如杨氏双缝、劳埃德镜等实验；②分振幅法，如薄膜干涉等。随着激光器的发展，利用激光具有强度高、方向性和单色性好的特点，可以更方便地观测到光的干涉现象。

二、杨氏双缝实验

1802 年，英国医生托马斯·杨（T. Young）首先完成了光的干涉实验，为光的波动性提供了有力证据。实验装置如图 8-1 所示，单色光源照射狭缝 S，根据惠更斯原理，狭缝 S 就相当于一个新的光源，它发出的光再通过两个相距很近的平行狭缝 S_1 和 S_2，并使 S 到 S_1 和 S_2 的距离相等，即 S_1 和 S_2 两缝恰好在由 S 发出的同一波阵面上，这样，S_1 与 S_2 相当于两个振动方向相同、频率相同、相位相同的相干光源，它们发出的光在屏 EE' 上就形成了稳定的明暗相间的干涉条纹。

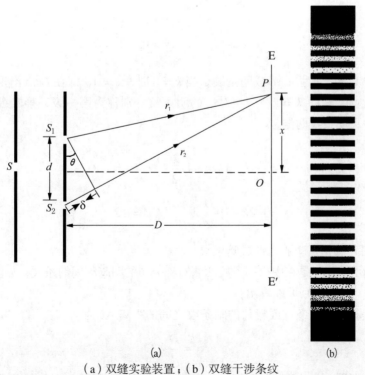

(a)
(b)
（a）双缝实验装置；（b）双缝干涉条纹

图 8-1 杨氏双缝干涉实验

下面根据波的干涉条件，讨论相干光源 S_1 和 S_2 在屏 EE′ 上形成明暗条纹的条件及条纹的分布。如图 8-2 所示，设 S_1 和 S_2 的距离为 d，双缝到屏的距离为 D。令 P 为屏上任意一点，r_1 和 r_2 分别为 S_1 和 S_2 到 P 点的距离，则由 S_1 和 S_2 发出的光到 P 点的波程差为 $\delta = r_2 - r_1$。令 N_1 和 N_2 分别为 S_1 和 S_2 在屏上的投影，O 为 N_1、N_2 的中点，并令 $OP = x$，则从直角三角形 S_1N_1P 和 S_2N_2P 得到

$$D^2 + \left(x - \frac{d}{2}\right)^2 = r_1^2$$

$$D^2 + \left(x + \frac{d}{2}\right)^2 = r_2^2$$

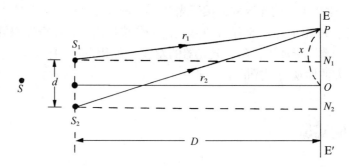

图 8-2　干涉条纹的分布

通常 $D \gg d$、$D \gg x$，所以，两式相减且 $r_2 + r_1 \approx 2D$，因而得波程差

$$\delta = \frac{x}{D}d$$

两列波的干涉结果取决于波程差与入射光波长 λ 之间的关系，则当

$$\delta = \frac{x}{D}d = +k\lambda \qquad k = 0, 1, 2, \cdots \qquad (8\text{-}1)$$

或

$$x = \pm k\frac{D}{d}\lambda \qquad k = 0, 1, 2, \cdots \qquad (8\text{-}2)$$

时，两列光在 P 点相互加强，形成明条纹。当 $k = 0$ 时，$x = 0$，即在 O 点出现明条纹，称为中央明条纹。其他与 $k = 1$，$k = 2$……相对应的明条纹分别称为第一级，第二级……明条纹，它们对称分布于中央明条纹两侧。

当

$$\delta = \frac{x}{D}d = \pm(2k-1)\frac{\lambda}{2} \qquad k = 1, 2, \cdots \qquad (8\text{-}3)$$

或

$$x = \pm(2k-1)\frac{D}{2d}\lambda \qquad k = 1, 2, \cdots \qquad (8\text{-}4)$$

时，两列光波在 P 点相互减弱，形成暗条纹。

因此，双缝干涉图样是在中央明条纹两侧对称分布的明暗相间的条纹，如图 8-1（b）所示。

由式（8-2）和（8-4）可以看出：

（1）屏幕上相邻的明条纹或相邻的暗条纹之间的距离 Δx 为

$$\Delta x = \frac{D}{d}\lambda \qquad (8\text{-}5)$$

由于可见光的波长 λ 的数量级很小（10^{-7} m），两缝间的距离 d 必须足够小，屏与缝的距离 D 必须足够大，使干涉条纹间距大到眼睛可以分辨，才能观察到干涉条纹。

（2）对于入射的单色光，若已知 d 和 D 值，测出第 k 级条纹与中央明条纹间的距离 x，即可根据公式计算出单色光的波长。

（3）若 d 与 D 值固定不变，则干涉条纹间距 Δx 与光波波长 λ 成正比。波长短（如紫色光），干涉条纹间距小；波长长（如红色光），干涉条纹间距大。当用白光入射时，只有中央明条纹是白色的，其他各级明条纹是由紫到红的彩色条纹。因此在实验中很容易辨认出中央明条纹。

三、劳埃德镜实验

继杨氏实验后，劳埃德（Lloyd）设计了另一种产生干涉图样的实验装置。如图 8-3 所示，让狭缝 S_1 发出的光线入射到平面反射镜 KL 上，在屏幕上的 bc 区域内，由狭缝 S_1 直接射来的光和经平面镜反射来的光发生干涉，形成明暗相间的干涉条纹。因此，可以把狭缝 S_1 和它的虚像 S_2 看做是产生干涉图样的两个相干光源。

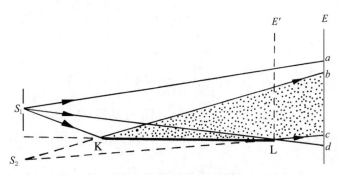

图 8-3　劳埃德镜实验简图

在**劳埃德镜**（Lloyd's mirror）实验中，如果将图中屏幕平移到与镜端 L 接触（即图中 E'）的位置，则根据前面波程差的计算，$\delta = S_2L - S_1L = 0$，在 L 点应得到中央明条纹；然而，实验表明，该处是暗条纹。这表明，两束光之一有了相位 π 的变化，因为直接射来的光波不可能有这种变化，所以这个事实说明光从空气入射到玻璃表面上时，反射光波产生了 π 相位突变，这相当于光多走了半个波长，这种现象称为**半波损失**（half-wave loss），**即当光波从光疏介质射向光密介质反射时有数值为 π 的相位突变。**

四、光程和光程差

上述讨论的是相干光经过同一种介质（空气）所产生的干涉现象。但实际上干涉现象往往由两束相干光分别通过不同介质而发生。由于在不同介质中光波的波长不同，这时就不能只按几何路程来计算相位差了，需要引入**光程**（optical path）的概念。

由于光在不同介质中传播时频率不变，对于频率为 ν 的光波，在折射率为 n 的介质中传播的几何路径 l 等于它在这种介质中的传播速度 c' 和时间 t 的乘积。

$$l = c't \tag{8-6}$$

由于该介质的折射率 $n = c/c'$（c 是真空中的光速），于是上式可写为

$$l = \frac{c}{n}t \ \text{或} \ nl = ct \tag{8-7}$$

乘积 nl 称为与几何路程 l 相当的**光程**。由此可见，光程在数值上等于光在相同的时间 t 内在真空中所经过的路程。

设频率为 ν 的光波在真空中的波长为 λ，在折射率为 n 的介质中的波长为 λ'，则

$$\lambda' = \frac{c'}{\nu} = \frac{c'}{c}\frac{c}{\nu} = \frac{\lambda}{n} \tag{8-8}$$

光波在介质中每前进一个波长，相位就改变 2π，于是当光波在介质中前进 l 时，其相位将改变 $\Delta\varphi = 2\pi l / \lambda'$，将式（8-8）代入，得到

$$\Delta\varphi = 2\pi \frac{nl}{\lambda} \tag{8-9}$$

式（8-9）表明，在计算相位变化时，引入光程的概念后，可以用某一频率光波在真空中的波长 λ 作为测量尺度，而不必使用介质中的波长 λ'。由此可知，两束相干光通过相等的光程（$n_1 l_1 = n_2 l_2$）所需的时间相同，相位变化相同。两束相位相同的相干光通过不同介质后，自出发点到会合点，若光程差

$$\delta = n_2 l_2 - n_1 l_1 \tag{8-10}$$

则它们在会合点的相位差为

$$\Delta\varphi = \varphi_2 - \varphi_1 = 2\pi \frac{\delta}{\lambda} \tag{8-11}$$

显然，两束相干光在不同的介质中传播时，对干涉结果起决定作用的不是两束光的几何路程之差，而是两束光的光程差。当光程差为半波长的偶数倍时，干涉加强；当光程差为半波长的奇数倍时，干涉减弱。

另外，在各种干涉装置中，即使光波满足相干条件，但当两束相干光的光程差太大以至大于一个波列的长度时，由于从同一波列分成的两束相干光波中的一束已经通过观察点，而另一束尚未到达，每束光波只能与其他波列的光波相遇，而这两束来自不同波列的光波不是相干光，因此在观察点不能产生干涉效应，这就是在图 8-1（b）中远离中心处干涉条纹逐渐消失的原因。通常把尚能观察到干涉现象的最大光程差（即与波列长度相当的光程）称为**相干长度**（coherence length）。激光出现前，最好的单色光源能达到的相干长度约为 0.7 m。激光出现后，相干长度大大增加，如氦氖激光器的相干长度可达几万米。因此，激光是目前最好的相干光源。

观察干涉、衍射现象时常常使用薄透镜，在光束不太宽的情况下，可以证明薄透镜不会产生附加光程差，这称为薄透镜近轴平行光线的等光程性，因此在计算光程差时可以不考虑透镜的影响。

[**例 8-1**] 在杨氏双缝实验中，双缝间距为 0.30 mm，双缝到屏的距离为 1.5 m，用波长 600 nm 的光照射双缝。求：（1）相邻干涉条纹的间距是多少？（2）若用折射率为 1.5、厚度为 6.0 μm 的玻璃片遮住狭缝 S_2，则屏幕上的干涉条纹下移了多少？

▌五、平行平面薄膜的干涉

日常生活中遇到的光一般是来自宽广光源的自然光，油层薄膜表面上所出现的彩色条纹就是宽广（或称广延）光源所产生的薄膜干涉现象。薄膜干涉是通过分振幅法观察到的干涉现象。

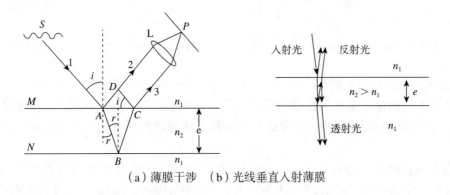

（a）薄膜干涉 （b）光线垂直入射薄膜

图 8-4 薄膜的干涉

如图 8-4（a）所示，单色的宽广光源 S 的发光表面上每一点都向各方向发出光线，射到平行平面薄膜 MN 上。L 为离薄膜适当远处的透镜（或眼睛的屈光系统），P 为透镜的焦平面处的屏幕（或视网膜）。光源 S 上任一点发出的光线 1 以入射角 i 入射到薄膜上表面的 A 点，在 A 点被分成反射光线 2 和进入薄膜的折射光线，折射光线在下表面 B 处反射至上表面的 C 点，再折射为光线 3。根据反射和折射定律可知，光线 2 和光线 3 是两条平行光。这两条光线是从同一条入射光线分出来的两部分，故是利用分振幅法得到的相干光。所以，光线 2 和光线 3 会聚于 P 点时会产生干涉现象。由于宽广光源可以看作是由许多点光源构成的，每一点光源向各方向发出的光线中，都有两条在薄膜上下表面反射的光线，在薄膜上表面的不同点叠加而干涉，因此，在屏幕上可以得到或看到一小部分干涉图样。如果光源是复色光源，看到的干涉图样将是彩色的。这就是**薄膜干涉**（thin-film interference）。

当光线垂直入射薄膜且 $n_2 > n_1$ 时，如图 8-4（b）所示，可以证明，入射光线于薄膜上下表面反射光线的光程差为

$$\delta = 2n_2 e + \frac{\lambda}{2} \tag{8-12}$$

式（8-12）中 $\lambda/2$ 这一项，是因为光线由薄膜上表面反射时存在半波损失。

当

$$\delta = 2n_2 e + \frac{\lambda}{2} = \begin{cases} k\lambda & k=1, 2, \cdots \quad 明条纹（反射光增强）\\ (2k-1)\dfrac{\lambda}{2} & k=1, 2, \cdots \quad 暗条纹（反射光减弱）\end{cases} \tag{8-13}$$

对于透射光来说，也有干涉现象，只是不存在反射时的半波损失。

上述讨论的干涉条件是针对单色光而言。如果光源是白光，则某一种色光加强时，其他色光将有不同程度的削弱。如果薄膜厚度不均匀，反射光颜色随厚度变化，吹肥皂泡时看见的颜色变化，正是由薄膜厚度变化所引起的。

实际工作中，为了增加光学仪器中玻璃透镜的透射光，尽可能减少光的反射损失，常在玻璃表面上镀一层透明薄膜，这类薄膜称为增透膜或减反射膜。电视、电影的摄像机镜头和高级照相机的镜头都镀有这样的增透膜。同样也可以制造高反射膜，如在玻璃上镀一层厚度为 $\lambda/$（$4n'$）的薄膜，使其折射率 n' 大于玻璃的折射率 n。由于从膜表面反射的光有半波损失而会引起 $\lambda/2$ 的附加光程，导致反射光干涉加强，这就是增反膜或高反射膜。有的太阳镜便经过这样的处理。

第二节   光的衍射

光的衍射是光的波动性的又一种表现。当点（或线）光源发出的光波通过较窄的单缝时，屏幕上映出的像比单缝的投影宽很多，甚至在单缝像的亮带的两侧部分呈现出明暗相间的条纹。这种**光波遇到障碍物（如单缝）时偏离直线传播的现象称为光的衍射**（diffraction of light）。

根据光源、障碍物和接收屏三者之间的相对位置，可以将衍射分为两种类型：①光源和接收屏或其中之一到障碍物的距离为有限远时，所观察到的衍射称为**菲涅耳衍射**（Fresnel diffraction），如图 8-5（a）所示。②光源和接收屏距离障碍物等效于无限远，在单缝（障碍物）上的入射波和衍射波都可看成平面波，这时所观察到的衍射称为**夫琅禾费衍射**（Fraunhofer diffraction），如图 8-5（b）所示。图 8-5（c）图示了通常观察夫琅禾费衍射的实验装置，其中光源 S 和接收屏分别置于透镜 L_1 的物方焦点和 L_2 的像方焦面上，因此它们距离障碍物 BB' 等效于无限远。下面只讨论夫琅禾费衍射。

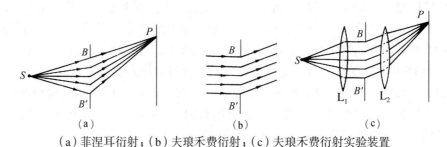

（a）菲涅耳衍射；（b）夫琅禾费衍射；（c）夫琅禾费衍射实验装置

图 8-5   菲涅耳衍射和夫琅禾费衍射

一、惠更斯 - 菲涅耳原理

利用惠更斯原理可以解释光线绕过狭缝边缘的衍射现象，但它不能解释光的衍射图样中光强的分布。菲涅耳用波的叠加和干涉充实了惠更斯原理，为衍射理论奠定了基础。菲涅耳假定，从同一波阵面各点发出的子波经传播而在空间某点相遇时，也可相互叠加而产生干涉现象，称为**惠更斯 - 菲涅耳原理**（Huygens-Fresnel principle）。

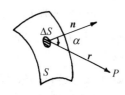

图 8-6   惠更斯 - 菲涅耳原理示意图

根据这个原理，任意波阵面 S 上的任意点发出的次级子波相互叠加发生干涉效应。如图 8-6 所示，波阵面 S 发出的光传播到空间某点 P 时，P 点的振动是整个波阵面 S 上所有面积元 ΔS 发出的次级子波在该点的相干叠加，每一面积元 ΔS 所发出的子波在 P 点引起的振动振幅正比于 ΔS，反比于从 ΔS 到 P 点的距离 r，并且同 r 与 ΔS 的法线 n 之间的夹角 α 有关。至于子波在 P 点所引起的振动的相位则取决于 ΔS（即波前 S）的初相位和 r。计算各个 ΔS 在 P 点所产生的作用的总和，就可得到 P 点的合振动。因此，应用惠更斯 - 菲涅耳原理去解决具体问题时，实际上是解决一个积分问题。在一般情况下，这种计算是很复杂的。下面应用菲涅耳提出的波带法来解释衍射现象，可以避免复杂的计算。

二、单缝衍射

如图8-7所示，在遮光屏 EF 上，沿垂直纸面方向上有一单缝 AB，其缝宽为 a，当单色平行光（波长为 λ）垂直入射于屏时，到达单缝处的波阵面 AB 上各点都有相同的相位，它们都可以作为子波波源而发射球面波，从而在 EF 右面向各个方向传播。

首先，考虑沿入射方向传播的平行光线经过透镜会聚于 P_0 点（即透镜主焦点）的情况。这些光线在出发处的相位彼此相同，根据透镜近轴光线的等光程性可知，从波阵面 AB 上各点射向会聚点 P_0 的各条光线的光程相等。因此，在 P_0 点，这些光线相互干涉加强，屏幕中央位置 P_0 处出现明条纹（中央明条纹）。

其次，考虑沿与入射方向成任意角 φ 方向上传播的平行光线，它们经过透镜后会聚于 P 点。从 B 点做 BC 垂直于 AC，那么从同相面 AB 上各点发出的光线（次级子波）到达 P 点的光程差就只产生在 AB 到 BC 的路程之间，如 A 点发出的子波要比 B 点发出的子波多走 $AC = a\sin\varphi$ 的光程。φ 是子波光线与单缝面法线（即入射光方向）之间的夹角，称为**衍射角**（angle of diffraction）。显然 $AC = a\sin\varphi$ 是沿 φ 角方向子波光线的最大光程差。如果 AC 等于半波长的偶数倍（$AC = 2k \cdot \lambda/2$），则对于 P 点，可以把波面 AB 看成是由偶数个光程差逐次相差半波长的半波带组成的，例如图8-8中，$AC = 4\,(\lambda/2)$，波阵面 AB 则可以看作是由四个半波带 AA_1、A_1A_2、A_2A_3 和 A_3B 所组成的。由于这些相邻半波带中对应点（如图中相邻两个半波带 AA_1 和 A_1A_2 中的对应点是 A 和 A_1，AA_1 的中点和 A_1A_2 的中点，等等）所发出的光线到达 P 点时具有 $\lambda/2$ 的光程差，它们会聚于 P 点时将相互干涉抵消。因此，对应于一定 φ 角，如果单缝可以分成偶数个半波带，则在屏上 P 处出现暗条纹；如果单缝可以分成奇数个半波带 [即 $AC = (2k + 1) \cdot \lambda/2$] 时，其中偶数个半波带上发出的子波光线虽被抵消，但仍有一个半波带的子波光线到达 P 点，使屏上呈现明条纹。半波带的数目越多，每个波带的面积就越小，明条纹的强度越弱。此外，如果单缝不能分成整数个半波带，则在对应的那些衍射角 φ 的方向上，屏上的光强介于明条纹和暗条纹之间。

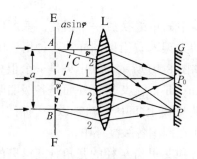

图 8-7　单缝衍射

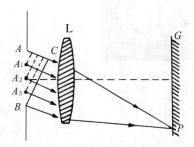

图 8-8　单缝衍射条纹的形成

因此，单缝衍射的衍射角满足下列条件时，在屏上出现暗条纹

$$a\sin\varphi = \pm 2k\frac{\lambda}{2} = \pm k\lambda \tag{8-14}$$

式（8-14）中 $k = 1$，2，3，…正负号表示暗条纹对称分布于中央明条纹的两侧。

中央明条纹有一定的宽度，$a\sin\varphi = 0$（即 $\varphi = 0$）只给出了中央明条纹的中心位置。中央明条纹的宽度通常看作是在两侧对称的第一级暗条纹之间的距离。

在两个相邻暗条纹之间有一明条纹（次级大），严格理论计算得到明条纹条件为

$$a\sin\varphi = \pm 1.430\lambda\,, \quad a\sin\varphi = \pm 2.459\lambda\,, \quad a\sin\varphi = \pm 3.471\lambda \quad \cdots$$

从式（8-14）可以得到以下结论：①对一定波长的光，如果能测定与第 k 级暗条纹相对应的 φ 角，并已知单缝的宽度 a，就可以计算出入射光的波长。②对一定波长的光，单缝宽度 a 越窄，各级衍射角 φ 越大，明暗相间条纹分布越宽，光的衍射现象越明显；反之，单缝很宽，则衍射现象很难观察出来，这时光可看作是直线传播；但若缝宽小于入射光波长，也将看不到明暗相间的衍射条纹。③如果缝宽一定，则入射光波长越大，同一级（k 相同）衍射角越大；因此，若以白光入射时，中央明条纹的中部是白色的，其两侧将出现一系列彩色条纹（紫色在内，红色在外）。

根据理论计算，可以得出图 8-9 所示的单缝衍射光强分布曲线。

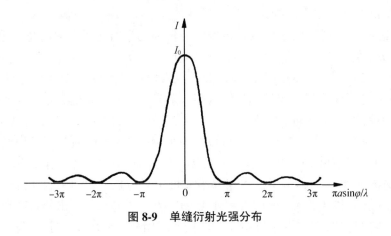

图 8-9　单缝衍射光强分布

[例 8-2] 用波长为 500 nm 的单色光照射宽度为 0.25 mm 的单缝，透镜焦距为 25 cm，求：（1）第一级暗纹与中央明纹中心的距离；（2）中央明纹的宽度。

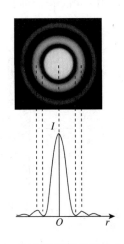

图 8-10　圆孔衍射图样及其光强分布

三、圆孔衍射

将单缝衍射实验中的单缝换成一小圆孔，就可以在接收屏上观察到圆孔的夫琅禾费衍射图样。这种衍射图样和光强分布曲线大致如图 8-10 所示，其中央是一个很亮的圆斑，称为艾里斑（Airy disk）。艾里斑外面是各级明暗相间的圆环形条纹。在艾里斑上集中了 84% 以上的衍射光能，其余 16% 的光能分布在周围各级亮环中。

理论计算可以得到艾里斑半径的张角（艾里斑的角半径）φ，即第一暗环（或称第一极小值）的角位置（衍射角）与圆孔半径 a 及入射单色光波长 λ 满足

$$a\sin\varphi = 0.61\lambda \qquad (8\text{-}15)$$

当 φ 很小时，可用 φ 代替 $\sin\varphi$，于是得

$$\varphi = 0.61\frac{\lambda}{a} \qquad (8\text{-}16)$$

由此可以看出，艾里斑的大小与圆孔半径 a 成反比，与入射光波长 λ 成正比。a 越小，中央亮斑越大；a 越大，中央亮斑越小。

如果圆孔后会聚透镜的焦距为 f，则在其焦平面（屏幕）上所得艾里斑的半径为

$$r = f\varphi = 0.61\frac{\lambda}{a}f \qquad (8\text{-}17)$$

四、光学系统的分辨本领

所谓光学系统的**分辨本领**（resolving power）是指**光学系统分辨相邻两个物点的像的能力**。一个光学系统能分辨出的两物点越近，说明其分辨本领越高，反之越低。从几何光学观点看，物体通过光学系统成像时，每一个物点有一个相应的像点，两个物点不论离得多么近，通过光学系统总是可以得到两个分开的像点，即一个光学系统的分辨本领是无限的。但是，实际上任何一个光学系统中都有一些透镜（如望远镜和显微镜中的物镜），这些透镜可以看作是一个透光圆孔（其直径等于透镜透光部分的直径）。由于光的衍射，一个物点的像并不是一个几何点，而是一个夫琅禾费衍射图样，通常把衍射图样中的中央亮斑（艾里斑）称为衍射像。如果两个物点相距太近，则对应的两个衍射像就要相互重叠，以至于不能清楚地分辨出是两个物点的像。因此，光的衍射会限制光学系统的分辨本领。

为简单起见，将所研究的光学系统用一个等效透镜表示。当两个物点相距较远时，即两个物点对等效透镜所张的角度 φ（角距离）较大时，这两个物点的衍射像相距较远，可以很容易地判断这是两个物点所成的像；当两个物点逐渐靠近时，即 φ 角逐渐减小，两衍射像不断接近，它们的重叠部分逐渐增多；当两个物点靠得很近时，两衍射像的重叠部分很多，从叠加的图样中将无法分辨出有两个物点存在，如图 8-11 所示。如果一个物点衍射像的中央最大值刚

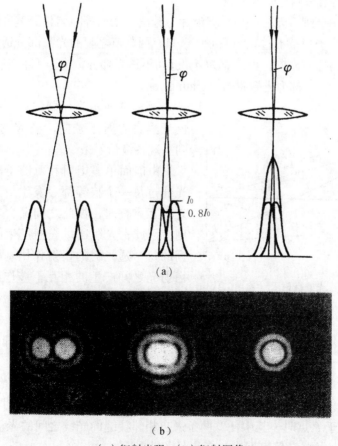

（a）衍射光强；（b）衍射图像

图 8-11　两个物点距离不同时的衍射像

好与另一个物点衍射像的第一级极小值相重合，即两个物点的角距离等于艾里斑的角半径时，则非相干叠加的结果使两衍射像之间的强度约为最大光强的80%，大多数人的视觉能判断出这是两个物点的像，这时这两个物点恰好能被所研究的光学系统所分辨。这一条件称为**瑞利判据**（Rayleigh criterion）。由此，光学系统的最小分辨角为

$$\varphi_0 = 0.61\frac{\lambda}{a}$$

相应的最小分辨距离为

$$l = f\varphi_0 = 0.61\frac{\lambda}{a}f$$

式中，f为透镜的焦距。从上式可以看到，增加光学系统的孔径或减小波长都可以提高光学系统的分辨本领。由于电子束的波长很短（1 ~ 10 nm 数量级），电子显微镜的分辨本领比一般光学显微镜提高了数千倍。

五、衍射光栅

由式（8-14）可知，利用单色光通过单缝所产生的衍射条纹可以测定该单色光的波长。但是，要想获得准确的结果，就必须要将各级条纹分得很开，而且每一个条纹都要很亮。然而，对于单缝衍射来说，这两个要求是不能同时满足的。因为要将各级明纹分得很开，单缝的宽度a就得很小，而若缝宽小则通过单缝的光能量必然少，条纹就不可能亮。因此，实际上常用光栅（grating）的衍射来测定光波波长。

常用的光栅是用金刚石刀在一块平玻璃片上刻出一系列等距离且等宽度的平行刻痕而制成的。每一刻痕就相当于一条不透光的毛玻璃。只有两刻痕之间的光滑部分透光，相当于一条单缝，这样的光栅称为透射光栅。设缝宽为a，缝间不透光部分宽为b（即刻痕宽度），则相邻两缝间的间距为$d = a + b$，称为**光栅常数**（grating constant）。

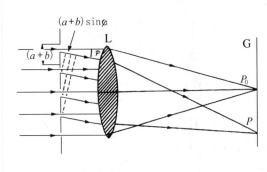

图 8-12　光栅衍射

图 8-12 所示为光栅的一个截面，如果平行单色光垂直入射于光栅，经透镜 L 会聚于屏 G 上，则呈现各级衍射条纹。

由前面单缝衍射和双缝干涉现象可知，单色光通过每一个狭缝都会发生衍射，各狭缝的衍射光相互重叠时，彼此之间又会发生相互的干涉作用。因此，光线通过光栅产生的条纹图样是在光栅的每个透光缝的衍射作用基础上，各透光缝的衍射光之间产生的相互干涉作用的总效果。由于干涉作用，若在某个方向上，各缝光线之间的光程差为$\lambda/2$的奇数倍时，原来明亮的区域内将出现暗条纹，明亮的区域要缩小。因此，开放狭缝的数目越多，则明条纹就变得越亮和越细窄，且互相分离得越开，即细亮条纹间的暗区扩大了。

现在考虑在φ方向上衍射的光线（即沿与主光轴成φ角的那些子波光线）。如图 8-12 所示，在所有相邻的狭缝中有许多彼此相距为$d = a + b$的对应点，从狭缝对应点沿φ方向发出的光线经透镜聚焦于P点时，其中任意两条来自相邻狭缝的光线之间的光程差都是$d\sin\varphi$。如果这一光程差为波长的整数倍，即当φ角满足条件

$$d\sin\varphi = \pm k\lambda \quad k = 0, 1, 2, 3, \cdots \tag{8-18}$$

时，所有对应点发出的光线到达 P 点时的相位都相同，因而得到干涉加强的结果。由于明条纹是由所有狭缝的对应点射出的光线叠加而成的，光栅狭缝数目越多，明条纹就越明亮。

式（8-18）称为光栅公式，对应于 $k = 0$，1，2，…的各级明条纹分别称为零级（中央明条纹），第一级，第二级，……明条纹（或主极大）。在波长一定的单色光照射下，光栅常数越小，φ 角越大，相邻两明条纹就分得越开。在由式（8-18）所决定的两条相邻的明条纹之间，还分布着许多暗条纹。如图 8-13 所示。例如，当在光栅上开放两个狭缝时，如果两个狭缝对应点发出光线的光程差为 $\lambda/2$ 时，则这两条光线的相位差为 π，相干叠加的结果使这一方向的光在屏上出现暗条纹；当在光栅上开放三个狭缝时，如果在某一方向上两相邻狭缝对应点发出光线的光程差为 $\lambda/3$，则这三条狭缝各对应点发出的光线的相位彼此相差 $2\pi/3$，叠加而成的合振动为 0，因此，在这个方向上三条狭缝各对应点发出的光线相干叠加的结果是使屏上出现暗条纹。同理，如果在某一方向上两相邻狭缝对应点发出光线的光程差为 $2\lambda/3$，则在这个方向上三条狭缝各对应点发出的光线的相位彼此相差 $4\pi/3$，相干叠加的结果是使屏上出现暗条纹。这样，当在光栅上开放三个狭缝时，由于相邻明条纹中出现 2 条暗条纹，使明条纹的宽度变窄，进一步增加光栅上狭缝的总条数就可使每个明条纹的宽度变得更窄，同时由于衍射光束增加了，每一条明条纹的亮度大大增强了。

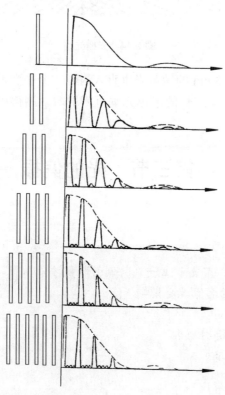

图 8-13 狭缝数目不同时所产生的衍射条纹图像

还应注意，式（8-18）所确定的只是产生明条纹的必要条件，因为在某一方向即使衍射角 φ 满足式（8-18），应出现明条纹，但若该方向恰好满足单缝衍射暗条纹的条件，即

$$a\sin\varphi = \pm k'\lambda \quad k' = 1, 2, 3,\cdots\cdots \tag{8-19}$$

则各缝相互叠加（零叠加）的结果仍为暗条纹，这种现象称为光栅的**缺级**（missing order）现象。式（8-19）中 k' 为单缝衍射暗条纹的级次，将式（8-18）和（8-19）联立并消去 φ，则得到光栅产生缺级现象的明条纹的级次 k 与单缝衍射暗条纹级次 k' 之间的关系，即

$$k = \pm \frac{d}{a} k' = \pm \frac{a+b}{a} k' \quad k' = 1, 2, 3, \cdots\cdots \tag{8-20}$$

除透射光栅外，光谱仪中还经常用到反射光栅。反射光栅是在一块金属反射镜面上刻出一系列等宽、等间距的平行刻痕而制成的。未刻痕部分的反射光线则形成衍射条纹。

通常使用的光栅每厘米有几百条乃至上万条刻痕，其衍射图样为很亮很窄的明条纹。如此可以用其很容易精确确定明条纹的位置（φ 角），从而利用光栅公式较精确地测定光波的波长。如果是白光垂直照射光栅，由光栅公式可知，除中央明条纹仍为白色外，其他各级明条纹中不同波长的光的主极大位置不相重合，按波长次序（由短波到长波）在中央明条纹两侧散开，形成光栅光谱，紫光（用 V 表示）离中央明条纹较近，红光（用 R 表示）离中央明条纹较远，如图 8-14 所示。由于各级光谱中紫光与红光间的距离随级数而增加，高级次的光谱中，不同级次的光谱可能彼此重叠。如图 8-14，可见到在 2 级与 3 级光谱间有重叠。

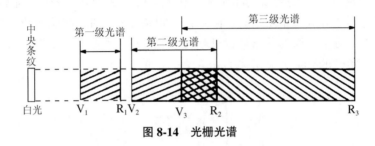

图 8-14　光栅光谱

[例 8-3] 用波长为 589.3 nm 的钠黄光垂直入射到一个平面透射光栅上，测得第三级谱线的衍射角为 $10°11'$。当用未知波长的单色光垂直入射时，测得第二级谱线的衍射角为 $6°12'$，试求此光的波长。

第三节　光的偏振

案例 8-2

在观看立体电影时，需要戴上一副特制的眼镜才能从银幕上看到清晰的立体景象。如果不戴眼镜，银幕上的影像就会模糊不清。

问题：

1. 这副眼镜的作用是什么？
2. 它是由什么制成的？

光的干涉和衍射现象揭示了光的波动性，但不能确定光是横波还是纵波。光的偏振现象的发现从实验角度证实了光的横波性质。

由电磁理论可知，光波是波长很短的电磁波，其电矢量、磁矢量及传播方向互相垂直，满足右手螺旋定则。由于光波中产生感光及生理作用的是电矢量 E，故将电矢量 E 称为**光矢量**，将其振动称为光振动。由于光矢量与光的传播方向总是互相垂直，因此，光波为横波，具有纵波所没有的偏振现象。

一、自然光与偏振光

1. 自然光　虽然光波是横波，但普通光源发出的光却不能直接显示偏振现象。这是由于普通光源中包含了大量的发光原子或分子，每个发光原子或分子在同一时间发出的光一般具有不同的初相位和光矢量的振动方向，且它们每次发光之后在某一时刻又会以新的初相位和光矢量的振动方向重新发光。因此，普通光源发出的光波，光矢量 E 虽然总与传播方向垂直，但是不能保持一定的取向。从宏观上看，**光矢量的振动方向分布在垂直于传播方向上的一切可能的方向，而且出现在各个方向的概率相同，这就是自然光**（natural light）。

值得注意的是，在自然光中，任意一个光矢量均可分解为两个互相垂直的分量，所有光矢量在这两个垂直方向上分量的时间平均值是相等的，如图 8-15（a）所示，故自然光常用图 8-15（b）表示。但由于自然光中各光矢量之间无固定的相位关系，因而其中任意两个取向不同的光矢量都不能合成为一个矢量。显然，利用图示法更简洁明了地表示了自然光，这是物理学中最常用的把复杂问题简单化的处理方法，这种处理问题的方法同样可以在我们今后的工作和研究中运用。

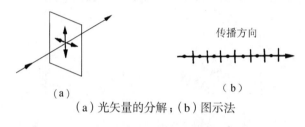

（a）　　　　　　　　　　　　（b）

（a）光矢量的分解；（b）图示法

图 8-15　自然光的表示

2. 线偏振光　如果在一束自然光中，**只保留其沿某一特定方向振动的光矢量**，而将与这一方向垂直的光矢量去除，则这束光就成为**线偏振光**（line polarized light）。线偏振光常用图 8-16（a）所示的图形表示，并将**线偏振光的光矢量振动方向与光的传播方向构成的平面称为振动面**，如图 8-16（b）中 xOz 面；将**与光矢量振动方向垂直且包含传播方向的平面称为偏振面**，如图 8-16（b）中 yOz 面。

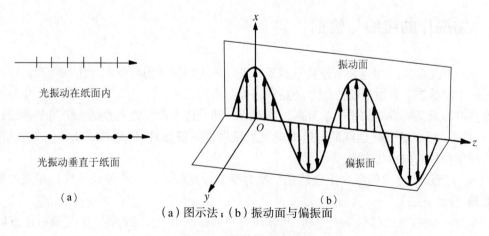

光振动在纸面内

光振动垂直于纸面

（a）

（a）图示法；（b）振动面与偏振面

图 8-16　线偏振光的表示

3. 部分偏振光　**部分偏振光**（partially polarized light）是介于自然光与线偏振光之间的一种偏振光，其光矢量在某一特定的方向上最强，而在与这一方向垂直的方向上最弱，即**光矢量**

的振动方向分布在垂直于传播方向上的一切可能的方向，但是出现在各个方向的概率不同。部分偏振光可用图 8-17 所示的图形表示。需要注意的是，这种偏振光各方向的光矢量之间同自然光一样，是没有固定相位关系的。

（a）在纸面内的光振动较强的部分偏振光；（b）垂直纸面的光振动较强的部分偏振光

图 8-17　部分偏振光的表示

4．椭圆偏振光与圆偏振光　由简谐振动的合成可知，两个频率相同、振动方向互相垂直的简谐振动，当它们之间有确定的相位关系时，其合振动矢量的末端轨迹可能为椭圆或圆。同样，当两束频率相同、光矢量振动方向互相垂直、有固定相位差的线偏振光相遇时，在垂直于光的传播方向的平面内，光矢量按一定频率旋转，其端点轨迹可能为椭圆或圆，如图 8-18 所示，分别称之为**椭圆偏振光**（elliptical polarized light）和**圆偏振光**（circular polarized light）。

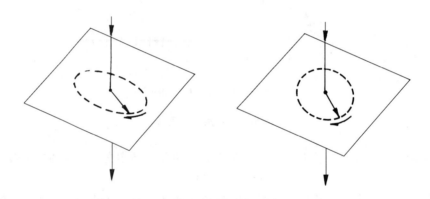

图 8-18　椭圆偏振光与圆偏振光

二、偏振片的起偏与检偏

由于一般光源发出的光大部分是自然光，需要解决如何利用自然光产生偏振光，以及如何检验光的偏振状态。目前最简便的方法是利用偏振片。

有些晶体对某一方向的光矢量有强烈的吸收，却允许方向与之垂直的光矢量基本透过。利用这一性质，可以做成只允许某特定方向光矢量通过的**偏振片**（polaroid sheet），这一特定方向称为该偏振片的**偏振化方向**。

图 8-19 所示为利用偏振片使自然光转换为线偏振光的情形，这种获得线偏振光的装置称为**起偏器**（polarizer）。

如果使一束自然光经偏振片 A 后入射到另一偏振片 B 上，当 A 与 B 的偏振化方向平行时，则从 A 射出的线偏振光可全部通过 B（不考虑吸收等其他效应）。如果将 B 以入射光线为轴旋转 90°，则 B 与 A 的偏振化方向互相垂直，光线就不能经 B 射出，出现消光，见图 8-20 所示。连续旋转偏振片 B，则透过 B 的光强会经历由明变暗，再由暗变明的周期性变化过程。如果入射到 B 上的是自然光，则从 B 射出的光线的光强在旋转 B 的过程中不发生变

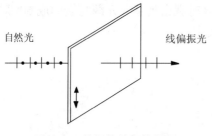

图 8-19　偏振片的起偏作用

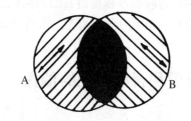

图 8-20　两偏振片的偏振化方向正交

化。通过这种方式可以鉴定一束光是否为偏振光，鉴定一束光是否为偏振光的装置称为**检偏器**（polarization analyzer）。

综上所述，某一器件是起偏器还是检偏器，是依据它的作用而不是依据器件的构造来划分的。因此，同一器件既可用作起偏器，也可用作检偏器。

三、马吕斯定律

强度为 I_0 的线偏振光，经过检偏器后，透射光的强度 I（不考虑吸收）遵循如下规律

$$I = I_0 \cos^2 \alpha \tag{8-21}$$

式（8-21）中 α 为入射线偏振光的光矢量振动方向与检偏器偏振化方向间的夹角，此式称为**马吕斯定律**（Malus′ law），可证明如下：

如图 8-21（a）所示，P_1 和 P_2 分别表示起偏器和检偏器，α 为 P_1 和 P_2 偏振化方向之间的夹角。设 A_0 为通过 P_1 后偏振光的振幅，将其分解为平行和垂直于 P_2 的偏振化方向的分量 $A_0 \cos\alpha$ 和 $A_0 \sin\alpha$，如图 8-21（b）所示，其中 $A_0 \cos\alpha$ 可全部通过 P_2，而 $A_0 \sin\alpha$ 却被 P_2 吸收。由于光强正比于振幅的平方，即

$$\frac{I}{I_0} = \frac{A^2}{A_0^2}$$

将 $A = A_0 \cos\alpha$ 代入上式，得

$$I = I_0 \frac{A_0^2 \cos^2 \alpha}{A_0^2} = I_0 \cos^2 \alpha$$

由马吕斯定律可知，若起偏器与检偏器的偏振化方向平行，即 $\alpha = 0°$ 或 $180°$，则 $I = I_0$，透射光强度最大；若偏振化方向互成正交，即 $\alpha = 90°$ 或 $270°$，则 $I = 0$，没有光从检偏器透出（这正是图 8-20 所示的现象）；当 α 为其他值，则光强 I 介于 0 和 I_0 之间。

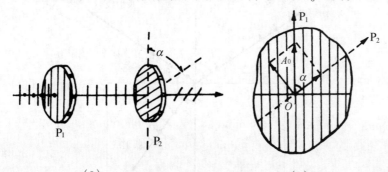

（a）　　　　　　　　　　　　（b）

（a）起偏与检偏；（b）光矢量分解

图 8-21　马吕斯定律的证明

[例 8-4] 若起偏器和检偏器的偏振化方向成 30° 时观察到某一光源与它们成 60° 时观测同一位置处的另一光源的强度相等，求两光源的强度之比。

四、反射和折射时光的偏振

案例 8-3

《中华人民共和国道路交通安全法实施条例》第四十八条规定夜间会车应当在距相对方向来车 150 m 以外改用近光灯。

问题：
1. 从物理学角度分析此规定的原因。
2. 有什么方法可以减少强光对驾驶员造成的炫目吗？
3. 由此案例你会想到什么？

利用偏振片并不是获得偏振光的唯一方法。自然光在两种介质界面上反射和折射时，反射光和折射光都会成为部分偏振光。在反射光中，垂直于入射面的光振动成分较多，平行于入射面的光振动成分较少，折射光中则正好相反。

理论和实验都证明，反射光的偏振化程度与入射角有关。布儒斯特首先发现，当反射光线与折射光线垂直时，反射光线成为光振动垂直于入射面的线偏振光，这时的入射角 i_0 称为起偏振角或**布儒斯特角**（Brewster's angle）。

图 8-22 所示的正是这种情况。根据折射定律，此时入射角 i_0 与折射角 r 之间应满足

$$\frac{\sin i_0}{\sin r} = \frac{n_2}{n_1}$$

式中 n_1 和 n_2 分别是入射和折射介质的折射率。从图中可见，$r = 90° - i_0$，代入上式，得

$$\frac{\sin i_0}{\sin(90° - i_0)} = \frac{\sin i_0}{\cos i_0} = \frac{n_2}{n_1}$$

即

$$\tan i_0 = \frac{n_2}{n_1} \tag{8-22}$$

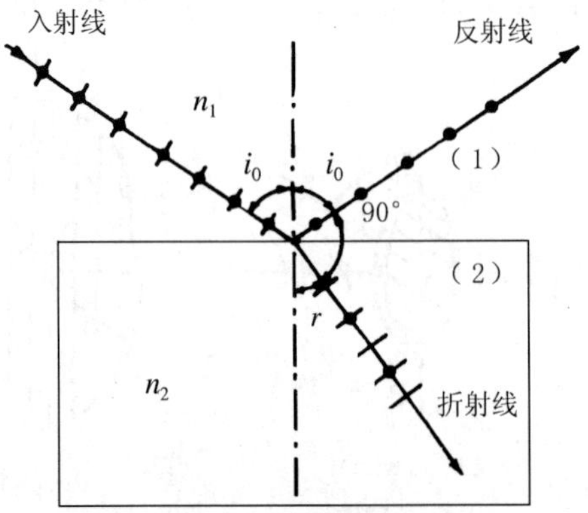

图 8-22　布儒斯特角

式（8-22）即为**布儒斯特定律**（Brewster's law），它表明，布儒斯特角 i_0 的大小仅与入射光束和折射光束所在介质的折射率有关。

虽然自然光以布儒斯特角入射时，反射光为线偏振光，但光强很弱。对于单片玻璃来说，垂直于入射面的振动成分只有 15% 被反射，且光线的行进方向发生了改变，实用上不方便，因此通常利用折射光。如前所述，空气中单片玻璃产生的折射光为部分偏振光，要得到偏振化程度更高的折射光，可将玻璃片平行地叠在一起，形成如图 8-23 所示的玻片堆。

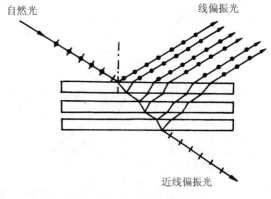

图 8-23　玻片堆起偏器

当自然光以布儒斯特角入射到玻片堆时，光线经多个界面的反射和折射，折射光中垂直入射面的分量因多次反射而减小；当玻璃片足够多时，透射光就接近线偏振光了，同时反射光的光强也得到了加强。

五、光的双折射

1. 光的双折射现象　实验发现，当将一块方解石晶体放在有字的纸面上时，晶体下面的字呈双像，如图 8-24（a）所示。为什么会出现这种现象呢？这与晶体的各向异性有关。

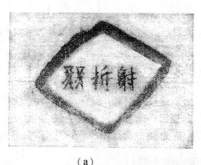

（a）

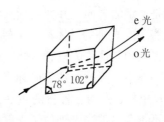

（b）

（a）双折射现象；（b）双折射现象光路图

图 8-24　方解石的双折射

当一束光线入射到各向异性的介质（如方解石晶体）上时，折射光线将分成二束，这两束光线沿略微不同的方向前进，如图 8-24（b）所示，这种现象称为**双折射**（birefringence）；其中一束折射光总是遵守折射定律，称为**寻常光**（ordinary light），简称 o 光；另一束光则不遵守折射定律，即它一般不在入射面内，当入射角 i 改变时，入射角与折射角正弦之比 $\dfrac{\sin i}{\sin r}$ 也不是恒量，这束光称为**非常光**（extra-ordinary light），简称 e 光，如图 8-25（a）所示。即便在入射角 $i = 0$ 时，寻常光沿原方向前进，非常光却一般不沿原方向前进，如图 8-25（b）所示，这时，如果将方解石以入射光为轴旋转，就会发现 o 光不动，e 光却随晶体的旋转绕 o 光转动起来。

产生双折射现象的原因是晶体对寻常光和非常光具有不同的折射率。寻常光在晶体内各方向上的折射率相等，而非常光在晶体内各方向上的折射率不同。因此，寻常光在晶体中沿各方

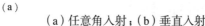

（a）任意角入射；（b）垂直入射

图 8-25　寻常光和非常光

向的传播速度相同，而非常光在晶体中沿不同方向传播时有不同的速度。

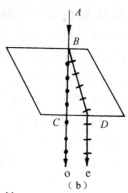

当改变入射光方向时发现，晶体内部存在某一特殊方向，在此方向上 o 光和 e 光的折射率相等，不发生双折射现象，这一特殊方向称为晶体的**光轴**（optical axis）。如图 8-26 所示的天然方解石晶体是六面棱体，棱形的顶角分别约为 78° 和 102°，从其中由三个 102° 钝角相会合的顶点 A 或 D 引出一条直线，并使其与各邻边成等角，这一直线方向就是方解石晶体的光轴方向。应注意的是，光轴标志的是一定的方向，并非仅指某特定直线。

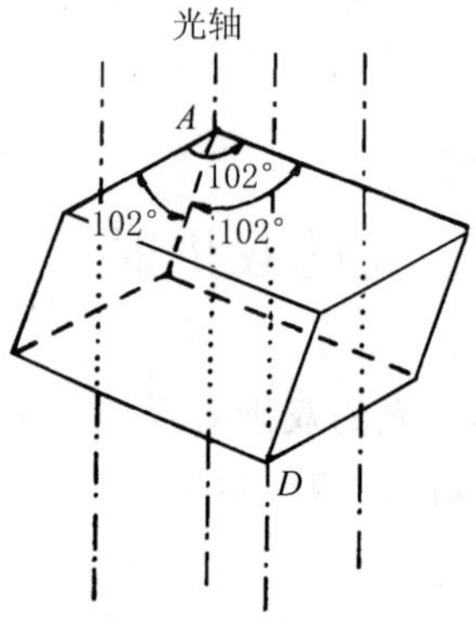

图 8-26　方解石晶体的光轴

只有一个光轴的晶体称为**单轴晶体**（uniaxial crystal）。有两个光轴的晶体称为**双轴晶体**（biaxial crystal）。这里仅讨论单轴晶体的情况。

在晶体中，光的传播方向和光轴方向组成的平面，称为该光线的**主平面**（principal plane）。显然，o 光和 e 光均有各自的主平面。一般来说，对于一束给定的入射光束，o 光和 e 光的主平面并不重合，仅当光轴位于入射面内时，这两个主平面才严格地互相重合，这个由光轴和入射晶体表面法线构成的平面称为晶体的**主截面**（principal section）。

如果用检偏器来检测 o 光和 e 光就会发现，o 光和 e 光都是线偏振光。o 光的振动面垂直于自己的主平面，e 光的振动面平行于自己的主平面，因此，当光轴在入射面内时，o 光和 e 光的振动面互相垂直，如图 8-25 所示（光轴均平行于纸面）。

2. 惠更斯原理在双折射现象中的应用　应用惠更斯原理，可以用几何作图法确定双折射晶体中 o 光和 e 光的传播方向，下面以单轴晶体中所发生的双折射现象加以说明。

如前所述，在晶体中 o 光和 e 光是以不同的速度传播的。o 光的传播速度在各个方向上相同，所以在晶体中任意一点所引起的子波波面为一球面，e 光的传播速度因方向而异，在晶体中同一点所引起的子波波面可以证明是以光轴为转轴的旋转椭球面；两光线只有在光轴方向上的速度相等，因此，上述两子波波面在光轴上相切，如图 8-27 所示。在垂直于光轴的方向上，两光线的速度差最大。用 v_o 表示 o 光的传播速度，n_o 表示其折射率；用 v_e 表示 e 光在垂直于光轴方向的传播速度，n_e 表示其在此方向上的折射率。这个折射率 n_e 称为**非常折射率**（extraordinary refractive index），e 光在其他方向上的折射率介于 n_o 和 n_e 之间。表 8-1 给出了几种晶体的折射率。

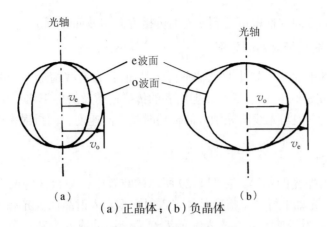

（a）正晶体；（b）负晶体

图 8-27　正、负晶体中的子波波面

表 8-1　几种晶体的折射率（对波长为 589.3 nm 的钠黄光）

晶体	n_o	n_e	$n_e - n_o$
方解石	1.658	1.486	−0.172
电气石	1.669	1.638	−0.031
白云石	1.681	1.500	−0.181
菱铁矿	1.875	1.635	−0.240
石英	1.544	1.553	+0.009
冰	1.309	1.313	+0.004

　　有些双折射晶体，$n_e > n_o$，也即 $v_e < v_o$，如图 8-27（a）所示，这类晶体称为正晶体（如石英）；另外一些晶体 $n_e < n_o$，亦即 $v_e > v_o$，如图 8-27（b）所示，这类晶体称为负晶体（如方解石）。

　　根据以上概念，在下述情况下（其中晶体光轴均在入射面内），能够用作图法求出单轴晶体中 o 光和 e 光的波面。

　　（1）倾斜入射的平面波：如图 8-28（a）所示，AC 是平面入射波的波面，当入射波由 C 传到 D 点时，自 A 向晶体内已发出球形（o 光）和椭球形（e 光）两个子波波面。这两个子波波面相切于光轴上的 G 点。从 D 点画出两个平面 DE 和 DF 分别与椭球面和球面相切于 E、F 两点。在晶体中，DE 是 e 光的新波面，DF 是 o 光的新波面。引 AE 及 AF 两线，就得到两条

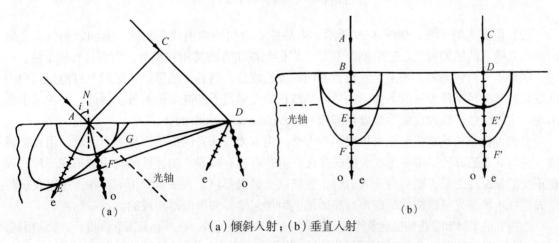

（a）倾斜入射；（b）垂直入射

图 8-28　惠更斯原理解释双折射现象

光线在晶体中传播的方向。这里可看到 e 光的传播方向与波面并不垂直。不难看出，o 光的折射率和 e 光在 AF 方向的折射率可分别用 $\dfrac{CD}{AF}$ 和 $\dfrac{CD}{AE}$ 来表示。

（2）垂直入射的平面波（晶体的光轴平行于晶面）：在有些情形下，两种光线折射后仍沿原入射方向传播，如图 8-28（b）所示。但两者的传播速度及折射率均不相等，因此，o 光和 e 光的波面并不重合，它们与光线沿光轴方向传播时具有同速度、同折射率的无双折射现象是有根本区别的。

3．偏振光的干涉

（1）椭圆或圆偏振光的获得：在图 8-29 所示的装置中，A 和 B 为两个偏振化方向正交的偏振片，C 为晶面与光轴平行的双折射晶体，入射光垂直入射晶面。光源 S 发出波长为 λ 的单色光，经偏振片 A 成为线偏振光，该光线射入 C 后，被分成 o 光和 e 光，它们的振动方向互相垂直，并沿同一方向传播，因为它们是由同一光矢量分解出来的，但具有不同的速度，因此，透过晶片之后，这两条光线就会产生一定的光程差。以 n_o 和 n_e 分别表示晶片对 o 光和 e 光的折射率，并以 d 表示晶片的厚度，则光程差为 $(n_o - n_e)d$，与此光程差相应的相位差为

$$\Delta\varphi = \frac{2\pi}{\lambda}(n_o - n_e)d = \frac{2\pi d}{\lambda}(n_o - n_e) \tag{8-23}$$

根据两个相互垂直振动的合成，若适当选择晶片的厚度，使两种光线间的相位差 $\Delta\varphi = k\pi$，k 为整数，则通过晶片后 o 光和 e 光的合成振动在一条直线上，成为线偏振光；若 $\Delta\varphi \neq k\pi$，则 o 光和 e 光的合成振动矢量的末端轨迹一般为椭圆，即产生椭圆偏振光。在特殊情况下，即当 $\Delta\varphi = (2k+1)\pi/2$，并且 o 光和 e 光的振幅相等时，就得到了圆偏振光。使 o 光和 e 光的相位改变 $k\pi$ 的晶片称为二分之一波片（$\lambda/2$ 片）；而使 o 光和 e 光的相位改变 $(2k+1)\pi/2$ 的晶片称为四分之一波片（$\lambda/4$ 片）。

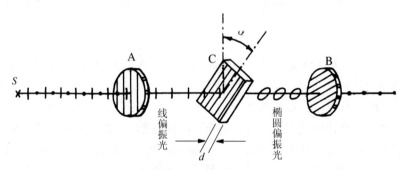

图 8-29   偏振光的干涉

（2）偏振光的干涉：如图 8-29 所示，由晶片 C 射出的两束频率相同、有固定相位差、振动面相互垂直的线偏振光经过检偏器 B 后，它们的振动方向又相互平行，因而具有相干性。

如果 S 为白色光源，则由于其包含不同的波长成分，当晶片的厚度一定时，只能使其中一些波长的光满足干涉加强的条件，而另一些波长的光满足干涉减弱的条件。因此，在视场中会出现一定的颜色，这种现象称为**显色偏振**（chromatic polarization）。

显色偏振是检验双折射现象极灵敏的方法。当 o 光与 e 光的折射率相差不大时，用直接观察 o 光与 e 光的方法很难确定双折射的存在。但若将具有微弱各向异性的物质加工成薄片，放在正交的偏振片之间，则当白光入射时，视场就会显出彩色，表示有双折射存在。用以观察各向异性标本的偏光显微镜就是在普通显微镜上附加起偏器和检偏器构成的。

偏振光的干涉和显色偏振现象除在一般工业上有广泛应用外，在药物和医学检验上也常常用到。例如，在医药实验中，用于生药切片的检查以及某些透明的生物组织切片的观察（不必染色）。

六、旋光现象

在晶体中沿光轴方向传播的光不发生双折射现象，但阿喇果（D.F.J. Arago）在研究石英晶体的双折射特性时发现，一束线偏振光沿石英晶体的光轴方向传播时其振动平面会相对原方向转过一个角度。后来在许多晶体及液体中也发现了这种现象。**线偏振光通过物质后振动面发生旋转的现象**称为**旋光现象**（optical activity）。能够使线偏振光振动面发生旋转的物质称为**旋光物质**（optically active substance）。振动面转过的角度称为**旋光角**。

旋光物质按其使线偏振光振动面旋转的方向不同可分为左、右旋两类。如图 8-30 所示，面对光的入射方向观察，使振动面逆时针旋转的物质称为左旋物质（levorotatory）；反之，则为**右旋物质**（dextrorotatory）。

实验表明，对于一定波长的单色偏振光通过旋光物质后，旋光角 φ 与光在物质中传播的距离 l 成正比，即

$$\varphi = \alpha l \tag{8-24}$$

式（8-24）中，比例系数 α 称为该物质的**旋光率**（specific rotation），它表示光线在该物质中行进单位长度后振动面转过的角度（单位为 $° \cdot mm^{-1}$），它与物质的种类和光波的波长有关。

如果旋光物质为溶液，旋光角还与溶液的浓度 c 成正比

$$\varphi = [\alpha]_\lambda^t \, cl \tag{8-25}$$

式（8-25）中浓度 c 的单位为 $g \cdot cm^{-3}$，传播距离 l 的单位为 dm，比例系数 $[\alpha]_\lambda^t$ 称为该溶液的比旋光率，单位为 $° \cdot dm^{-1} \cdot g^{-1} \cdot cm^3$，它与溶液的性质、环境温度及入射光波长有关。

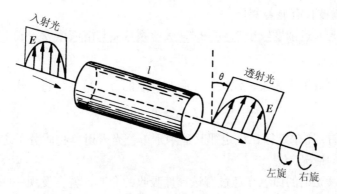

图 8-30　旋光现象

对于已知物质比旋光率的溶液，用旋光计测得线偏振光的旋光角，即可由式（8-25）方便地得出旋光性溶液的浓度，这是药物分析中常用的方法。

由于旋光率与入射光波长有关，因此，即便对于一定的旋光物质，当不同波长成分的线偏振光通过该物质时，各种波长成分的光的旋光角是不同的。因此，用旋转检偏器的方法观察白色偏振光通过旋光物质时会发现颜色变化的视场，这种现象称为**旋光色散**（rotatory dispersion）。

第四节　光的吸收和散射

除真空外，光在任何介质中传播时都会发生光束越深入物质，其强度越减弱的现象，这是由于光能一部分被物质吸收，一部分向各个方向散射所致。光的吸收、散射是光传播过程中发生的普遍现象，通过讨论这些现象，可以了解光和物质的相互作用，得到物质结构的一些信息。

一、光的吸收

所有物质对一些波长范围内的光是透明的，而对另一些波长范围内的光不透明。例如，石英对所有可见光几乎都是透明的，而对波长为 $3.5 \times 10^{-6} \sim 5.0 \times 10^{-6}\,\mathrm{m}$ 的红外光是不透明的。这说明石英对可见光范围内的光波吸收少，并且在这一范围内对各种波长光的吸收程度几乎不变，这类吸收称为一般吸收；而石英对红外光吸收的量随波长剧烈变化，这称为选择性吸收。任何物质对光的吸收都由这两类吸收组成。

光吸收的定量规律与声波吸收的定量规律类似，可写成

$$I = I_0 e^{-kl} \tag{8-26}$$

式（8-26）称为**朗伯定律**。式中，I_0、I 分别表示入射及出射单色光的强度；l 表示光在介质中传播的距离；k 称为物质的**吸收系数**（absorption coefficient），它由吸收物质的特性决定，反映了物质对光吸收的强弱。在一般吸收波段范围内，k 值很小且近似不变；在选择吸收波段范围内，k 值很大，且随波长有显著变化。

比尔还发现，光通过浓度较小的溶液时，吸收系数 k 与溶液浓度 c 成正比，即

$$k = \beta c$$

式中比例系数 β 与溶液浓度无关，仅决定于吸收物质的分子特性，将 k 代入式（8-26）得

$$I = I_0 e^{-\beta cl} \tag{8-27}$$

式（8-27）称为**朗伯 - 比尔定律**，该定律只适用于单色光入射、物质分子之间的相互作用可以忽略（即稀溶液）的情况。

如果用具有连续光谱的白色光通过有选择性吸收的介质，就会发现一些波段或波长的光被强烈吸收，形成**吸收光谱**（absorption spectrum）。

由于各种物质都有其自身的特征吸收光谱，因此，可以依据特征吸收光谱来判定介质中是否含有某种特定的物质。另外，由于光的吸收还与溶液的浓度有关，在 β 值已知的条件下，可以通过测量吸收光谱的强度计算出溶液的浓度，了解溶液中某种特定吸收基团的含量，这就是吸收光谱分析的原理。

二、光的散射

光在光学性质均匀的介质中或两种折射率不同的均匀介质的界面上无论入射、反射或折射，都仅限于在给定的方向，其他方向则光强为零。这是由于当光线在光学性质均匀（即折射率为常数）的介质中传播时，介质中各带电粒子所形成的偶极子将发射次级波，其频率与入射光频率相同，相位差保持一定，因此，它们是相干光，其叠加结果是：在与传播方向不同的一

切方向上，它们互相抵消，只剩下一条特定光线出射。

如果光线通过光学性质不均匀的物质，则情况就有所不同，这时可以从侧向看到光，这种现象就是**光的散射**（scattering of light）。散射光的出现是由于介质不均匀或均匀介质中不规则地散布着比光波波长还小的微粒，这时各个微粒所发射的次级波间没有固定的相位差，因此，叠加的结果是：在各个方向上它们并非完全抵消而是有一定的振幅，即向各个方向散射一定强度的光。

浑浊的介质就属于这种情况，例如，乳状液、悬浊液、胶体等都是这样的系统，这些系统在药物制剂中经常会遇到。光通过浑浊介质所发生的散射称为**丁达尔散射**（Tyndall scattering）。

另外，宏观上看来均匀纯净的介质，由于其分子密度的涨落，也可以引起散射，这种散射的强度远小于丁达尔散射，称为**分子散射**（molecular scattering）。分子散射的强度随温度的升高而增加。因为温度升高时，密度起伏会更显著。据此可将分子散射与外来杂质微粒产生的丁达尔散射（与温度无关）区别开来。

瑞利通过对散射现象的理论研究指出，散射光的强度与光波频率的四次方成正比，即

$$I \propto \nu^4 \propto \frac{1}{\lambda^4} \tag{8-28}$$

式（8-28）称为**瑞利定律**，只有在微粒线度小于光波波长的情况下，瑞利定律才成立。

理解了瑞利定律，很容易理解为什么早、晚的太阳呈红色，晴朗的天空呈蔚蓝色等自然现象。也不难理解为什么远距离照相或遥感技术要利用红外线。

光通过介质时，不仅介质的吸收会使透射光减弱，散射也同样会减弱透射光的强度，透射光强 I 与入射光强 I_0 的关系为

$$I = I_0 \mathrm{e}^{-(k+h)l} \tag{8-29}$$

式（8-29）中，k 为吸收系数；h 为**散射系数**（scattering coefficient）。

在很多情况下，k 和 h 两者中一个往往比另一个小得多，因而可以忽略不计，但有时必须同时考虑吸收与散射两种作用。

以上讨论的散射光其频率与入射光相同，称为**瑞利散射**（Rayleigh scattering）。还有一类散射，其散射光频率与入射光不同，称为**拉曼散射**（Raman scattering）。

拉曼散射的特点是：在散射光谱中，除了有与入射光频率 ν_0 相同的瑞利散射线，在它两侧还伴随有频率为 $\nu_0 \pm \nu_1$、$\nu_0 \pm \nu_2$、……的散射线。向长波方向延伸的称为红伴线，向短波方向延伸的称为紫伴线。伴线的光强比瑞利线弱得多。一对伴线中紫伴线又比红伴线弱得多。拉曼散射的频率是由入射光频率 ν_0 和分子固有频率 ν_1、ν_2、……叠加而成的，这些固有频率则由分子的振动能级和转动能级间的跃迁决定。因此，利用拉曼散射光谱可确定分子的特征频率以进行分子结构的分析，还可进行成分分析等。由于拉曼散射发生频率移动，可将部分在红外或远红外区域的跃迁移到易于观测的可见光范围，从而大大地简化实验条件。

过去由于很难得到高强度的单色光源，限制了拉曼光谱的应用。随着激光技术的出现，能够较方便地获得高强度、高单色性和方向性极好的光源。以强激光入射，可以使一些介质的散射过程有受激发射的性质，即散射光增强至原来的成百上千倍，光谱线变窄，这使拉曼光谱的分辨本领大大提高，可分辨一些排列紧密的转动能级跃迁，而且能显示很弱的跃迁。由于上述优点，激光拉曼光谱的应用日趋广泛。

知识拓展

全息技术

全息技术并不单指通过某种特定方法使物体成像的显像技术，而是一类能记录并再现物体真实三维影像的技术的总称。当前的全息投影技术主要发展出全息激光术、360°全息投影，空气投影与交互技术，全息幻影成像技术等多种技术。

一、全息技术的原理

全息技术一般是利用相干性较好的激光完成的。全息技术分为两步，第一步是利用干涉原理记录物体光波信息，即拍摄过程。被拍摄物体在激光辐照下形成散漫式的物光束；另一部分激光作为参考光束射到全息底片上，和物光束叠加产生干涉，把物体光波上各点的位相和振幅转换成在空间上变化的强度，从而利用干涉条纹间的反差和间隔将物体光波的全部信息记录下来；记录着干涉条纹的底片经过显影、定影等处理程序后，便成为一张全息图，或称全息照片。第二步是利用衍射原理再现物体光波信息，即成像过程。全息图犹如一个复杂的光栅，在相干激光照射下，一张线性记录的正弦型全息图的衍射光波一般可给出两个图像，即原始图像（又称初始像）和共轭图像。再现的图像立体感强，具有真实的视觉效应。全息图的每一部分都记录了物体上各点的光信息，故原则上它的每一部分都能再现原物的整个图像，通过多次曝光还可以在同一张底片上记录多个不同的图像，而且能互不干扰地分别显示出来。因此，全息技术的原理可总结为：干涉记录，衍射再现。

二、全息技术的应用

全息技术近年来已渗透到社会生活各个领域，被广泛应用于现代科学研究和工业生产，特别是在现代检测、生物工程、医药、艺术、商业、安全和现代储存技术等方面具有特殊优势。从全息显像技术到今天的全息影像已经与许多学科交叉整合，形成了全息显示、全息干涉测量、全息显微、全息存储、全息成像等技术。

临床应用

先天性色觉障碍（色盲）的表现及其矫正

先天性色觉障碍通常称为色盲，它不能分辨自然光谱中的各种颜色或某种颜色。人眼对色彩进行识别的是视网膜上感应红色、绿色、蓝色的三种视锥细胞。自然界中的任何彩色均可由红、绿、蓝三基色合成，而人眼的彩色色觉也是由红、绿、蓝三基色合成。因此，一旦视锥细胞对红色、绿色、蓝色的感应出现异常，就会导致红色色盲、绿色色盲及蓝色色盲等色盲症状。而对颜色的辨别能力差的则称色弱，色弱者，虽然能看到正常人所看到的颜色，但辨认颜色的能力迟缓或很差，在光线较暗时，有的几乎和色盲差不多或表现为色觉疲劳，它与色盲的界限一般不易严格区分，只不过轻重程度不同罢了。色盲与色弱多由先天性因素形成。

色盲矫正眼镜是用来矫正色盲的有效途径。色盲矫正眼镜就是根据色盲眼对三基色的不同光谱曲线特征研制的。首先要测出色盲眼对三基色的感光光谱，据此绘出三基色光谱曲线，然后依照补色拮抗原理，在镜片上进行特殊镀膜，产生截止波长的作用，对长波长者可透射，对短波长者发生反射。患者戴上矫正眼镜后，使三基色达到平衡，由此，眼睛观察彩色变得正常，实现了色盲矫正的目的。

习 题

8-1 在阳光充足的白天驾驶汽车，需佩戴一副什么样的眼镜以挡住部分的散射光？

8-2 波长为 690 nm 的单色光射到一双缝上，距双缝为 1.0 m 处置一光屏。如果屏上 21 个明条纹之间共宽 2.3×10^2 m，试求两缝间的距离。

8-3 用一折射率为 1.58 的云母片覆盖在双缝实验中的一条缝上，这时屏幕上零级明条纹移到原来的第六级明条纹的位置上，如果入射光波长为 550 nm，试问云母片的厚度为多少？

8-4 折射率为 1.50 的玻璃上，涂有一层厚度均匀的薄油膜（$n = 1.30$），用一平面单色光垂直投射油膜，所用光源的波长可以连续变化，在 500 nm 和 700 nm 这两个波长处观察到反射光束消失，而在这两波长之间没有其他的波长发生相消干涉，求油膜厚度。

8-5 一单色平行光垂直照射在宽为 1.0×10^{-3} m 的单缝上，在缝后放一焦距为 2.0 m 的凸透镜。已知焦平面上中央明条纹的宽度为 2.5×10^{-3} m，求入射光的波长。

8-6 一单缝宽度 $a = 2.0 \times 10^{-4}$ m，如入射光为绿光（$\lambda = 500$ nm）。试确定 $\theta = 1°$ 时在屏上所得条纹是明还是暗。

8-7 在正常照度下，人眼瞳孔的半径约为 1 mm，人眼最敏感的波长为 550 nm，求：①眼前 25 cm（明视距离）的点物在视网膜上形成艾里斑的角半径是多少？②明视距离处能够被分辨的两物点的最小距离是多少？（前房液和玻璃状液的折射率 $n = 1.336$）。

8-8 一束平行光垂直地射向具有每厘米 4000 条刻纹的光栅，所成的二级明条纹谱线与原入射方向成 30°，求该光波的波长。

8-9 玻璃的折射率为 1.50，水的折射率为 1.33，当光由玻璃射向水面反射时，起偏振角为多少度？

8-10 三个偏振片叠放起来，第一个与第三个偏振片的偏振化方向垂直，第二个偏振片的偏振化方向与其他两个偏振片的偏振化方向夹角为 45°，自然光投射，如不考虑吸收，问最后透出的光强与入射光强之比。

8-11 使自然光通过两个偏振化方向成 60° 的偏振片，设每个偏振片吸收 10% 的可通过光强，求通过两偏振片后的光强与原光强之比。

8-12 纯蔗糖在 20 ℃ 时对钠黄光的比旋光率为 66.5° · dm^{-1} · g^{-1} · cm^3。今有一不知纯度的蔗糖溶液，浓度为 20%，溶液厚度为 2.0 dm，使该线偏振光产生 25° 的转角，求该蔗糖的纯度。

（徐春环）

第九章

几何光学

几何光学（geometrical optics）是以光的直线传播为基础，以几何作图为手段，研究光在透明介质中的传播规律和成像规律的学科。几何光学不考虑光的波动性，其理论基础是光的直线传播、光的独立传播定律以及光的反射和折射定律。

本章主要讨论与医学密切相关的球面折射成像，透镜、眼睛的折射成像，以及常用光学仪器（如放大镜、显微镜等）的工作原理。

第一节 球面折射成像

光学系统基本组元形状为球面，属于球面光学系统，眼睛亦是球面光学系统。在球面光学系统中，最简单的是单球面，单球面折射成像的规律是了解各种透镜和眼睛等光学系统成像的基础。

一、单球面折射

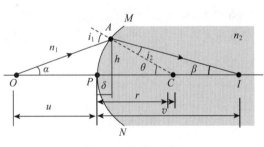

图 9-1 单球面折射

当两种透明介质的分界面是球面的一部分时，光所产生的折射现象称为**单球面折射**（single spherical refracting）。

如图 9-1 所示，有两种透明均匀介质，折射率分别为 n_1 和 n_2（设 $n_1 < n_2$），其分界面 MN 为球面的一部分，曲率中心为 C，曲率半径为 r，O 为一发光物点，通过 OC 的直线称为**主光轴**。主光轴与折射面相交于 P 点，P 点称为单球面顶点。

如果入射光线与主光轴的夹角很小，如图 9-1 中的光线 OA 与 OC 的夹角 $\alpha \approx \sin\alpha \approx \tan\alpha$，这样的光线称为**近轴光线**（paraxial ray），否则称为远轴光线。以下仅讨论近轴光线。

主光轴上自 O 点发出的近轴光线经单球面折射后与主光轴交于 I 点，I 点是物点 O 的像。O 点到 P 点的距离称为物距，用 u 表示；I 点到 P 点的距离称为像距，用 v 表示。

由于 OA 是近轴光线，故入射角 i_1、折射角 i_2 均很小，即 $\sin i_1 \approx i_1$、$\sin i_2 \approx i_2$，此时，折射定律 $n_1 \sin i_1 = n_2 \sin i_2$ 可以写为：

$$n_1 i_1 = n_2 i_2$$

由几何关系可知，$i_1 = \alpha + \theta$，$i_2 = \theta - \beta$，代入上式，整理可得

$$n_1\alpha + n_2\beta = (n_2 - n_1)\theta \tag{9-1}$$

由于 α、β、θ 都很小，则角度的弧度值和角度的正切值、正弦值均近似相等，所以有

$$\alpha = \frac{h}{u+\delta} \approx \frac{h}{u}, \quad \beta = \frac{h}{v-\delta} \approx \frac{h}{v}, \quad \theta = \frac{h}{r-\delta} \approx \frac{h}{r}$$

将上述 α、β、θ 的表达式代入式（9-1）中，并消去 h，则有

$$\frac{n_1}{u} + \frac{n_2}{v} = \frac{n_2 - n_1}{r} \tag{9-2}$$

式（9-2）称为**单球面折射成像公式**，它适用于一切凸、凹球面。在应用此公式时 u、v、r 要遵守如下符号规则：实物、实像的 u、v 取正，虚物、虚像的 u、v 取负；凸球面迎着入射光线 r 为正，凹球面迎着入射光线 r 为负。

何谓实物、虚物、实像、虚像？对于所讨论的折射面：如果入射光束相对折射面是发散的，则相应的发光点称为**实物**；若入射光束是会聚的，则其延长线的交点称为**虚物**；如果折射光束是会聚的，则会聚点为**实像**；如果折射光束是发散的，则其反向延长线的交点称为**虚像**。

在图 9-2 (a) 中，O_1 为实物（发散的入射光束的顶点），u_1 取正值；I_1 为虚像（发散的折射光束的顶点），v_1 取负值；凹球面对着入射光线，曲率半径 r_1 取负值。在 9-2 (b) 中，O_2 为虚物（会聚的入射光束的顶点），u_2 取负值；I_2 为实像（会聚的折射光束的顶点），v_2 取正值；凸球面对着入射光线，曲率半径 r_2 取正值。

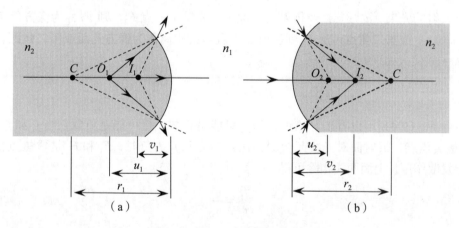

图 9-2　物距、像距和曲率半径

 知识拓展

几何光学中的"符号规则"

本书采用的符号规则简单易行，而应用光学中则常用以下符号规则。

先选择一定的基准点和基准线，如单球面，选球面顶点为基准点，以主光轴为基准线。假设光自左向右传播为正，距离的正负规定如下：

垂轴距离：以光轴为基准，光轴之上线段为正，之下为负；穿越光轴的，自下而上取正，自上而下取负。如图1，y 为正，y' 为负。

沿轴距离：以基准点为原点，基准点到光线与光轴的交点（如图1物距 l，像距 l'）或基准点到曲率中心（如图1的 r），若与入射光方向相同为正，相反取负。

根据此符号规则，单球面折射成像公式表示为：$\dfrac{n'}{l'} - \dfrac{n}{l} = \dfrac{n'-n}{r}$

此符号规则的优点是根据物距、像距的正负就能确定物、像在光学系统的左侧还是右侧；根据曲率半径的正负可确定入射光线正对凹球面还是凸球面；根据物高、像高的正负可以判断物体经过光学系统所成的像是倒立还是正立。

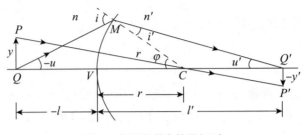

图1　应用光学中符号规则

下面利用式（9-2）讨论物点在主光轴上的两种特殊情况。

当点光源位于主光轴上某点 F_1 处时，若它发出的光束经折射后变为平行光束，即 $v \to \infty$，则 F_1 称为**物方焦点**（focus in object space）或**第一焦点**，从 F_1 到折射面顶点 P 的距离称为**物方焦距**或**第一焦距**，用 f_1 表示。将 $v \to \infty$ 代入式（9-2）可得

$$f_1 = \frac{n_1}{n_2 - n_1} r \tag{9-3}$$

如果平行入射的光束（$u \to \infty$）经折射后成像于主光轴上一点 F_2，则 F_2 称为**像方焦点**（focus in image space）或**第二焦点**，从 F_2 到折射面顶点 P 的距离称为**像方焦距**或**第二焦距**，用 f_2 表示。将 $u \to \infty$ 代入式（9-2）可得

$$f_2 = \frac{n_2}{n_2 - n_1} r \tag{9-4}$$

从式（9-3）和（9-4）可以看出，焦距 f_1 和 f_2 可能是正数，也可能是负数，当 f_1 和 f_2 为正时，F_1 和 F_2 是实焦点，折射面对光线起会聚作用；当 f_1 和 f_2 为负时，F_1 和 F_2 是虚焦点，折射面对光线起发散作用。上面两式相除可得

$$\frac{f_1}{f_2} = \frac{n_1}{n_2}$$

通常，两种介质折射率不相等，即 $n_1 \neq n_2$，因此，对于同一折射面而言，它的两个焦距不相等。

若球面的曲率半径 r 越大，两种介质折射率差值越小，则焦距 f_1 和 f_2 就越长，球面的折射本领就越差。因此，可用式（9-2）右端的 $(n_1 - n_2)/r$ 来表示球面的折射本领，称为折射面的**焦度**（focal power）或**屈光力**（refractive power），用 Φ 表示，单位是屈光度（diopter，D），$1\,D = 1\,m^{-1} = 100$ 度。

$$\Phi = \frac{n_1}{f_1} = \frac{n_2}{f_2} = \frac{n_2 - n_1}{r}$$

折射面的焦度与折射面的曲率半径成反比，与两侧介质的折射率 n_2、n_1 之差成正比。若 Φ 越大（即 f_1 和 f_2 越短），则折射本领越强，反之越弱。

[例 9-1] 某种液体（$n_1 = 1.3$）和玻璃（$n_2 = 1.5$）的分界面为球面。在液体中有一个物体放在这个折射面的主光轴上离球面 39 cm 处，并在球面前 30 cm 处成一虚像。求该折射球面的曲率半径，并指出哪一种介质处于球面的凹侧。

二、共轴球面系统

如果折射球面有两个或两个以上，而且这些折射面的曲率中心都在一条直线上，那么它们就组成了一个**共轴球面系统**（coaxial spherical system），这一直线称为共轴球面系统的**主光轴**（primary optic axis）。

在共轴球面系统中求物体的成像时，可依据单球面成像公式并采用逐次成像法求得。即将前一个折射面所成的像，作为相邻的后一个折射面的物，依次应用单球面成像公式，直到求出最后一个折射面所成的像为止。在应用逐次成像法时必须注意：当前一个折射球面的像作为后一个折射球面的物时，要判断物的虚实。

[**例 9-2**] 如图 9-3 所示，一空气中的玻璃球（$n = 1.5$）的半径为 10 cm，一点光源放在球前 40 cm 处，求近轴光线通过玻璃球后所成的像。

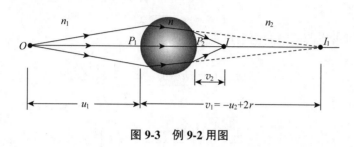

图 9-3　例 9-2 用图

第二节　透　镜

透镜（lens）是用均匀透明物质制成的，具有两个折射面的共轴光学系统，这两个折射面中至少有一个是曲面。常用透镜的两个折射面都是球面，称为球面透镜，简称透镜。中央比边缘厚的透镜称为**凸透镜**（convex lens）；中央比边缘薄的透镜称为**凹透镜**（concave lens）。如果透镜中央部分的厚度（两折射面顶点的间隔）与两折射面的曲率半径相比可以忽略，这种透镜称为**薄透镜**（thin lens），否则称为**厚透镜**（thick lens）。

一、薄透镜成像公式

如图 9-4 所示，设折射率为 n 的薄透镜置于折射率为 n_1 和 n_2 的两种介质界面处，从主光轴上物点 O 发出的光经透镜折射后成像于 I 处，以 u_1、v_1、r_1 和 u_2、v_2、r_2 分别表示第一折射面和第二折射面的物距、像距及曲率半径；以 u、v 分别表示透镜的物距和像距。因薄透镜的厚度可忽略不计，则 $u_1 \approx u$，$v_1 \approx -u_2$，$v_2 \approx v$。将它们分别代入式（9-2），得

$$\frac{n_1}{u} + \frac{n_2}{v_1} = \frac{n - n_1}{r_1}, \quad -\frac{n}{v_1} + \frac{n_2}{v} = \frac{n_2 - n}{r_2}$$

两式相加整理后得

$$\frac{n_1}{u} + \frac{n_2}{v} = \frac{n - n_1}{r_1} - \frac{n - n_2}{r_2} \tag{9-5}$$

式（9-5）称为**薄透镜折射成像公式**。公式中 u、v、r_1、r_2 的正、负号仍然遵守前面所述单球面折射成像的符号规则。式（9-5）对各种形状的凸、凹薄透镜均适用。

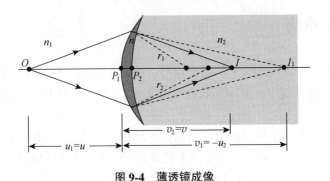

图 9-4　薄透镜成像

薄透镜的焦度（屈光力）为

$$\Phi = \frac{n-n_1}{r_1} - \frac{n-n_2}{r_2}$$

由式（9-5）可求出薄透镜的两个焦距分别为

$$f_1 = \frac{n_1}{\Phi} = \left[\frac{1}{n_1}\left(\frac{n-n_1}{r_1} - \frac{n-n_2}{r_2}\right)\right]^{-1}$$

$$f_2 = \frac{n_2}{\Phi} = \left[\frac{1}{n_2}\left(\frac{n-n_1}{r_1} - \frac{n-n_2}{r_2}\right)\right]^{-1}$$

若薄透镜前后介质的折射率相同，即薄透镜处在折射率为 n_0 的某种介质中，则 $n_1 = n_2 = n_0$，式（9-5）可简写为

$$\frac{1}{u} + \frac{1}{v} = \frac{n-n_0}{n_0}\left(\frac{1}{r_1} - \frac{1}{r_2}\right)$$

实际上，薄透镜通常都放置在空气中，如图 9-5 所示，此时 $n_0 = 1$，所以式（9-5）又可简写为

$$\frac{1}{u} + \frac{1}{v} = (n-1)\left(\frac{1}{r_1} - \frac{1}{r_2}\right) \tag{9-6}$$

可见，置于空气中的薄透镜焦度为

$$\Phi = (n-1)\left(\frac{1}{r_1} - \frac{1}{r_2}\right)$$

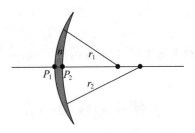

图 9-5　放置在空气中的薄透镜

此时，第一焦距和第二焦距相等，用 f 表示，即

$$f = f_1 = f_2 = \left[(n-1)\left(\frac{1}{r_1} - \frac{1}{r_2}\right)\right]^{-1}$$

将 f 代入（9-6）式，得到在**空气中放置的薄透镜折射成像公式**的高斯形式：

$$\frac{1}{u} + \frac{1}{v} = \frac{1}{f} \tag{9-7}$$

此式是薄透镜成像的常用公式，也称高斯公式。

显然，放置在空气中的薄透镜，焦距与焦度互为倒数，即 $\Phi = 1/f$。当焦距以米为单位时，焦度单位仍是屈光度 D，焦度为正值表示其为凸透镜（会聚镜），焦度为负值表示其为凹透镜

（发散镜）。1 D = 1 m^{-1} = 100 度。

二、薄透镜的组合

两个或两个以上薄透镜组成的共轴系统，称为薄透镜组合，简称**透镜组**。物体通过透镜组后所成的像，可以利用薄透镜公式，采用逐次透镜成像法求出，即先求第一透镜所成的像，将此像作为第二透镜的物，求出第二透镜所成的像，以此类推，直到求出最后一个透镜所成的像，此像就是物体经过透镜组后所成的像。

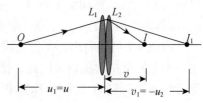

图 9-6　薄透镜组合

最简单的透镜组是由两个薄透镜紧密贴合在一起组成的，将这样的透镜组放置于空气中，如图 9-6 所示。设两个透镜焦距分别为 f_1 和 f_2，透镜组物距为 u，像距为 v，物体经过透镜 L_1 成像在 I_1 处，相应的物距和像距为 u_1 和 v_1，并且 $u_1 = u$，由薄透镜公式（9-7）得

$$\frac{1}{u} + \frac{1}{v_1} = \frac{1}{f_1}$$

对于第二个透镜，$u_2 = -v_1$，$v_2 = v$，同理得

$$-\frac{1}{v_1} + \frac{1}{v} = \frac{1}{f_2}$$

两式相加，得

$$\frac{1}{u} + \frac{1}{v} = \frac{1}{f_1} + \frac{1}{f_2}$$

所以透镜组的等效焦距 f 为

$$\frac{1}{f} = \frac{1}{f_1} + \frac{1}{f_2}$$

即紧密接触透镜组的等效焦距的倒数等于组成它的各透镜焦距的倒数之和。如果以 Φ_1、Φ_2、Φ 分别表示第一透镜、第二透镜和透镜组的焦度，它们之间的关系为

$$\Phi = \Phi_1 + \Phi_2$$

这一关系常被用来测量透镜的焦度。

三、厚透镜

厚透镜和薄透镜一样，也是包含两个折射球面的共轴系统，不同的是两折射面顶点之间的距离较大，不能忽略。厚透镜成像可以利用逐次成像法，也可以利用三对基点（cardinal points）。利用三对基点不仅可以简化厚透镜的成像过程，还可以简化任何复杂的共轴球面系统的成像过程，并有助于了解整个共轴球面系统的特点。三对基点包括一对焦点、一对主点、一对节点。

1. 一对焦点　如图 9-7 所示，若主光轴上某点发出的光线 1 通过厚透镜折射后变成平行于主光轴的光线，则这一点称为厚透镜的第一焦点 F_1。若平行于主光轴的光线 2 通过厚透镜折射后与主光轴交于点 F_2，则 F_2 称为第二焦点。分别通过两焦点并垂直于主光轴的平面称为第一和第二焦平面。

2．一对主点   在图 9-7 中，通过 F_1 的入射线 1 的延长线和它经厚透镜后的出射线的反向延长线（图中虚线）相交于点 B_1，通过 B_1 点做垂直于主光轴的平面，此平面与主光轴交于点 H_1，点 H_1 称为厚透镜的第一主点。同样，平行于主光轴的入射线 2 的延长线与经过厚透镜的出射线的反向延长相交于点 A_2，过点 A_2 做垂直于主光轴的平面，此平面与主光轴交于点 H_2，点 H_2 称为厚透镜的第二主点。平面 $B_1H_1A_1$ 称为第一主平面，$B_2H_2A_2$ 称为第二主平面。

由图 9-7 可以看出，不管光线在折射系统中经过怎样的曲折路径，但在效果上只相当于在主平面上发生一次偏折。因此，把 F_1 到 H_1 的距离称为第一焦距 f_1，物体到第一主平面的距离称为物距，F_2 到 H_2 的距离称为第二焦距 f_2，像到第二主平面的距离称为像距。

3．一对节点   在厚透镜的主光轴上还有两个特殊的点 N_1 和 N_2，它们类似薄透镜的光心。当光线以任意角度入射到 N_1 时，折射光都将以同样的角度从 N_2 射出，即射到 N_1 点的入射光线，由 N_2 点射出，无方向变化，仅有平移，如图 9-8 所示，N_1 和 N_2 分别称为厚透镜的第一节点和第二节点。

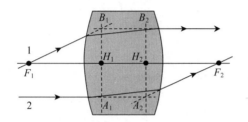

图 9-7   一对焦点和一对主点

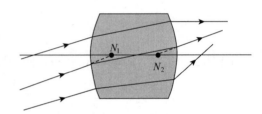

图 9-8   一对节点

当三对基点在厚透镜主光轴上的位置已知时，根据三对基点的特性，可以利用下列三条光线中的任意两条，求出物体通过系统折射后所成的像。厚透镜的三条光线如图 9-9 所示：①平行于主光轴的光线 1 在第二主平面折射后通过第二焦点 F_2 射出；②通过第一节点 N_1 的光线 2 从第二节点 N_2 平行于入射光方向射出；③通过第一焦点 F_1 的光线 3 在第一主平面折射后平行于主光轴射出。

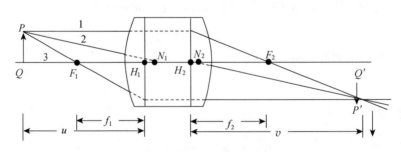

图 9-9   厚透镜作图法成像

三对基点的位置取决于光学系统的具体条件。对于厚透镜，如果两侧的折射率相同（如厚透镜处于空气中），则第一焦距等于第二焦距，即 $f = f_1 = f_2$，在这种情况下，物距 u、像距 v、焦距 f 的关系等同于薄透镜成像公式：

$$\frac{1}{u} + \frac{1}{v} = \frac{1}{f}$$

式中 u、v、f 以相应的主平面为起点进行计算。

对于单球面和薄透镜也有三对基点，单球面的两主点重合在单球面的顶点 P 上，两节点重合在单球面的曲率中心 C 点上；而薄透镜两主点和两节点均重合于光心处。

四、柱面透镜

薄透镜的两个折射面如果不是球面，而是圆柱面的一部分，这样的透镜称为**柱面透镜**（cylindrical lens）。如图 9-10 所示，柱面透镜的两个折射面可以一面是圆柱面，一面是平面，也可以两个面都是圆柱面。与透镜类似，柱面透镜也有凸、凹两种形式。

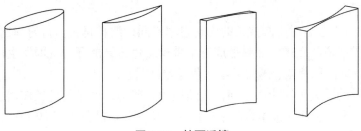

图 9-10 柱面透镜

通常将包含主光轴的平面称为**子午面**，子午面与折射面之间的交线称为**子午线**。

如果折射面在各个方向上的子午线曲率半径不相同，这种折射面为**非对称折射面**，由这种折射面组成的共轴系统称为**非对称折射系统**。非对称折射系统对沿各个子午面通过的光线的折射本领不同，因此，主光轴上的点光源发出的光束经此系统折射后不能形成一个点像，这是柱面透镜的成像特点。如图 9-11 所示的柱面透镜在水平方向焦度最大，且为正值，对光线起会聚作用；在竖直方向的焦度为零，折射光线不改变方向，所以，点状物体经这样的柱面透镜后形成的像为一条竖直直线 $I_1I_2I_3$。

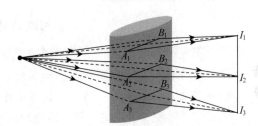

图 9-11 柱面透镜成像

五、透镜的像差

由于各种原因，由物体发出的光线经透镜折射后所成的像与物体有偏差，这种现象称为透镜的**像差**（aberration）。产生像差的原因多种多样，这里仅简单介绍**球面像差**（spherical aberration）和**色像差**（chromatic aberration）。

1．球面像差 主光轴上，物点发出的远轴光线和近轴光线经透镜折射后不能会聚于一点的现象，称为球面像差，简称球差。如图 9-12（a）所示，近轴光线经透镜中央的折射能力弱，会聚在 I 处；远轴光线经透镜边缘折射能力强，成像在 I' 处。显然，近轴光线和远轴光线通过透镜后不能会聚于一点，点物的像是一个圆斑，这就是球差造成的结果。

消除或减少球面像差的方法主要有两种。一种方法是：在透镜前加一光阑以阻止远轴光线通过，只使近轴光线通过，如图 9-12（b）所示。这种方法的缺点是减少了部分入射光线，亮度略有下降。另一种方法是：配一适当的发散透镜与其密接，由于发散透镜的边缘部分比中间

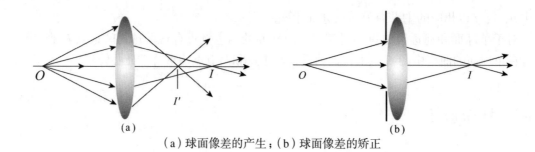

（a）球面像差的产生；（b）球面像差的矫正

图 9-12　球面像差及其矫正方法

部分发散能力更强，使得它与会聚透镜的球面像差相反，二者相互抵消，这种方法的缺点是使透镜的焦度略有下降。

2. 色像差　由于透镜对不同波长的光折射率不同，波长越长，折射率越小，因此，白光经透镜后就不能成清晰的点像，而是形成一个带有彩色边缘的环带（即发生色散），这种现象称为透镜的**色像差**，简称**色差**。透镜越厚，色像差越明显。

由于不同材料的透镜色散能力不同，且凸透镜和凹透镜产生的色散作用正好相反，因此，常将不同材料的凸透镜和凹透镜组合起来。例如，冕牌玻璃的色散能力较火石玻璃弱，用冕牌玻璃的凸透镜与火石玻璃的凹透镜组成复合透镜，可使通过凸透镜产生的色散大部分为凹透镜所抵消，从而达到消除色差的目的。

🔬 临床应用

人眼的色差与红绿视标法

眼睛作为共轴球面系统，存在色差。对于正视眼，波长为 555 nm 的黄绿光能很好地聚焦在视网膜上，而短波（如绿光）焦点位于视网膜之前，长波（如红光）焦点位于视网膜之后。利用这一特点，医学上用"红绿视标"法为患者验光，以确定被检者是否患近视、远视，并测定近视、远视所戴矫正眼镜的屈光度是否合适。具体操作为：①先客观检查并初步矫正，再主观验光——红绿视标精确验光。②让被检眼观看红底黑字和绿底黑字两个视标，若红视标的字相对清楚，说明轻度近视，应在眼前加适当的负球镜；若绿视标的字相对清楚，说明轻度远视，应在眼前加适当的正球镜；若红绿视标一样清楚，说明此时的球镜度数基本合适。

第三节　眼　睛

案例　9-1

对于正视眼，游泳时如果不戴泳镜，水下世界将一片模糊。

问题：

1. 为什么会出现这种现象？

2. 高度近视的人在水下能看清物体吗？

眼睛作为人体的视觉器官，是一架精密的光学仪器。

一、眼的光学结构

图 9-13 是眼球的剖面示意图，下面对眼球结构及各部分的功能做简单介绍。

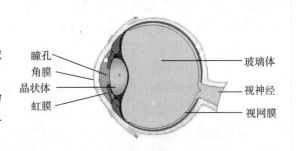

角膜：眼球外层前面凸出的透明薄膜称为角膜，其余不透明部分称为巩膜。角膜是外界光线进入眼睛的门户，其折射率为 1.376。

前房：角膜的后面是前房，前房充满透明的液体称为房水，折射率为 1.336。

图 9-13　眼球的结构

虹膜：房水的后面是虹膜。虹膜的中央有一圆孔称为瞳孔，瞳孔的大小可随外界光强而变化，用于调控进入眼内的光量，似照相机的光圈，起到光阑的作用。

晶状体：虹膜的后面是晶状体，它是一种透明而富有弹性的组织，折射率约为 1.406。其外形似双凸透镜，弯曲程度可随睫状肌收缩和松弛而变化。

玻璃体：即充满晶状体和视网膜之间的折射率为 1.336 的透明胶状物，玻璃体也称后房。

视网膜：眼球的内层称为视网膜，是光线成像的地方，上面分布着大量的视细胞（也称感光细胞），感光细胞感知光后，通过视神经将成像的信息传递给大脑，产生视觉。视网膜上正对瞳孔的地方有一直径为 2 mm 的黄色区域，称黄斑。黄斑中央有一凹形区域称中央凹，视觉最灵敏，眼球会自发转动，以保证被观察的物体所成的像恰好在黄斑中央凹处，从而获得清晰的像。

从几何光学的角度来看，人眼是由多种介质组成的共轴球面系统，这个系统的像只能成在视网膜上。根据古氏（Gullstrand）对眼睛三对基点的计算，如图 9-14 所示，第一主点 H_1 和第二主点 H_2 靠得很近，第一节点 N_1 和第二节点 N_2 靠得也很近，三对基点的位置和单球面接近，因此常常把眼睛进一步简化为单球面折射系统，称为**简约眼**（reduced eye），如图 9-15 所示。简约眼的单球面位置接近角膜，它的曲率半径在眼睛处于完全放松状态时为 5 mm，介质折射率为 1.33，由此得出的焦距为：$f_1 = 15$ mm、$f_2 = 20$ mm。

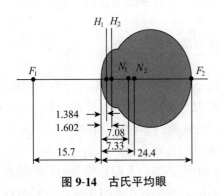

图 9-14　古氏平均眼

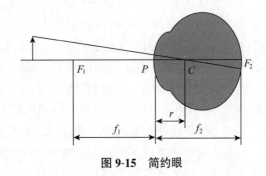

图 9-15　简约眼

二、眼的调节

眼睛通过睫状肌的收缩与松弛来改变晶状体的曲率半径，从而控制晶状体的焦度（改变整个眼屈光系统的焦度），使得远近不同的物体都能成像于视网膜上，这个过程称为**眼的调节**（accommodation of eye）。眼的调节有一定的限度，当观察远处的物体时，眼睛处于松弛状态，在眼睛完全松弛时（即不调节时）所能看清的最远处物体与眼睛之间的距离称为**远点**（far point)，视力正常的人的远点在无穷远，即平行光线刚好会聚在视网膜上。当观察近处的物体时，睫状肌处于收缩状态，晶状体的曲率半径随之减少，眼睛的焦度增大。若物体距离眼睛太近，眼睛调节后也未必能看清物体，在眼睛处于最大调节状态时能看清的物体与眼睛之间的距离称为**近点**（near point）。视力正常的人的近点为 10 ~ 12 cm。

观察近处物体时，不易引起眼睛过度疲劳的最适宜距离为眼前 25 cm 左右，这个距离称为视力正常人的**明视距离**（distance of distinct vision）。

近视眼的远点比正常眼近，远视眼的近点则比正常眼远。在人的一生中，眼的调节范围并非一成不变，一般来说，随着年龄的增长，调节能力逐渐变弱。例如，儿童期，近点在眼前 7 ~ 8 cm 处，远点在无穷远，此时眼的调节范围最大；到了中年期，近点约在眼前 25 cm 处，到了老年，近点将移到眼前 1 ~ 2 m 处，远点则移到眼前几米处，此时眼的调节范围很小，即老花了。

三、眼的分辨本领及视力

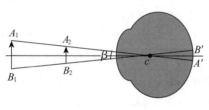

图 9-16　视角

1．视角　物体在视网膜上所成像的大小取决于视角，何谓视角？从物体的两端射到眼中节点光线所夹的角度称为**视角**（visual angle）。若视角越大，所成的像越大，眼睛就越能看清楚物体。如图 9-16 所示，有两个大小不同的物体 A_1B_1 和 A_2B_2，由于它们对眼所张的视角相同，因此在视网膜上所成的像一样大，均为 $A'B'$，视角用 β 表示，其大小为

$$\beta = \frac{AB}{u} = \frac{A'B'}{v}$$

式中，AB 为物高，u 为物体到眼节点的距离，$A'B'$ 为像高，v 为像到眼节点的距离。因此，视角的大小与物体的大小、物体到眼睛的距离有关。

通常把刚好能分辨的两物点对眼节点所张的视觉称为**最小视角**（β_{min}），β_{min} 是一个临界值，小于 β_{min} 的两物点人眼无法分辨。

2．眼的分辨本领　最小视角反映了人眼的分辨本领。最小视角越小，眼的分辨本领越强；反之越弱。眼的分辨本领有一定的极限，该极限受两个因素的制约：其一是光的衍射（光通过瞳孔时将发生衍射），若两物点太近，则视网膜上两个像斑重叠过多而无法区分；其二是生理因素，当两个像斑落在相邻的两个视细胞上，人眼则无法感知为两个像点，而是看成一个大的斑点，只有当两个像斑所落的两个视细胞之间至少间隔一个视细胞，人眼才能分辨是两像点。

实验证明，视力正常的眼睛最小视角约为 1′，与之对应，在明视距离处眼睛能分辨两物点之间的最短距离约为 0.1 mm，这也是判别视力正常与否的分界线。

3．视力　眼睛识别目标物体的能力称为**视力**（visual acuity），又称视敏度。显然，最小视角越小，眼的分辨本领越强，视力将越好。视力的表示方法有：①倒数表示法（国际标准）；②对数表示法（国家标准）。

倒数表示法：用最小视角的倒数来表示视力

$$V_S = \frac{1}{\beta_{min}}$$

式中，最小视角以分（′）为单位。例如，最小视角为 10′，相应的视力为 0.1，若最小视角为 0.5′，相应的视力为 2.0。国际标准视力表就是根据这种原理制成的。

对数表示法：采用五分法记录视力，其优点是视力的分级更为精细。

$$V_L = 5 - \lg \beta_{\min}$$

若最小视角为 10′，相应的视力为 4.0；若最小视角为 0.5′，相应的视力为 5.3。根据此原理制成了国家标准对数视力表。

图 9-17 为视力表（部分），由 14 行"E"字所组成，各行"E"字大小不同，且同一行"E"字的开口方向不同。被检查者站在距离表 5 m 远处，这时各行"E"字开口处的相邻两笔对眼的视角各不相同，被检者自上而下说出"E"字开口方向，直到无误的最后一行为止，该行所表示的视力就是被检者的视力（注意检查时要有适当的照明）。

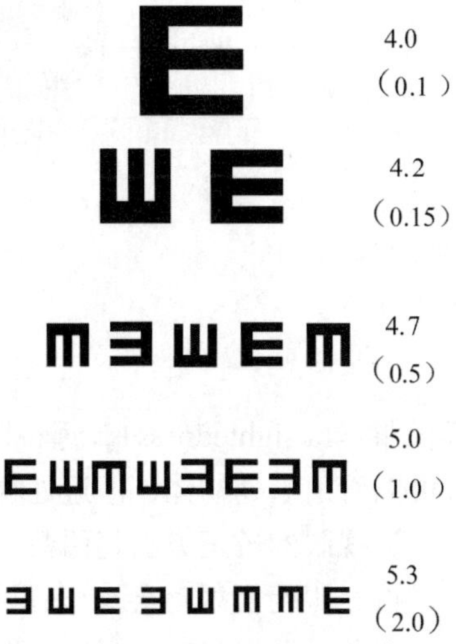

4.0
（0.1）

4.2
（0.15）

4.7
（0.5）

5.0
（1.0）

5.3
（2.0）

图 9-17　视力表

四、眼的屈光不正及矫正

正常眼在无须调节的情况下，就可使来自远处物体的平行光聚焦在视网膜上，从而看清远处的物体，对于近处的物体，只要距离不小于近点距离，经过调节，也可以看清，这样的眼睛称为**正视眼**，如图 9-18 所示。若眼不调节时，平行光线不能聚焦在视网膜上，则称为**非正视眼**（**屈光不正眼**），非正视眼包括近视、远视和散光三种。人到中老年，由于晶状体弹性丧失或减弱，调节能力变差，看近物能力减弱而成为老花眼的现象是一种自然规律。

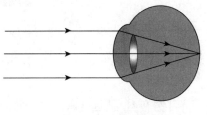

图 9-18　正视眼

1．近视眼及其矫正　若角膜、晶状体曲率半径过小（折光本领过强），或眼轴过长，使来自远处物体的平行光线在视网膜前已聚焦，此后光线又开始分散，到达视网膜时形成扩散光斑，以致视物模糊，如图 9-19（a）所示，这种眼称为**近视眼**（myopia）。近视眼看不清远处的物体，需要把物体移近到眼前某一位置才能看清，可见，近视眼的远点不在无穷远处。与正视眼相比较，近视眼的远点近移，近点则更近一些。

近视眼的矫正方法是佩戴一副适当焦度的凹透镜，使光线在射到眼睛前经凹透镜适当发散，再经眼睛折射后会聚在视网膜上成一清晰像，如图 9-19（b）所示。即所配的凹透镜能使无穷远处的平行光线成一虚像在近视眼的远点处。根据逐次成像法，这一虚像作为近视眼的物，该虚物不用眼睛调节就可成像在网膜上，使人能看清物体。

［**例 9-3**］已知某近视眼的远点在眼前 1 m 处，今欲看清远处物体，则应佩戴多少度的眼镜？

2．远视眼及其矫正　若角膜、晶状体的曲率半径过大（折光本领过弱），或眼轴过短，以致观看远物时，如果不调节，平行光线射入眼后只能会聚在视网膜后面某处，即光线在到达视网膜时尚未聚焦，视网膜上形成模糊的像，引起视觉不清，如图 9-20（a）所示，这种眼称为

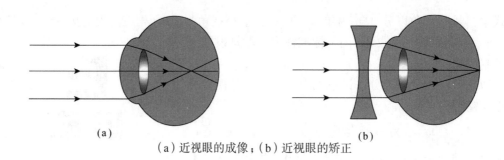

（a）近视眼的成像；（b）近视眼的矫正

图 9-19   近视眼及其矫正方法

远视眼（farsightedness）。远视眼在不调节时既看不清远处物体，也看不清近处物体；经过调节可以看清远处物体，但近处物体仍然看不清，远视眼近点距离大于正视眼。

远视眼的矫正方法是佩戴一副适当焦度的凸透镜，让平行光线进入眼睛之前先经凸透镜会聚，再经眼睛折射后会聚于视网膜上，如图 9-20（b）所示。由于远视眼的近点较正视眼远一些，因此，远视眼在看眼前较近的物体时，所选择的凸透镜必须将此物体的虚像成在远视眼的近点处。

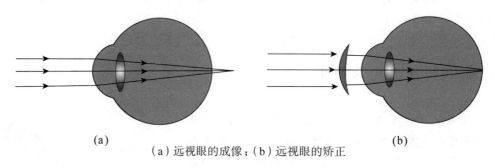

（a）远视眼的成像；（b）远视眼的矫正

图 9-20   远视眼及其矫正方法

[**例 9-4**] 某远视眼患者的近点距离为 50 cm，要看清眼前 10 cm 处的物体，应佩戴怎样的眼镜？

3. 散光眼及其矫正   无论近视眼还是远视眼，其角膜和晶状体各折射面是球面的一部分，眼睛属于对称的球面系统，由点光源发出的光线，经眼睛折射后能相交于一点，只是像没有正好落在视网膜上。若构成眼球的各折射面（多发生于角膜处）在不同方向的子午线半径不相等，则由物点发出的入射到眼睛的光线在视网膜上不能会聚，即发生像散，造成视物不清或视物变形，这种眼称为**散光眼**（astigmatism）。散光眼是非对称的折射系统，图 9-21 为散光眼成像示意图，设眼球纵向子午线的半径最短，横向子午线的半径最长，其他子午线的半径介于两者之间。当来自远处物体的平行光线经眼球折射后，沿纵向子午面方向的光线会聚于 I_V 处，沿横向子午面方向的光线会聚于 I_H 处，沿其他子午面方向的光线会聚于 I_V 和 I_H 之间，在 I_V 和 I_H 处，点物的像是一条直线，而在 I_V 和 I_H 之间的不同位置，点物的像是大小不同的椭圆或者圆。由此可见，散光眼对任何位置的点物均不能产生点像，故看物体时模糊不清。

散光眼的矫正方法是佩戴适当焦度的柱面透镜，镜轴平行于正常子午面，这是由于柱面透镜沿轴线方向子午面的入射光无折射，沿垂直于轴线方向子午面的入射光会发生折射，以矫正屈光不正子午线的焦度。散光有近视散光和远视散光之分，因此配用的眼镜是由柱面透镜或球面 - 柱面透镜组成。

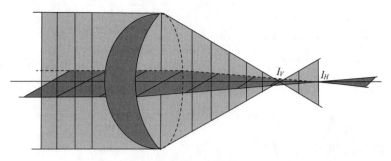

图 9-21　散光眼

第四节　几种医用光学仪器

案例 9-2

　　男患者，68 岁，腹痛、乏力、消瘦、便鲜血半年。查体：一般状态差，消瘦体质，结膜苍白，左下腹部可触及一肿块，大小约 5 cm，质地韧，无压痛，活动度欠佳。结肠镜示：乙状结肠处可见一肿物，表面糜烂、坏死，内镜不能通过。病理检查回报示：腺癌。

　　问题：

　　1. 肠镜检查依据的物理成像原理是什么？

　　2. 医用内镜用作体内病理检查有什么优势？

　　3. 医用内窥镜的临床应用有哪些？

　　放大镜是日常生活中常用的助视仪器，也是其他助视仪器的基础；显微镜是生物学和医学中广泛使用的放大倍数更高的助视仪器。

一、放大镜

　　当人们为了看清楚微小物体或物体的细节时，常把物体移近眼睛以增大视角，使物体在视网膜上产生一较大的像。但当物体过于微小时，就需要将物体移到人眼的近点以内，而此时物体离眼太近，受到眼睛调节能力的限制而又看不清楚。可见，要使人眼能看清物体，既要使物体对眼睛有足够大的视角，又要有合适的距离。为了解决这一问题，可在眼前放一凸透镜，这样就可以增大物体对人眼的视角，从而达到看清细节的目的，此凸透镜称为**放大镜**（magnifier）。

　　使用放大镜时，常常将物体放在放大镜焦点内，靠近焦点处，使物体经放大镜折射后形成正立放大的虚像。

　　在图 9-22（a）中，物体直接放在明视距离处对眼睛所张的视角为 β；利用放大镜观察同一物体时，视角增大为 γ，如图 9-22（b）所示。这两个视角的比值称为放大镜的**角放大率**（angular magnification），用 α 表示，即

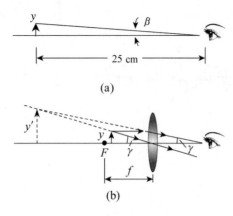

（a）物体在明视距离处对眼睛所张视角；
（b）放大镜的原理

图 9-22　放大镜原理

$$\alpha = \frac{\gamma}{\beta}$$

因为物体长度（线度）很小，所以视角 β、γ 也很小，故可以用其对应的正切值之比来表示放大镜的角放大率，即

$$\alpha = \frac{\tan \gamma}{\tan \beta} = \frac{y/f}{y/25} = \frac{25}{f}$$

式中 f 为放大镜的焦距，单位为 cm。该式表明，放大镜的角放大率与它的焦距 f 成反比，即焦距越小，角放大率越大。但焦距 f 太小，透镜会很凸、很厚，出现像差，因此单一透镜放大镜的放大率一般都小于 3 倍（写成 $3\times$）。

二、光学显微镜

　　显微镜（microscope）是一种角放大率较大的光学仪器，是人类探索微观世界的有力工具。在生物学和医学中，显微镜是必不可少的重要仪器。

　　光学显微镜由**物镜**（objective）和**目镜**（eyepiece）两部分构成，物镜焦距较短而目镜焦距较长。显微镜的成像原理如图 9-23 所示，将标本 y 置于物镜焦点外侧附近，经物镜形成放大的标本实像 y'，该实像正好落在目镜的焦点内侧，目镜的作用就像一个放大镜，将这个实像进一步放大为虚像 y'' 而被眼睛所看到。

　　设此虚像对眼所张的视角为 γ，物体直接放在明视距离处对眼睛所张的视角为 β，则，显微镜的放大率 M 为

$$M = \frac{\gamma}{\beta} = \frac{\tan \gamma}{\tan \beta}$$

由图可知，$\tan \gamma = \frac{y''}{v_2 + x} \approx \frac{y''}{v_2} = \frac{y'}{u_2} = \frac{y'}{f_2}$，说明：因为在使用显微镜时，人眼常常紧靠着目镜，故 x 取为 0；由于 f_2 为目镜的焦距，物体通过物镜所成的像在目镜的焦点附近，故有 $u_2 \approx f_2$。将 $\tan \gamma$ 的值和 $\tan \beta = \frac{y}{25}$ 代入上式有

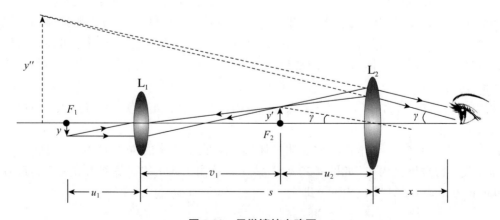

图 9-23　显微镜的光路图

$$M = \frac{y'}{f_2} \cdot \frac{25}{y} = \frac{y'}{y} \cdot \frac{25}{f_2}$$

式中 y'/y 称为物镜的线放大率，用 m 表示。$25/f_2$ 为目镜的角放大率，用 α 表示。则显微镜的放大率也可写成

$$M = m\alpha$$

即显微镜的放大率等于物镜线放大率与目镜角放大率的乘积。显微镜配有放大倍数不同的物镜和目镜，使用时适当配合就可以获得不同的放大率。

由于被观察物体靠近物镜第一焦点，故 $u_1 \approx f_1$，且物镜和目镜的焦距都很小，所以物镜的像距 v_1 与显微镜镜筒长度 s（即物镜到目镜距离）大致相等，因此 $y'/y \approx v_1/u_1 \approx s/f_1$，故，显微镜的放大率又可以写为

$$M = \frac{s}{f_1} \cdot \frac{25}{f_2} = \frac{25s}{f_1 f_2}$$

即显微镜的放大率与所用物镜和目镜的焦距成反比，与镜筒长度成正比。

显微镜能够更加清晰地观察物体的细节，但由于光具有波动性，使得它所能分辨的细节受到限制。当点光源经过透镜这类圆孔后，因衍射效应，它所成的像不是一个理想的点，而是一个衍射光斑，若两物点相距很近，它们的衍射光斑将彼此重叠太多。根据瑞利判据（见第八章第二节），当一个衍射光斑的中央正好与另一个衍射光斑的第一暗环重合时，它们所对应的物点刚好能被分辨，这时两物点间的距离称为**瑞利极限**。凡小于该极限的两物点所成的衍射像斑，因重叠过多而不能被分辨为两像点，给人的感觉是一个物点所成的像。因此，可以用被观察物体上能分辨的两点间的最短距离来衡量观察仪器的分辨本领，该距离称为**最小分辨距离**，用 Z 表示。

阿贝（E. Abbe）提出，显微镜物镜的最小分辨距离为

$$Z = \frac{1.22\lambda}{2n\sin\beta} = \frac{0.61\lambda}{\text{N.A}}$$

Z 值越小，显微镜的分辨本领就越大。式中，β 是被观察物体射到物镜边缘的光线与主光轴的夹角，称为镜口角；n 是物体与物镜间介质的折射率；λ 是所用光波的波长；式中的 $n\sin\beta$ 称为物镜的**数值孔径**（numerical aperture），简写为 N.A，并标记在物镜上，它是反映物镜特性的重要参数。

阿贝公式揭示了提高显微镜分辨本领的两条途径。一条途径是设法增大数值孔径，即增加 n 和 β 的值。为此可采用油浸物镜，即在物镜与标本之间加几滴折射率较高的香柏油，就成为**油浸物镜**（oil immersion objective）。通常物镜外的介质是空气，称为**干物镜**。干物镜情形如图 9-24 左半部所示，从物点进入物镜的光束较窄，因为在盖玻片与空气的界面上，入射角大于 42°（玻璃发生全反射的临界角）的光都被全反射了。图 9-24 右半部所示为油浸物镜，因为香柏油的折射率近似等于玻璃的折射率，

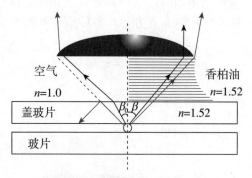

图 9-24　干物镜和油浸物镜

避免了全反射现象，由物点进入物镜的光锥就要宽些。用油浸物镜不仅数值孔径增大（n、β 都增大），而且像亮度也增加。使用油浸物镜最大数值孔径可达 1.5 左右，此时，若用波长

510 nm 绿光照明，则普通光学显微镜的最小分辨距离约为 0.2 μm。

提高分辨本领的另一条途径是利用波长较短的光线，例如用紫外线（$\lambda = 275$ nm）来代替可见光（$\lambda = 550$ nm），就可以把分辨距离缩小一半，但因紫外线是不可见的，当采用紫外线时，应使用专门的镜头和摄像方法来记录。

需要指出的是，显微镜成像是经过二次放大后得到的，凡是显微镜物镜不能分辨的细节，用目镜也不能分辨，因为目镜不能进一步地增大整个光学系统的分辨本领，所以显微镜的分辨本领只决定于物镜的分辨本领。例如用一个 40×，N.A 为 0.65 的物镜配上 20× 的目镜和用一个 100×，N.A 为 1.30 的物镜配上 8× 的目镜，两者的总放大率都是 800 倍，但后者的分辨率却比前者高 1 倍，因而可以看到更多的细节。

三、纤维内镜

当光由光密介质射向光疏介质时，若入射角大于临界角，根据折射定律可知，入射光线将全部反射回原介质中，此现象称为**全反射**（total reflection）。

基于全反射导光原理，使用导光纤维束制成的软式内镜称为纤维内镜简称纤镜（fibroendoscope）。其由大量纤维细丝组成，这些细丝都是由透明度高的材料（如玻璃）拉制而成的。每根细纤维丝外表面均涂有一层折射率比纤维丝折射率还小的物质，当光束以入射角大于可以产生全反射的临界角入射到纤维的侧壁时，光束在侧壁处产生全反射，全反射在纤维内反复产生，光束沿着纤维向前传播而不向外泄露。这就要求从纤镜表面入射的光线，其入射角不能超过某一阈值 i，如图 9-25 所示。设纤维丝的折射率为 n_1，涂层物质的折射率为 $n_2 < n_1$，纤维外媒质的折射率为 n_0，则光束从纤镜外入射到纤镜端面而光线不会向纤维侧面泄露光的 i 角由下式确定：

$$\sin i = \frac{1}{n_0} \sqrt{n_1^2 - n_2^2}$$

而 $n_0 \sin i$ 称为光学纤维的数值孔径。

医学所用纤维内镜（医用内镜）有两个作用：一是将外部强光导入人体器官内；二是把器官内壁图像导出体外。内镜可以导出黑白图像，也可以导出彩色图像。纤维束的两端必须粘结牢固，两端的纤维丝排列须完全对应，以免图像错乱、不清晰，如图 9-26 所示。纤维束两端粘结牢固后，中间部分并不粘结，这样整个纤维束很柔软，可弯曲，并具有一定的机械强度，使用时非常方便。各种微创外科手术都有赖于内镜的使用，医学上广泛用于诊断、治疗、

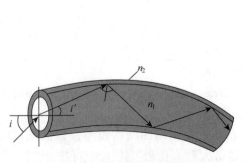

图 9-25　光学纤维导光原理

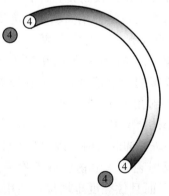

图 9-26　光学纤维导像示意图

功能检查的内镜有：胃镜、肠镜、食管镜、子宫镜、膀胱镜、胆道纤镜、关节纤镜、血管心脏纤镜等。

习 题

9-1　一半径为 R 的圆球形透明体能将无穷远处射来的近轴平行光线会聚于第二折射面的顶点，求此透明体的折射率。

9-2　圆柱形玻璃棒（$n = 1.5$）的一端是半径为 2 cm 的凸球面。（1）求将棒置于空气中时，在棒的轴线上距离棒端外 8 cm 的物点所成像的位置；（2）计算此凸球面的焦距和焦度；（3）若将棒置于水中（$n_水 = 1.33$），则棒端外 8 cm 的物点所成像的位置在何处？像的虚实如何？

9-3　水球可以透射光而形成像（如图 9-27），如果水球（折射率 $n = 4/3$）半径为 5 cm，求近轴光线时一点光源放在球前 1 cm 处通过水球所成的像的位置。

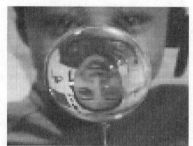

图 9-27　习题 9-3 用图

9-4　折射率为 1.5 的平凸透镜，在空气中的焦距为 50 cm。求凸面的曲率半径。

9-5　把焦距为 20 cm 的凸透镜和焦距为 40 cm 的凹透镜密切结合后透镜组的焦度是多少？

9-6　凸透镜 L_1 和凹透镜 L_2 的焦距分别为 20 cm 和 40 cm，L_2 在 L_1 右边 40 cm 处。在透镜 L_1 左边 30 cm 处放置某物体，求经透镜组后物体所成的像。

9-7　某近视眼患者的远点 X_f 在眼前 50 cm 处，今欲使其看清无限远的物体，则应配戴多少度的眼镜？

9-8　某远视眼患者的近点距离 X_n 为 1.2 m，要使其看清眼前 12 cm 处的物体，问应配戴怎样的眼镜？

9-9　显微镜目镜的焦距为 2.5 cm，物镜的焦距为 1.6 cm，物镜和目镜相距 22.1 cm，最后成像于无穷远处，问：（1）标本应放在物镜前什么地方？（2）物镜的线放大率是多少？（3）显微镜的总放大倍数是多少？

9-10　用孔径数为 0.75 的显微镜去观察 0.3 μm 的细节能否看清？若改用孔径数为 1.2 的物镜去观察又如何？设所用光波波长为 600 nm。

（马　慧）

第十章

量子物理基础

第十章数字资源

本章从讨论经典物理（包括力学、热现象、电磁学、光学和声学）所不能解释的热辐射、光电效应、康普顿效应等物理现象出发，介绍量子物理的基本概念及基本方法。为解释这些现象，普朗克、爱因斯坦等人先后提出了量子假设及光子假设，认为光或电磁波是由粒子组成的。德布罗意进而提出电子等经典的微观粒子也具有波动性。光及微观粒子同时具有波动和粒子的双重属性——即波粒二象性是量子物理的基础。从微观粒子具有波动性出发，得出描述微观粒子运动规律的薛定谔方程，通过薛定谔方程求解势阱、势垒和氢原子等问题的实例，进而了解微观粒子的运动特性及用量子物理解决实际问题的方法。

第一节 热 辐 射

案例 10-1

当加热铁块时，随着温度的不断升高，它的颜色由暗红变为赤红、橙色，进而亮黄色。其他物体加热过程中颜色也有类似的随温度变化的现象。中国古籍《周礼·考工记》中记载了铸造青铜器的工艺过程，写道："凡铸金之状，金与锡。黑浊之气竭，黄白次之；黄白之气竭，青白次之；青白之气竭，青气次之；然后可铸也。"这是世界上最早的用光的颜色测量高温的记录。

问题：

1. 温度与光色的规律是普遍的吗？
2. 不同物体温度与光色的关系相同吗？

一、热辐射现象及其规律

由于物体内部带电粒子热运动而引起物体向外辐射电磁波的现象称为**热辐射**（heat radiation）。任何物体在任何温度下都要从其表面辐射电磁波，所不同的是温度愈高，物体在单位时间内从单位面积辐射的能量愈多，辐射最强的波长愈短而已。

为了讨论各种物体的辐射规律，先引入一些描写热辐射的物理量。

1. 发射本领 如果在单位时间内从物体表面单位面积上所发射的波长在 λ 到 $\lambda + d\lambda$ 范围内的辐射能量为 dE_λ，那么 dE_λ 与波长间隔 $d\lambda$ 的比值称为**单色发射本领**（monochromatic

emissive power），用 e_λ 表示，即

$$e_\lambda = \frac{dE_\lambda}{d\lambda} \tag{10-1}$$

e_λ 与物体的温度 T 和所选定的波长 λ 都有关，是 λ 和 T 的函数，常用 $e(\lambda, T)$ 表示。实验指出，不同物体，特别是不同颜色和不同粗糙程度的表面，$e(\lambda, T)$ 的表达式是不同的。单色发射本领反映了物体在某温度下辐射能按波长的分布情况。

2. 吸收率 任何物体向周围发出辐射能的同时，也吸收周围物体发射的辐射能。为了表示物体吸收辐射能的能力，引入吸收率的概念。当辐射能入射到某不透明的物体表面时，一部分能量被吸收，另一部分能量从表面上反射出去（如果物体是透明的，则还有一部分能量透射）。吸收的能量和入射总能量的比值，称为物体的**吸收率**（absorptivity），用 $a(T)$ 表示，并用 $a(\lambda, T)$ 表示物体的**单色吸收率**（monochromatic absorptivity），即对于波长在 λ 到 $\lambda + d\lambda$ 范围内的吸收率。单色吸收率是随物体的温度和入射辐射能的波长而变的。对于不同的物体，特别是不同情况的表面，吸收率的数值也不相同。物体的 $a(\lambda, T)$ 值都小于 1，即它只能部分地吸收投射到表面上的辐射能，其余部分被表面反射或透射过去了。

如果有一种物体它在任何温度下对任何波长的吸收率都等于 1，即入射能量全部被吸收，那么这种物体就被称为绝对黑体（absolute black body），简称**黑体**（black body）。黑体实际上是不存在的，但可以用下述方法得到近似的黑体。取一个不透明的封闭空腔，在空腔壁上开一个小孔，如图 10-1 所示。当外界辐射穿入小孔后，将在空腔内发生多次反射，每一次反射，空腔内壁将吸收一部分辐射能，由于小孔的面积远小于空腔的内表面，使得入射光从小孔射出的概率非常低。经过多次反射后，进入小孔的辐射能几乎完全被腔壁吸收，被小孔反

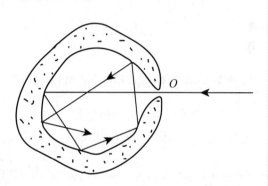

图 10-1 黑体模型

射（即从小孔射出）的辐射能很少。所以，这样空腔上的小孔就非常接近于黑体。

3. 基尔霍夫辐射定律 设在一个真空、绝热的容器中放有几个温度不同的物体 A_0，A_1，A_2，…，其中 A_0 为黑体。它们的单色发射本领分别为 $e_0(\lambda, T)$，$e_1(\lambda, T)$，$e_2(\lambda, T)$，…，相应的吸收率分别为 $a_0(\lambda, T)$，$a_1(\lambda, T)$，$a_2(\lambda, T)$，…，而 $a_0(\lambda, T) = 1$。

因容器内部为真空，则各物体相互之间以及各物体与容器壁之间，只能通过辐射能的发射和吸收来交换能量。实验指出，经过一段时间之后，这个系统就会达到热平衡，即各个物体及容器的温度都达到同一温度 T，而且保持不变。在这种情况下，每个物体仍然不断发射辐射能，同时也吸收辐射能，但因为温度不变，所以每个物体所发射的辐射能必定等于它所吸收的辐射能。此时，容器内空间各处的辐射能密度也是均匀稳定的。因此，发射本领比较大的物体，它的吸收率也一定比较大。不难想象，各物体的发射本领与吸收率之间存在着正比的关系，即

$$\frac{e_1(\lambda, T)}{a_2(\lambda, T)} = \frac{e_2(\lambda, T)}{a_2(\lambda, T)} = \cdots\cdots = \frac{e_0(\lambda, T)}{1} = e_0(\lambda, T) \tag{10-2}$$

式（10-2）称为基尔霍夫定律（Kirchhoff law）。它是一切物体热辐射的普遍定律，表述为：在相同温度下，各种物体对同一波长的单色发射本领与单色吸收率的比值都相等，并等于该温度下黑体对同一波长的单色发射本领。

由此可见，一个物体如对某些波长的吸收较强时，则对这些波长的发射也较强，如果不吸

收某些波长，则它也不能发射这些波长的辐射能。同时可以看出，对任何波长的辐射能来说，任何物体发出的热辐射总比同温度、同一时间内黑体的热辐射能要弱些。

二、黑体辐射定律

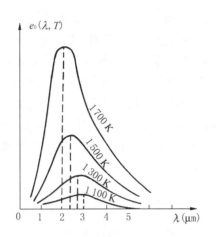

图 10-2　黑体的单色发射本领按波长分布的曲线

从上述讨论可知，只要知道黑体的发射本领，便能了解一般物体的辐射性质。因此，从实验和理论上探讨黑体的单色发射本领 $e_0(\lambda, T)$ 是热辐射的中心问题。

利用分光仪器可以测定黑体模型（开有小孔的空腔）在一定温度下对各种不同波长的辐射能量，进而描绘出 $e_0(\lambda, T)$ 随 λ 和 T 变化的一组实验曲线，如图 10-2 所示。其中每一条曲线反映了在一定温度下，黑体的单色发射本领随波长变化的情况。每一条曲线下的面积等于黑体在该温度下的总发射本领 $E_0(T)$，即单位时间由黑体单位面积上发射的包括所有波长的总能量。由实验曲线可得出有关黑体辐射的两条普遍定律。

1. 斯特藩 - 玻尔兹曼定律　在一定温度下，黑体的总发射本领 $E_0(T)$ 随温度的升高而迅速增加。斯特藩根据实验指出，$E_0(T)$ 与绝对温度的 4 次方成正比，即

$$E_0(T) = \int_0^\infty e_0(\lambda, T)\, \mathrm{d}\lambda = \sigma T^4 \tag{10-3}$$

式中，$\sigma = 5.67 \times 10^{-8}\,\mathrm{W \cdot m^{-2} \cdot K^{-4}}$，称为斯特藩常量。这一结论后来又被玻尔兹曼根据热力学理论加以证明，因此称为斯特藩 - 玻尔兹曼定律（Stefan-Boltzmann law）。

2. 维恩位移定律　图 10-2 中每一条曲线上，$e_0(\lambda, T)$ 都有一最大值，即最大的单色发射本领。与这一最大值对应的波长以 λ_m 表示，当黑体绝对温度愈高时，λ_m 愈向短波方向移动，由实验确定两者的关系为：

$$T\lambda_m = b \ \text{或} \ \lambda_m = b/T \tag{10-4}$$

式中 $b = 2.898 \times 10^{-3}\,\mathrm{m \cdot K}$。上式称为维恩位移定律（Wien displacement law）。这一定律常被用以测量远处高温物体表面的温度，即先测出光谱线的峰值波长，再算出温度。

[**例 10-1**] 设恒星表面热辐射规律与绝对黑体相同，现测得太阳和北极星辐射光谱的峰值波长 λ_m 分别为 510 nm 和 350 nm。试估算这两个恒星的表面温度及每单位面积上的发射功率。

热辐射现象不仅仅局限于高温物体。两个关于热辐射的定律有着广泛的应用范围，各种红外测温器、红外成像系统的理论基础均为以上两个定律。需要注意的是，这两个定律中的温度均为绝对温度。

三、普朗克的量子假设

图 10-2 是黑体辐射的实验曲线，如何从理论上解释并推导出符合实验曲线的函数 $e_0(\lambda, T)$ 是十分必要的。为此，19 世纪末许多物理学家做了大量工作。根据经典物理理论，一个辐射体可以认为由许多带电的谐振子（如振动的分子、原子可看作谐振子）组成。这些谐振子由于

带电，可以向周围辐射能量，也可以吸收周围电磁场的能量。按照经典物理理论，频率为 ν 的谐振子可以有任意大小的振幅，因而可以有任意大小的能量，即谐振子与辐射场交换（辐射和吸收）的能量是连续的。根据这种理论和统计方法导出的公式均与实验结果不相符合，在这种情况下，普朗克于 1900 年提出了与经典物理格格不入的量子假设：

谐振子与辐射场交换的能量 ε 是不连续的，只能是某个基本值 ε_0 的整数倍，即

$$\varepsilon = n\varepsilon_0, \quad n = 1, 2, 3, \cdots \tag{10-5}$$

式中 n 称为量子数。基本能量值 ε_0 称为能量子，简称为**量子**（quantum），它与辐射频率的关系是

$$\varepsilon_0 = h\nu \tag{10-6}$$

式中比例系数 h 称为普朗克常量（Planck constant），$h = 6.63 \times 10^{-34}$ J·s。这就是说，频率为 ν 的谐振子的能量变化是不连续的，它和电磁场交换的能量只能是 $h\nu$ 的整数倍。

普朗克根据量子假设及玻尔兹曼统计推导出一个与实验结果十分符合的黑体辐射公式，即

$$e_0(\lambda, T) = \frac{2\pi h c^2}{\lambda^5} \frac{1}{\mathrm{e}^{hc/kT\lambda} - 1}$$

式中 λ 和 T 分别为波长和绝对温度，k 和 c 分别为玻尔兹曼常量和真空光速。这个公式称为普朗克公式。根据普朗克公式可推出斯特藩-玻尔兹曼定律和维恩位移定律。黑体辐射问题的解决说明经典物理定律不能完全适用于原子现象。量子假设不仅圆满地解释了黑体辐射，而且成为现代量子理论的开端，对物理学的发展有着巨大的影响。

第二节　光的量子性

热辐射现象表明谐振子在与辐射场交换能量（辐射或吸收）的过程中能量的变化是不连续的，本节将以光与物质相互作用的实验事实阐明辐射场（光线）本身即是量子化的。光电效应和康普顿效应就是明显例证。

一、光电效应和爱因斯坦的光子假设

金属受到适当波长的光波照射，可以放出电子，这种现象称为**光电效应**（photoelectric effect）。实验表明：逸出电子的初动能与照射光的强度无关，而与照射光的频率有关。

这样的事实很难用光的波动理论来解释，因为根据经典物理理论，入射光波的强度增加，单位时间内传递给金属中电子的能量也将增加，因而应该使逸出的光电子具有更高的初动能，而实事上光电子初动能的高低与照射金属的光强度无关。

1905 年，爱因斯坦发展了普朗克的量子概念，提出了光子假设，成功地解释了光电效应，并因此获得 1921 年诺贝尔物理学奖。他认为不仅能量的交换是量子化的，而且辐射场本身也是量子化的。他提出，光的传播是一粒一粒运动着的粒子流，这些粒子叫**光子**（photon）。每一个光子的能量为

$$E = h\nu \tag{10-7}$$

不同频率的光子具有不同的能量。当频率一定时，光的强度决定于单位时间内通过单位面积的光子数。

根据光子假设可以解释光电效应。当金属表面受频率为 ν 的光照射时，每一光子只与金

属中一个电子作用，电子全部吸收一个光子的能量，一部分消耗于电子由金属内逸出时的脱出功 A，另一部分转化为电子离开金属表面的初动能。根据能量守恒和转换定律，得

$$hv = \frac{1}{2}mv^2 + A \qquad (10\text{-}8)$$

上式称为爱因斯坦**光电效应方程**。它表明，光电子的初动能与入射光的频率有关。由式（10-8）可知道，要使电子能够脱离金属束缚，光子的能量 hv 不能小于 A，即能够产生光电效应的最低频率 v_0 应满足下列关系：

$$hv_0 = A \text{ 或 } v_0 = A/h \qquad (10\text{-}9)$$

v_0 称为**截止频率**（cutoff frequency）。

光子既然具有一定的能量，根据相对论的质能公式 $E = mc^2$，光子的质量为

$$m = E/c^2 = hv/c^2 = h/c\lambda \qquad (10\text{-}10)$$

光子既有质量，又有速度，因此它具有动量。光子的动量是

$$p = mc = h/\lambda \qquad (10\text{-}11)$$

光子具有质量和动量已被许多实验所证实。X 射线的康普顿散射就是其中之一。

二、康普顿效应

用一束单色 X 射线照射石墨或金属时，可以在不同方向发现散射的 X 射线，如图 10-3 (a) 所示。测量这些散射 X 线的波长，可以发现有部分散射线的波长与入射的 X 射线的波长 λ_0 一样，也有部分散射线的波长变长，这种使波长变长的散射现象称为**康普顿效应**（Compton effect）。

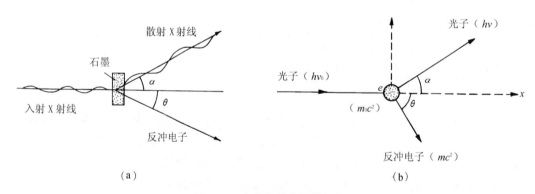

图 10-3　康普顿效应及其解释

光的波动理论无法解释康普顿效应。如果把入射的 X 射线看作电磁波，则散射体中的电子在它的电磁场作用下以同样的频率做受迫振动，只能向周围发射同样波长的散射线。为了解释散射线的波长变化，康普顿提出应该把入射的 X 射线看作是一束具有一定能量、质量和动量的光子流，光子可与散射体中的电子发生弹性碰撞，碰撞时仍遵守动量守恒和能量守恒定律。图 10-3 (b) 表示能量为 hv_0 的光子沿一定方向与一静止电子 e 碰撞，而电子以速度 v 沿角度 θ 方向被射出（称为反冲电子），这时光子因一部分能量提供给了电子，因此能量变为 hv 比入射光子能量减少（即频率变小），并且沿角度 α 方向被弹开，这就是散射光的方向。由于反冲电子的速度 v 很大，必须考虑相对论效应。设电子的静止质量为 m_0，能量为 m_0c^2，碰撞

后能量为 $mc^2 = m_0 c^2 / \sqrt{1-(v/c)^2}$ 。在碰撞过程中，根据能量守恒定律，得

$$m_0 c^2 + h\nu_0 = mc^2 + h\nu$$

根据动量守恒定律，分别得到 x，y 轴方向的分量式为

$$\frac{h\nu_0}{c} = \frac{h\nu \cos\alpha}{c} + mv\cos\theta$$

$$0 = \frac{h\nu \sin\alpha}{c} - mv\sin\theta$$

由上面三式得

$$\Delta\lambda = \lambda - \lambda_0 = \frac{2h}{m_0 c}\sin^2\frac{\alpha}{2} = \frac{h}{m_0 c}(1-\cos\alpha) \tag{10-12}$$

上述结论与实验完全符合，说明 $\lambda - \lambda_0$ 与散射物质无关，仅决定于散射方向。当 $\alpha = \pi$ 时，即与入射方向相反的方向上，散射线的波长变化最大。

将 h、m_0、c 的数值代入式（10-12）可知散射波长的改变量 $\Delta\lambda$ 的数量级为 10^{-12} m。对于波长较长的可见光（波长的数量级为 10^{-7} m）以及无线电波等波长更长些的电磁波来说，波长的改变量 $\Delta\lambda$ 与入射光的波长 λ_0 相比小得多，因此观察不到康普顿效应，这时，量子的结果与经典结果是一致的。只有波长较短的光（如 X 射线波长的数量级为 10^{-10} m），波长的改变量与入射光的波长可以相比较，才能观察到康普顿效应。

康普顿效应是光子与个别自由电子或束缚较弱的电子碰撞，相互交换能量的结果。如果光子与原子中束缚较紧的电子碰撞，则相当于光子与整个原子碰撞，但原子的质量要比光子大得多，按照碰撞理论，光子不会显著地失去能量，因而散射光的频率不会明显改变，这就是光的经典散射，也是在散射线中出现入射光频率的原因。

康普顿效应的理论解释与实验结果的符合，不仅有力地证实了光子假说的正确性，并且证实了在微观粒子的相互作用过程中，也严格遵守能量守恒定律和动量守恒定律。

光电效应、康普顿效应表明光具有粒子性，但是，光的干涉、衍射及偏振等又明显地表现出光的波动性。这说明，光既有波动性，又有粒子性，也就是说，光具有**波粒二象性**（wave-particle dualism）。这是光的一体两性，一般说来，光在传播过程中，波动性表现比较明显；当涉及到光与物质进行能量交换时，粒子性表现比较显著。

第三节　微观粒子的波动性

案例 10-2

17 世纪末，惠更斯提出光的波动说。在他的《论光》专著中，认为光像声波一样是在弹性介质"以太"中传播的波。牛顿在 1704 年出版的《光学》，提出了光是微粒流的理论，他认为这些微粒从光源飞出来，在真空或均匀物质内由于惯性而做匀速直线运动，并以此观点解释光的反射和折射定律。最终由杨氏双缝实验和其他实验事实以及麦克斯韦电磁理论的建立，光的波动说被确立。但是，近代量子论的建立，再次确立了光有粒子的属性，并且进一步认为光具有波粒二象性。

问题：

现在确立的光具有波动性和粒子性的认知与 18 世纪惠更斯和牛顿提出的波动性和粒子性是一回事吗？

一、德布罗意波（物质波）及其实验验证

法国物理学家德布罗意于 1924 年提出波粒二象性并不仅限于光子，运动着的微观粒子（如电子、质子、中子、原子、分子等）也同样具有波粒二象性，即如同光在某些情况下会表现出粒子性，运动着的粒子在某些情况下也会表现出波动性。这种与运动粒子相联系着的波称为**物质波**（matter wave）或德布罗意波（de Broglie wave）

根据式（10-11），光子的动量与波长有如下关系：$p = h/\lambda$。德布罗意认为运动粒子的动量及其物质波的波长也应满足同样关系，即

$$p = mv = h/\lambda \text{ 或 } \lambda = \frac{h}{mv} \tag{10-13}$$

式中 m 为运动粒子的质量，v 为它的运动速度。上式称为德布罗意公式。

根据式（10-13），表 10-1 给出了一些不同能量的运动粒子的物质波长值。

表 10-1　运动粒子的德布罗意波长

粒子	能量 /eV	质量 /kg	速度/m·s⁻¹	波长 /nm
电子	1	9.1×10^{-31}	5.9×10^{5}	1.2
电子	100	9.1×10^{-31}	5.9×10^{6}	1.2×10^{-1}
电子	10^{4}	9.1×10^{-31}	5.9×10^{7}	1.2×10^{-2}
氢离子	100	1.67×10^{-27}	1.4×10^{5}	2.9×10^{-3}
镭的 α 粒子		6.6×10^{-27}	1.5×10^{7}	6.7×10^{-4}

从表中可以看到，速度并不快的电子，例如，1 eV 的电子，其物质波波长已经比紫外线短。能量为 $100 \sim 10^4$ eV 的电子其波长就已经可以和 X 射线比拟了。

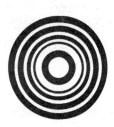

德布罗意波被许多实验精确地证实了。如用一束高速电子流通过一层金属箔后落在荧光屏或照相底片上，在荧光屏或底片上可以观察到除了中央有一亮斑外，在亮斑周围还有若干明暗相间的圆环（如图 10-4 所示）。这个结果与 X 射线的多晶衍射图样相似，这证明电子束与 X 射线一样，都具有波动性。此外，实验表明所有微观粒子，诸如质子、α 粒子、中子、原子、分子等也都具有波动性，实验结果都证实了德布罗意公式的正确性。与此同时也应注意到，物质波只在微观领域才表现得比较明显。考查一个宏观物体，例如一个质量为 0.05 kg，速度为 400 m·s⁻¹ 的子弹，根据德布罗意公式算出其物质波的波长约为 3.3×10^{-35} m，这已小到远远超出实验测量的范围。所以，宏观物体的波动性远没有其粒子性表现得明显。这样可以看到不仅光具有波粒二象性，所有微观粒子（包括光子）也都具有波粒二象性，这是微观粒子与宏观粒子的本质不同，也是量子理论建立的基础。

图 10-4　电子衍射图

二、物质波的统计解释

物质波的存在已经得到实验证实，但物质波是什么性质的波？物质微观粒子的波动性又该怎样去理解呢？为了说明这些问题，再回到电子衍射实验。在实验中，如果入射电子流强度很

大，即单位时间内有大量电子从金属箔射出来，则荧光屏或底片立即出现如图 10-4 所示的衍射图样。如果入射电子流的强度很小，以致电子一个一个地从金属箔射出来，这时荧光屏或底片就出现一个一个的亮点，显示出电子的粒子性，这些亮点的位置虽然看起来是无规则地散布着，但随着时间的延长，亮点数目逐渐增多，它们在荧光屏或底片上的分布最终也形成了如图 10-4 所示的衍射图样，显示出电子的波动性。

同样，用光子做衍射实验，在极端微弱的光强下，照相底板上显示出无规则分布的光点，但若延长曝光时间却与强光下短时间曝光得到相同的衍射图样。由此看来，单个光子或单个电子的行为是无法预测的，然而大量光子或电子行为的统计结果确与波动理论的计算一致。

在光的衍射图样中，从光的波动性来看，亮处波的强度大，暗处波的强度小，而波的强度与振幅平方成正比，所以图样亮处波振幅的平方大，图样暗处波振幅平方小。而根据光的粒子性来看，某处光的强度大，表示单位时间到达该处的光子数多，某处光的强度小，则表示单位时间到达该处的光子数少。从统计的观点来看，这就相当于光子到达亮处的概率要远大于光子到达暗处的概率。把二者结合起来，可以得出，空间某处光子出现的概率与该处波的强度或振幅平方成正比。同样的分析应用于电子衍射图样，也可以得出，电子在空间某处出现的概率与电子波在该处的振幅的平方成正比。对于其他微观粒子也是如此。因此，在某处物质波的振幅平方是与粒子在该处邻近出现的概率成正比的。某一时刻，粒子在何处出现是随机的，只要物质波的振幅平方不为零的地方粒子都有可能出现，而粒子在某处出现的概率则与此处物质波的振幅平方成正比。这就是玻恩对物质波的统计解释。

综上，物质波既不是机械波，也不是电磁波，而是一个概率波。就微观粒子的空间位置来说，无法确定某一时刻粒子所处的确切位置，但是可以根据物质波确定某一时刻粒子处于空间各处的概率。

第四节　不确定关系

案例 10-3

在康普顿效应中，光子和自由电子碰撞时，把一部分能量传给了电子。这就意味着在碰撞过程中，光子分裂了。这是否和光电效应中光子作为一个整体被吸收相矛盾呢？量子力学的分析指出：康普顿散射是一个二步过程，而且这二步又可以采取两种可能的方式。一种方式是自由电子先整体吸收入射光子，然后再放出一个散射光子；另一种方式是自由电子先放出一个散射光子，然后再吸收入射光子。每一步中光子都是整体地被发射或被吸收。碰撞全过程满足能量守恒定律，但是过程中的每一步却不遵守能量守恒定律。

问题：
在量子力学理论中能量守恒定律可以违反吗？

在经典力学中，常常用坐标和速度（动量）来描述一个质点的运动。也就是说，在 t 时刻，可以测量到质点的空间坐标以及在该点的运动速度，运用牛顿定律可以计算出质点的运动轨迹，并预言其每一时刻的位置和速度。然而微观粒子具有波粒二象性，还能否同时用确定的坐标和确定的动量来描述粒子的运动呢？

下面以电子单缝衍射为例来进行说明。设有一束电子沿 y 轴射向 AB 屏上的狭缝，缝宽为 a，于是，在照相底片 CD 上，可以观察到与光的单缝衍射类似的衍射图样，如图 10-5 所示。

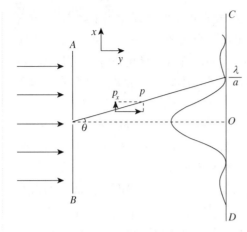

图 10-5　电子的单缝衍射

能够打到底片上的电子一定是通过了狭缝的。但是，电子是从狭缝中哪一点通过的呢？也就是说，在电子通过狭缝的瞬时，其坐标 x 为多少？这是无法回答的，因为该电子究竟在缝中哪一点通过是一个随机过程，人们无从确定，即该电子通过狭缝时的坐标不能确定。然而，电子确实是通过了狭缝，因此，可以认为电子在 x 轴上的坐标的不确定范围应等于狭缝宽度，为

$$\Delta x = a$$

显然，狭缝越窄，电子在 x 轴上坐标的不确定范围就越小，即狭缝限制了电子的位置范围。

狭缝一方面限制了电子的位置，另一方面，由于衍射现象的事实，电子通过狭缝这一刻，其动量的方向发生了改变，由图 10-5 可以看到，如果考虑电子只落入一级衍射图样中，即电子被限制在一级最小的衍射角范围内，有 $\sin\theta = \lambda/a = \lambda/\Delta x$。因此，电子动量在 x 轴上的分量也是不确定的，其不确定范围为

$$\Delta p_x = p \sin\theta = p \frac{\lambda}{\Delta x}$$

由德布罗意公式 $\lambda = h/p$，上式可写为

$$\Delta p_x = \frac{h}{\Delta x} \text{ 或 } \Delta x \, \Delta p_x = h$$

式中 Δx 是电子在 x 方向位置的不确定范围，Δp_x 是电子在 x 方向上动量的不确定范围。

如果把电子落入衍射图样次级的情况也考虑在内，上式应为

$$\Delta x \, \Delta p_x \geqslant h \tag{10-14}$$

上式称为**不确定关系**（uncertainty relation），它不仅适用于电子，也适用于其他微观粒子。不确定关系表明，对于微观粒子，不能同时用确定的位置和确定的动量来描述。

由式（10-14）可以看出，当狭缝越窄，粒子坐标不确定的范围 Δx 越小，则动量的不确定范围 Δp_x 就愈大。由于 Δx 和 Δp_x 不可能同时为零，所以粒子的坐标和动量也就不可能同时具有确定值。

[**例 10-2**] 一颗质量为 10 g 的子弹，具有 200 m·s⁻¹ 的速率，动量的不确定量为 0.01 %，求确定该子弹的位置时，有多大的不确定量？

[**例 10-3**] 电子在原子中运动，原子大小约 10^{-10} m，可以看作是电子位置的不确定量，即 $\Delta x = 10^{-10}$ m，试求电子速率的不确定量。

从以上的讨论可以看到，对于低速运动的宏观粒子，用经典力学来描述它的运动规律是足够准确的。但对于微观粒子，就不能用经典力学来描述它的运动规律了。不确定关系对任何物体都成立，但因普朗克常量 h 是一个极小的量，其数量级是 10^{-34}，所以对宏观尺度的物体（如例 10-2），不确定范围小得可以忽略不计了。

不确定关系反映了微观粒子的波粒二象性，而微观粒子的波动性也正是微观粒子和经典质点的根本区别。

在能量和时间的关系上也存在着不确定关系。在不考虑静止能量或固有能量的条件下，粒子的能量就是其动能和势能的总和。动能是速度的函数，而势能是坐标的函数。由于微观粒子的坐标和动量都具有不确定性，因此粒子的能量也就具有不确定性。原子被激发发光的光谱线具有一定的宽度就证明了这一点。激发态电子能量的不确定量 ΔE 与电子在该能量状态停留的

时间 Δt 有关。根据相对论，粒子的总能量可表示为

$$E = m_0 c^2 + E_k + E_p = m_0 c^2 + \frac{p_x^2}{2m} + E_p$$

由于 $m_0 c^2$ 是常数（固有能量），而 E_p 又仅是坐标的函数，与粒子的动量 p_x 或速度 v_x 无关，将上式 E 对 p_x 求导，得

$$\frac{\mathrm{d}E}{\mathrm{d}p_x} = \frac{p_x}{m} = \frac{mv_x}{m} = v_x$$

即

$$\mathrm{d}E = v_x \mathrm{d}p_x \quad 或 \quad \Delta E = v_x \Delta p_x$$

以 Δt 分乘上式等号两边，即得能量和时间的不确定关系式

$$\Delta E \, \Delta t = \Delta p_x v_x \Delta t = \Delta p_x \Delta x \geq h \tag{10-15}$$

它表明，微观粒子的能量与粒子处于该能量态的时间长度是不能同时确定的。因此原子能级中只有基态（此时 $\Delta t \rightarrow \infty$）的能量是确定的，而所有激发态的能量都是不确定的。

根据微观粒子的波粒二象性，如果用力学量来描述它的运动，则这些力学量的取值都是无法准确给出的，具有随机性，一般只能确定其取值的范围，即为不确定量。如果改变某个力学量的取值范围（不确定量），则可能会改变其他力学量的取值范围或不确定程度。例如，在上述单缝衍射实验中，在进入狭缝之前，电子的位置坐标具有很大的不确定性（$\Delta x \rightarrow \infty$）而粒子的动量则是近于完全确定的（$\Delta p_x \rightarrow 0$）；但是通过狭缝时，电子位置的不确定程度受到缝宽的限制而减小，于是，与之相应的动量的不确定性增大。即限制粒子位置的取值范围是以牺牲动量的取值范围为代价的。不确定关系表明，两个相关力学量（坐标和动量，能量和时间）的不确定程度存在着相互联系、相互制约的定量关系。

正因为不能同时确定微观粒子的位置和速度，使得无法再用经典力学的方法来研究微观粒子。好在微观粒子除了具有粒子性外还具有波动性，因此，可以从波动的角度研究微观粒子。

第五节 薛定谔方程及其应用

一、波函数、定态薛定谔方程

当把经典物理应用于微观粒子遇到困难后，在微观粒子具有波粒二象性的启发下，薛定谔在物质波的基础之上，于 1926 年提出了描述微观粒子运动规律的**薛定谔方程**（Schrödinger equation）。薛定谔方程实际上就是物质波所满足的波动方程，由此创立了**量子力学**（quantum mechanics）。事实证明，微观粒子的运动都很好地服从量子力学规律。

在量子力学中，用**波函数**（wave function）描写微观粒子的运动状态。它是空间和时间的函数，常用 $\psi(x, y, z, t)$ 表示。粒子每一个可能的运动状态都有一个波函数与之对应。粒子在 t 时刻、(x, y, z) 处单位体积内出现的概率与其波函数的平方 $|\psi(x, y, z, t)|^2$ 成正比。因此，$|\psi(x, y, z, t)|^2$ 也称为概率密度。由于波函数一般为复函数，波函数的平方（实数）等于波函数与其复共轭函数的乘积，即

$$|\psi(x, y, z, t)|^2 = \psi(x, y, z, t) \psi^*(x, y, z, t)$$

波函数描述的是一种概率波，如果能解出粒子的波函数，就可以得到任意时刻粒子在空间的概率分布。概率波也满足波的叠加原理，即两列波在空间传播时，它们在空间每一点的波函数可以叠加。

波函数的统计学解释要求波函数必须满足单值的、连续的和有限的条件。因为在空间某点只能有一个概率值，所以波函数应该是单值的；概率在某处不会突变，波函数及其一阶导数必须随处连续；概率不能无限大，波函数就必须有限。粒子在全空间出现的概率之和等于1，即波函数应满足**归一化**（normalization）条件。这些条件称为波函数的标准条件。

如果粒子的波函数可以写成位置函数与时间函数的乘积，即

$$\psi(x,y,z,t) = \psi(x,y,z)\mathrm{e}^{-\frac{i}{\hbar}Et}$$

其中 E 是粒子处于 $\psi(x，y，z，t)$ 描述的状态时具有的总机械能，$i = \sqrt{-1}$，而 $\hbar = h/2\pi$ 称为约化普朗克常量，这时

$$\left|\psi(x,y,z,t)\right|^2 = \psi(x,y,z,t)\psi^*(x,y,z,t) = \psi(x,y,z)\mathrm{e}^{-\frac{i}{\hbar}Et}\psi^*(x,y,z)\mathrm{e}^{\frac{i}{\hbar}Et}$$
$$= \psi(x,y,z)\psi^*(x,y,z) = \left|\psi(x,y,z)\right|^2$$

这表明，粒子在空间出现的概率密度 $|\psi|^2$ 不随时间发生改变，粒子所处的这种状态称为**定态**（stationary state），$\psi(x，y，z)$ 称为定态波函数。解出粒子的定态波函数 $\psi(x，y，z)$ 后，乘上时间因子 $\mathrm{e}^{-\frac{i}{\hbar}Et}$ 就可以得到完整的含时波函数 $\psi(x，y，z，t)$。而且，由于定态波函数只是位置的函数，不包含时间，定态波函数满足的波动方程将比较简单。

一质量为 m 的粒子在势场 $U(x，y，z)$ 中运动，描述其运动状态的定态波函数 $\psi(x，y，z)$ 所满足的波动方程即定态薛定谔方程，为

$$-\frac{\hbar^2}{2m}\left(\frac{\mathrm{d}^2}{\mathrm{d}x^2} + \frac{\mathrm{d}^2}{\mathrm{d}y^2} + \frac{\mathrm{d}^2}{\mathrm{d}z^2}\right)\psi(x,y,z) + U(x,y,z)\psi(x,y,z) = E\psi(x,y,z) \tag{10-16}$$

在一维空间运动的粒子，定态薛定谔方程简化为：

$$-\frac{\hbar^2}{2m}\frac{\mathrm{d}^2\psi(x)}{\mathrm{d}x^2} + U\psi(x) = E\psi(x) \tag{10-17}$$

定态薛定谔方程说明，对于质量为 m，在势能为 $U(x，y，z)$ 的势场中运动的一个粒子，有一个波函数 $\psi(x，y，z)$ 与它的一个稳定状态相联系，这个波函数满足定态薛定谔方程。薛定谔方程的每一个解 $\psi(x，y，z)$ 表示粒子的一个可能的稳定状态，粒子只能处于这些满足薛定谔方程的状态，不能处于其他状态中。方程中与这个解对应的常数 E 就是粒子在这个稳定状态中的能量。不同的势能函数 $U(x，y，z)$ 会导致不同的解，而 $U(x，y，z)$ 的具体形式则由粒子所处的环境决定。此外，还必须要求波函数满足单值、连续、有限的标准条件和由具体问题所确定的边界条件，从而只有当总能量 E 取某些特定值时，方程才有解。这是微观粒子能量量子化的根本原因。

应该说明，只有在粒子的势能不显含时间时，即 $U(x，y，z，t) = U(x，y，z)$ 时，波函数才能分解成时间和空间两部分函数的乘积，粒子处于定态。在势能显含时间情况下，不能用定态薛定谔方程，而要用一般的含时薛定谔方程。然而，在许多实际问题中，势能只是空间的函数，不随时间变化，因而可以用定态薛定谔方程求解。

薛定谔方程是量子力学的基本方程，在量子力学中的地位相当于牛顿定律在经典力学中的地位。和牛顿方程一样不能由任何其他基本原理推导出来，而应作为一个基本假设，其正确性

只能靠实践来检验。下面通过几个实例说明量子力学处理问题的基本方法以及微观粒子不同于宏观物体的特性。

二、势阱和势垒中的粒子与隧道效应

设粒子被势场束缚在长度为 a 的一维区域内，粒子在此区域中做自由运动，在两端边界上发生反射，如图 10-6 所示。粒子的势能函数为

$$U(x)=\begin{cases}0, & 0<x<a \\ \infty, & x\leqslant 0,\ x\geqslant a\end{cases}$$

这种势场称为无限深势阱。由于势能不显含时间，因而粒子处于定态，将势能代入一维定态薛定谔方程式（10-17），得到

$$\begin{cases}\dfrac{\mathrm{d}^2\psi}{\mathrm{d}x^2}+\dfrac{2mE}{\hbar^2}\psi=0, & 0<x<a \\ \psi=0, & x\leqslant 0,\ x\geqslant a\end{cases}$$

上式表明，粒子不可能在势阱外出现。在势阱内，引入 $k=\sqrt{2mE/\hbar^2}$，根据波函数标准条件的连续性要求，在边界处波函数必须连续，可以得到势阱内粒子能量的可能值为

$$E_n=\frac{\pi^2\hbar^2}{2ma^2}n^2,\ \ n=1,\ 2,\ 3,\ \cdots \tag{10-18}$$

由于 n 只能取正整数，表明势阱内粒子的能量只能取一系列离散的值，每一个可能值对应于一个能级。n 称为量子数。与各能量值对应的定态波函数为

$$\psi_n(x)=\sqrt{\frac{2}{a}}\sin\frac{n\pi x}{a},\ 0<x<a \tag{10-19}$$

对应不同量子数 n 的定态波函数如图 10-7 所示。由定态波函数可以计算出不同状态下粒子的分布概率。

不仅是势阱中的粒子，只要粒子被约束在一定的势场区域内，根据波函数应满足的标准条件，就自然得出能量量子化的结果。即在量子力学中能量量子化的结果是自然地包括在薛定谔方程的解及其标准条件之中的，只是在不同的具体问题中势能的形式不同，因而能量离散的具

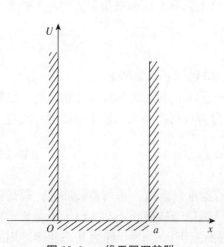

图 10-6　一维无限深势阱

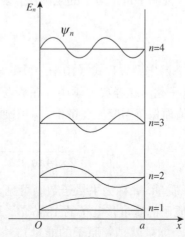

图 10-7　一维无限深势阱的能级与定态波函数

体形式不同。另外，粒子的最低能量是 $E_1 = \dfrac{\pi^2\hbar^2}{2ma^2}$ ，而不是零。因为根据不确定关系，在量子力学中没有"静止的粒子"，粒子静止意味着动量为零，位置确定，即 $\Delta x = 0$ ，$\Delta p_x = 0$ ，这违背不确定关系。因此微观粒子的动能不可能为零，其最低能量一般称为基态能量。基态能量的存在也是粒子被限制在有限区域运动的共同特点。

如果势场为有限高 U_0 的势垒，宽度为 l ，微观粒子的行为则与宏观粒子有很明显的不同。按照经典力学理论，当粒子从左边入射到势垒时，如果粒子的能量 $E > U_0$ ，粒子将越过势垒继续向右运动；如果粒子的能量 $E < U_0$ ，将被左势垒壁反射回去，粒子不可能穿过势垒到达 $x > l$ 的区域。但从量子力学的观点看，情况就不同了，$E < U_0$ 时，粒子将有穿透势垒而进入 $x > l$ 区域的可能性；而 $E > U_0$ 时，粒子既有越过势垒的可能，也有被势垒反射回去的可能。

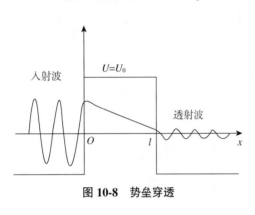

图 10-8　势垒穿透

解薛定谔方程可知 $E < U_0$ 时，入射波进入势垒后不再具有波的特性，而是指数衰减的。衰减的快慢取决于 $U_0 - E$ 的大小和势垒宽度 l 。若 l 足够小，使得波函数离开势垒时还没有衰减到零，粒子就有可能穿过势垒。波函数通过势垒前、后的变化如图 10-8 所示，即从左边入射的粒子，当能量 $E < U_0$ 时，可以有一定的概率穿透势垒进入到势垒的右边，这种现象称为**势垒穿透**（barrier penetration）或**隧道效应**（tunnel effect）。

可以计算出入射粒子穿透势垒的透射系数为

$$T = \frac{16E(U_0 - E)}{U_0^2} e^{-\frac{2}{\hbar}\sqrt{2m(U_0 - E)}\,l} \propto e^{-\frac{2}{\hbar}\sqrt{2m(U_0 - E)}\,l} \tag{10-20}$$

对于电子，设 $U_0 - E = 1.0$ eV，$l = 10^{-10}$ m 时，透射系数 $T \approx 36\%$ ，这已经相当大了。而对于经典粒子，比如原子或分子，即使 m ，$U_0 - E$ 和 l 都很小，按同样方法计算出的透射系数却小得无法想象。所以在经典物理中从不考虑势垒穿透问题。

三、氢原子和电子自旋

氢原子是量子力学解决的第一个实际问题。利用薛定谔方程很好地解释了氢原子光谱的实验规律，第一次证明了量子力学的正确性。氢原子中的电子在原子核的电场中运动，其势能为

$$U = -\frac{1}{4\pi\varepsilon_0}\frac{e^2}{r}$$

将 U 代入到定态薛定谔方程式（10-16）中，解方程可以得到如下重要结论。

1. 能量量子化　在经典力学中，在势场中运动的粒子，它的动能和势能之和守恒，总能量可以取任意值而保持不变。在量子力学中通过解薛定谔方程得出整个氢原子的能量只能是

$$E_n = -\frac{m_e e^4}{2\times(4\pi\varepsilon_0)^2\hbar^2}\frac{1}{n^2} \qquad n = 1,\ 2,\ 3,\ \cdots \tag{10-21}$$

式中 m_e 是电子质量，n 称为主量子数。可见，氢原子的能量只能取一系列离散的值，即是量子化的（由于质子的质量是电子的 1836 倍，可以近似认为原子核静止不动，电子围绕原子核运动，因此这个能量就是氢原子的能量）。氢原子最低的能级（$n = 1$）称为基态能级。用式

（10-21）求出 $E_1 = -13.6\ eV$，$E_2 = -3.40\ eV$，$E_3 = -1.51\ eV$ … 能级间隔随 n 值增大很快减小。

　　氢原子可以吸收一个光子从低能态跃迁到高能态，也可以从高能态跃迁到低能态同时放出一个光子。氢原子吸收或放出的光子能量必须等于相应的能级差，即

$$hv = E_h - E_l \tag{10-22}$$

其中 E_h 和 E_l 分别表示氢原子的高能级和低能级。根据式（10-21）和式（10-22）就可以计算出氢原子光谱中各条谱线的频率或波长。

　　2．角动量量子化　在经典力学中，粒子在有心力的势场中运动，它的角动量守恒，角动量可以取任意值而保持不变。在量子力学中，解得的角动量 L 的大小也是量子化的，它不能取任意值，只能取满足下列条件的值：

$$L = \sqrt{l(l+1)}\ \hbar \quad l = 0,\ 1,\ 2,\ \cdots,\ n-1 。 \tag{10-23}$$

l 是角量子数，可以取 n 个值。它决定角动量数值的大小。

　　3．角动量的空间量子化　薛定谔方程的波函数解还显示，角动量矢量 L 在外磁场方向（一般取 z 方向）的分量不能连续地改变，而只能取一些特定的数值。即

$$L_z = m\hbar \quad m = 0,\ \pm 1,\ \pm 2,\ \cdots,\ \pm l 。 \tag{10-24}$$

式中 m 称为磁量子数，可以取 $2l+1$ 个值，表明角动量在空间的取向只有（$2l+1$）种可能，这个结论称为角动量的空间量子化。图 10-9 给出了 $l = 1$ 时 L 的三种可能取向。

　　带负电的电子在原子核外运动相当于一个环形电流，因而具有一定的磁矩（参见 [例 7-5]），称为轨道磁矩，并且轨道磁矩与电子角动量反向。轨道磁矩在外磁场的作用下是有一定取向的，角动量在外磁场方向的分量不能连续地改变，只能取式（10-24）规定的特定数值。因此，轨道磁矩在外磁场的作用下也只能取某些特定的取向，轨道磁矩在外磁场中产生的附加能量也不能连续地改变，而只能取某些离散的数值，即附加能量也是量子化的。

　　4．电子自旋　电子除相对原子核运动及其产生的轨道磁矩外，还有自身的**自旋**（spin）运动，因而电子还具有自旋角动量和自旋磁矩。描写自旋角动量的量子数称为自旋量子数，用 s 表示。与轨道量子数 l 不同，所有电子都具有相同的 s 值，$s = 1/2$。于是，电子的自旋角动量 S 的大小为

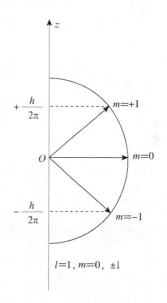

图 10-9　角动量空间量子化

$$S = \sqrt{s(s+1)}\ \hbar = \frac{\sqrt{3}}{2}\hbar \tag{10-25}$$

自旋角动量在 z 方向的投影为

$$S_z = m_s \hbar \quad m_s = \pm 1/2 \tag{10-26}$$

其中 m_s 称为自旋磁量子数，由于 $s = 1/2$，m_s 只能取 $1/2$ 和 $-1/2$ 两个值。自旋磁量子数与磁量子数类似，决定电子自旋角动量在外磁场中的取向，也影响电子在外磁场中的能量。

　　应该指出，从薛定谔方程的解中并不能直接得到自旋量子数，它是根据实验和后来的理论引入的，这也恰恰说明物理学是一门实验科学。除电子以外，人们还发现其他微观粒子也存在自旋，如质子和中子的自旋 $s = 1/2$，光子的自旋 $s = 1$。可见，自旋是微观粒子的重要特征。

考虑自旋后，原子中电子的状态将由四个量子数 n, l, m, m_s 共同确定。在一个原子中不可能有两个或两个以上的电子处于完全相同的量子状态，或者说，在一个原子内不可能有两个或两个以上的电子具有完全相同的四个量子数 n, l, m, m_s。这就是**泡利不相容原理**（Pauli exclusion principle），它决定了物质世界的整个结构。多电子原子基态电子的排布就是由泡利不相容原理和能量最低原理（电子总处于能量最低的可能状态）决定的，由此很好地解释了元素的周期律。

习 题

10-1 在加热黑体的过程中，其单色发射本领的峰值波长由 690 nm 变到 500 nm，求总发射本领增大了几倍？

10-2 从炉壁小孔（视为黑体）测得其总发射本领为 $E_0 = 2.28$ W·cm^{-2}，求炉内的温度。

10-3 将星体看成黑体、测得天狼星的发射本领的峰值波长 $\lambda_m = 0.29$ μm，试求这颗星球表面的温度。

10-4 使锂产生光电效应的最大波长 $\lambda_0 = 5.2 \times 10^{-5}$ cm。若以波长为 $\lambda = \lambda_0/2$ 的光照在锂上，它所放出的光电子的动能是多少？

10-5 用波长为 0.2 μm 的光照射一铜球，铜球放出电子而使自身充电。问铜球至少需充至多高电势时，再用此种光照射铜球将不再释放电子？（铜的脱出功为 4.47 eV）。

10-6 一电子经电势差 U 加速，最后打在靶子上，假设该电子丧失全部动能时产生一个光子，求这光子的波长为 500 nm（可见光）、0.1 nm（X 射线）以及 10^{-4} nm（γ 射线）时，加速该电子的电势差各是多少？

10-7 设太阳照射到地球上光的强度为 8 J·m^{-2}·s^{-1}，如果平均波长设为 500 nm，则每秒落到地面上 1 m^2 面积上的光子数是多少？若人眼瞳孔的直径为 3 mm，每秒进入人眼的光子数是多少？

10-8 已知 X 射线的能量为 0.6 MeV，在康普顿散射后波长变长了 20%，求反冲电子的动能。

10-9 氢原子中的电子处于 $n = 4$、$l = 3$ 的状态，问（1）该电子的角动量 L 大小为多少？（2）该角动量 L 在 z 轴的分量有哪些可能值？（3）角动量 L 与 z 轴的夹角的可能值为多少？

（孙大公）

原子物理学基础

原子物理学（nuclear physics）是研究原子特性、结构和变化等问题的一门科学。1897 年，汤姆逊证实了电子的存在。1911 年，卢瑟福根据 α 粒子散射实验提出了原子的核式模型，认为原子是由一个原子核和若干个核外运动的电子组成的。随后量子理论应用于氢原子，很好地解释了氢原子光谱的实验规律。激光器在爱因斯坦提出受激辐射概念的基础上得以问世。核理论与核技术的发展使人们对原子核的认识不断深入，带来了原子能和同位素的应用，尤其是为以放射性同位素为基础的医学研究、诊断和治疗开辟了新途径。

第十一章数字资源

本章首先介绍氢原子光谱的规律；其次介绍激光的特征、发射原理、生物效应及其在医学方面的应用；最后介绍原子核的基本知识、衰变规律及放射性同位素在医学中的应用。

第一节 光 谱

一、氢原子光谱

光谱（spectrum）是光的频率成分和强度分布的关系图。从氢气放电管可以获得氢原子的线状光谱，如图 11-1 所示。人们早就发现，氢原子光谱在可见区和近紫外区有很多条谱线，在 19 世纪 80 年代，人们把看似毫无规律的氢原子线光谱归纳总结成了有规律的公式，这促使人们意识到光谱规律的实质是显示了原子内在的结构，线光谱传递的是原子内部的信息。接着汤姆逊发现了电子，这进一步又促使人们去探索原子的结构，应当说，量子论、光谱学、电子的发现等为运用量子论研究原子结构提供了坚实的理论和实验基础。

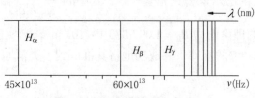

图 11-1 氢光谱的巴尔末系

到 1885 年，从氢原子光谱中观察到的氢光谱线已达 14 条，同年巴尔末（J. J. Balmer）发现，这些谱线的波长可以归纳入下列简单的关系中：

$$\frac{1}{\lambda} = R_H \left(\frac{1}{2^2} - \frac{1}{n^2} \right) \qquad n = 3, 4, 5, \cdots \tag{11-1}$$

式中，R_H 是里德堡常数，其实验值为 $R_H = 1.096\,775\,8 \times 10^{-7}\,\text{m}^{-1}$，后人称这个公式为巴尔末公式，它所表达的一组谱线称作巴尔末系。

氢原子的其他谱线系也先后被发现。一个在紫外区，由赖曼（T. Lyman）发现；还有三个在红外区，分别由帕邢（F. Paschen）、布喇开（F. Brackett）、普丰特（H. A. Pfund）发现。这些谱线系也像巴尔末系一样可用一个简单的公式表示。它们分别是：

赖曼系　　　　$\dfrac{1}{\lambda} = R_H\left(\dfrac{1}{1^2} - \dfrac{1}{n^2}\right)$　　　$n = 2, 3, 4, \cdots$

帕邢系　　　　$\dfrac{1}{\lambda} = R_H\left(\dfrac{1}{3^2} - \dfrac{1}{n^2}\right)$　　　$n = 4, 5, 6, \cdots$

布喇开系　　　$\dfrac{1}{\lambda} = R_H\left(\dfrac{1}{4^2} - \dfrac{1}{n^2}\right)$　　　$n = 5, 6, 7, \cdots$

普丰特系　　　$\dfrac{1}{\lambda} = R_H\left(\dfrac{1}{5^2} - \dfrac{1}{n^2}\right)$　　　$n = 6, 7, 8, \cdots$

这些公式与巴尔末公式可综合成一个广义的巴尔末公式：

$$\frac{1}{\lambda} = R_H\left(\frac{1}{k^2} - \frac{1}{n^2}\right) \qquad n = k+1, k+2, k+3, \cdots \tag{11-2}$$

当 k 分别取值为 1，2，3，4，5 时，就分别对应着赖曼系、巴尔末系、帕邢系、布喇开系、普丰特系。氢原子光谱的各个谱系中的每一条谱线的波长都可以用这样一个简单的公式概括起来，这说明，广义巴尔末公式深刻反映了氢原子内部的规律性。但这个结果在当时并不被理解，被称为"巴尔末公式之谜"。将量子理论应用于氢原子才揭开了巴尔末公式之谜。

氢原子每条光谱线都是氢原子从高能级跃迁到低能级时发射出的光子产生的。当原子从量子数为 n 的较高能级 E_n 跃迁到量子数为 k 的较低能级 E_k 时，发射光子的频率为：

$$\nu = \frac{E_n - E_k}{h} = \frac{1}{h}\left(-\frac{m_e e^4}{2 \times (4\pi\varepsilon_0)^2 \hbar^2}\frac{1}{n^2} + \frac{m_e e^4}{2 \times (4\pi\varepsilon_0)^2 \hbar^2}\frac{1}{k^2}\right) = \frac{m_e e^4}{8\varepsilon_0^2 h^3}\left(\frac{1}{k^2} - \frac{1}{n^2}\right)$$

将上式改写为：

$$\frac{1}{\lambda} = \frac{\nu}{c} = \frac{m_e e^4}{8\varepsilon_0^2 h^3 c}\left(\frac{1}{k^2} - \frac{1}{n^2}\right) \tag{11-3}$$

这个公式在形式上和广义的巴尔末公式完全一致，式中的 $\dfrac{m_e e^4}{8\varepsilon_0^2 h^3 c}$ 相当于常量 R_H。将 m_e、e、h 等值代入上式，求得 R_H 的理论值为 $R_H = 1.097\,373\,1 \times 10^{-7}\,\text{m}^{-1}$，与实验值符合很好。这样，从量子力学准确导出了氢原子光谱的规律，并成功地将其推广到了类氢原子及更复杂的体系中去。

二、发射光谱和吸收光谱

光谱有多种类型且各具特征。利用这些特征，可以判别物质的化学成分、原子或分子的结构。因此，光谱在现代科学技术中有着广泛的应用。

1. 发射光谱　由发光体发出的光直接生成的光谱称为**发射光谱**。发射光谱的结构决定于发光体的成分及其状态。

如果发光体是低压气体（例如低压放电管）或炽热气体，则所得到的光谱是在黑暗背景中的若干条明亮的谱线，称为**明线光谱**。由于这种光谱是一个原子从较高能级跃迁到较低能级时发射的，即这种光谱与原子的种类有关，所以又称**原子光谱**。

对于一种给定的原子，任何一个可能的能量状态（即能级）都有一个确定的能量值，因此同一种原子在同样的激发下产生同样的光谱；不同种类的原子，由于它们的能量各不相同，则会产生波长完全不同的光谱线。因此，光谱线的波长完全决定于原子本身的特征。因此，从光谱线的分布情况就可以识别光源的化学成分，这就是光谱分析的简单原理。

气体放电管在强烈放电时所发射的光谱是原子光谱，但在微弱放电时发射的光谱就完全是两样的，这种光谱包括一些有许多密集谱线组成的谱带，称为**带状光谱**。带状光谱的结构与发光体的分子状态有关，因此也称为**分子光谱**。在放电管强烈放电时，一部分分子被分解为原子，这样就出现了**明线光谱**。

分子能级比原子的能级数目多且复杂。因为在分子中除了有电子的能级外，还有分子的振动能级和转动能级，如图 11-2 所示。每一电子能级附加有若干振动能级，每一振动能级又附加有若干转动能级。

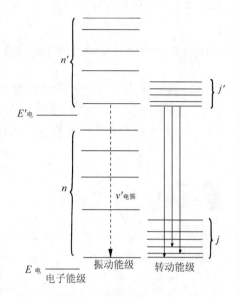

图 11-2　分子光谱图

图 11-3 是分子光谱的示意图，每个谱带各由许多密集谱线组成，而这些谱带又形成若干个带组。每一个带组中的所有谱线都是由一个电子能级跃迁到另一个电子能级时发生的，但初态和末态的振动、转动能级却不相同。每一个谱带中的谱线跃迁初态和末态的振动能级也是相同的，但由于转动能级不同，光子能量有微小差异，形成许多谱线。

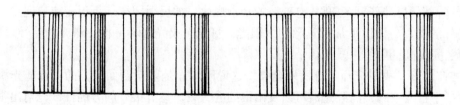

图 11-3　分子带状光谱示意图

此外，炽热的固体或液体，如电灯丝或熔融的钢铁，所发出的光则是包括各种不同波长的连续光谱。这种光谱的性质主要与发光体的温度有关，而与它的化学成分关系很小。当温度升高时，发光体辐射的短波部分的强度所占比例增大，这就是热辐射。

2. 吸收光谱　如果在观察白光（自然光）的连续光谱时，先令白光通过一层蒸汽或气体或固液态的吸收物质层，就会在连续光谱上出现若干暗线或暗区，相当于吸收物质吸收掉的光线。这种光谱称为**吸收光谱**，它们的结构决定于吸收体的性质。

实验指出，气体吸收光谱中的暗线（或暗带）的波长与该气体发射光谱中的明线（或明带）的波长完全符合。这是因为：当白光中具有各种不同能量的光子通过吸收气体时，气体原子中的外层电子能够吸收其中某些能量适当的光子，使其由低能级跃迁到高能级。这样，被吸收光子的能量等于原子两能级的能量差。因此，这些被吸收光子的频率显然就等于原子所能够发射的光子的频率。光子被吸收后在吸收光谱上所产生的暗线自然与发射光谱的明线波长相同。

分子吸收光谱除了电子能级间跃迁导致的吸收外，还有振动和转动能级间跃迁导致的吸收，其原理与原子吸收光谱完全相同。对分子吸收光谱进行分析，可以得到许多关于分子结构的信息，这些信息对于现代生物科学很重要。在进行分子光谱分析时，因为许多分子（特别是复杂分子）在加热或放电的情况下都会分解并改变原来的性质，因而一般不用分子发射光谱。

第二节　激　光

20 世纪 60 年代发展起来的**激光**（laser）对科学技术的发展做出了巨大贡献，激光技术的发展在医学上产生了极大的影响。世界上第一台红宝石激光器是 1960 年研制成功的，而第二年就被应用于眼科的视网膜焊接。现在激光已应用到医学的各方面，激光医学已成为现代化医学的一个分支。

案例 11-1

患者，女性，25 岁。右面颊颧骨处有一绿豆大小的黑痣（黑色素斑）。多次敷用药物治疗，无明显好转。

问题：
1. 外用药物为什么不能根除黑色素斑？
2. 有无更好的治疗方法？

一、激光的特性

激光是一种新型光源，其与普通光源发出的光一样都是一种电磁波，具有电磁波的基本性质，如干涉、衍射、偏振；也遵从电磁波的基本规律，如反射定律、折射定律。但是，激光作为一种特殊的光，与我们平常所熟悉的太阳光、灯光、火光很不一样。激光的特性可归纳为：方向性好、亮度高、单色性强和相干性好。

1. 方向性好　我们打开电灯满屋全亮，这说明灯光是射向四面八方的，普通光源是很难产生理想的平行光束的，而激光器可以发出很细的光束，具有很好的方向性，光射出很远的距离也不散开，几乎是一束平行光。激光束的发散角为毫弧度数量级的，一个毫弧度是指传播 1 m 远光束直径增加 1 mm。激光之所以有如此高的方向性，是由于激光器的谐振腔对光束方向的选择作用。方向性最好的是气体激光器，发散角可达 10^{-3} rad；其次是固体激光器，发散角在 10^{-2} rad 数量级；半导体激光器方向性较差，一般在 $(5 \sim 10) \times 10^{-2}$ rad。激光的方向性好就意味着光束可以传播到很远的距离而仍具有足够的强度。在医用范围内，如果不考虑空气吸收，激光的强度几乎与距离无关，而普通的强度则与传播距离的平方成反比，随距离的增加而迅速衰减。激光的方向性强还意味着，在聚焦情况下可以获得极小的焦斑尺寸。例如，激光微手术刀可使激光束细到只有几个微米。

2. 亮度高　由于激光的发散角很小，激光输出功率大而具有高亮度。超短脉冲激光的亮度可比普通光源高 $10^{12} \sim 10^{19}$ 倍。亮度是光源单位表面上沿着单位立体角发射的功率，是光源发光能力的标志。激光的方向性好、亮度高，因此激光束的能量高度集中；若再用透镜聚焦，则激光的能量进一步集中，激光的强度将大大增加，这样在焦点附近就能产生几百度乃至几千度的高温，医学上可以用来对生物组织进行汽化、切割或热凝固。

3. 单色性强 某一颜色的光的波长并不是单一的，而是有一定的波长范围。例如，红色光的波长在 0.63 ~ 0.76 μm。单色光是指波长范围很小的那一段辐射，这个波长范围称为单色光的谱线宽度。波长范围越小，即谱线宽度越窄，单色性就越好。普通光源的单色光的波长范围为零点几纳米至几十纳米。在激光出现以前，最好的单色光源是同位素氪（Kr^{86}）灯，其谱线宽度为 10^{-4} nm 量级，而激光是一种极单纯的光，其波长范围可小于亿分之一纳米（10^{-8} nm）。单色性提高了数万倍，因此激光具有普通光无法比拟的高单色性。

4. 相干性好 激光具有非常好的相干性，是普通光所不具备的。例如，氦灯的相干长度只有几十厘米，而单模稳频 He-Ne 激光器的相干长度达几十公里。激光相干性好是因为它是受激辐射产生的光。利用激光极好的相干性探索生命科学有着美好的前景。

激光具有普通光无法比拟的方向性好、亮度高、单色性好和相干性好的特点，这些优越的特点是因为它发光的微观机制与普通光源的发光机制不同。普通光源的发光是以自发辐射为主，即各个发光中心发出的光波在方向上、相位上、偏振状态上各不相同；而激光则是以受激辐射为主，各个发光中心发出的光具有相同的频率和方向。

二、激光的工作原理

1. 光辐射的三种过程 根据量子理论，原子的能量等于所有电子的动能和电子与原子核之间势能之和。原子的能量取一系列分立的数值，称为原子能级。最低能级称为**基态**，较高一些的能级称为**激发态**。粒子（原子、分子、离子）的能量状态发生变化，即在能级间跃迁时将伴随与外界的能量交换。粒子实现能级跃迁的方式有两种：一种是以非光能（如热能）的形式吸收或释放，称为**非光辐射**（无辐射跃迁）；另一种是以光能的形式吸收或释放，称为**光辐射**（辐射跃迁）。光辐射有三种过程，即**光的吸收**、**自发辐射**和**受激辐射**。这三种过程都遵从量子理论的能级跃迁规则：$h\nu = E_2 - E_1$。

光的吸收是粒子吸收光子从基态跃迁到激发态的过程，如图 11-4（a）所示。由于粒子处于激发态时是不稳定的（其停留的时间很短，约为 10^{-8} s），会在没有任何外界作用下返回基态而自发辐射出光子。因为这种辐射与外界作用无关，是自发进行的，故称为**自发辐射**。自发辐射是粒子由激发态自发辐射出光子而返回基态的过程，如图 11-4（b）所示。普通光源发光主要是自发辐射发射光波，辐射光波为辐射光源中许许多多原子或分子自发、独立发射的光波的合成。各个粒子的发射过程具有偶然性，发出的光子方向不一致，四面八方都有，因此方向性不好，能量不能集中，因而不具有高亮度。而且各原子以各自独立的时间任意发射一段一段的波列，持续时间只有 10^{-8} s，这样的光波彼此之间相位完全无关，因此不具有相干性。各个高能态自发向低能态跃迁，发出不同频率的光子，单色性就不好。

受激辐射（stimulated radiation）是处于激发态的粒子在受到外界光子激发后，从高能态跃迁到低能态时发射出一个光子的过程，如图 11-4（c）所示。受激辐射的特点在于：它不是自发产生的，必须有外来光子"刺激"才能发生。它对外来光子的频率有严格要求，即 $h\nu = E_2 - E_1$。尤其重要的是，受激辐射出来的光子是与外来的光子同频率、同方向、同相位的，无法区分哪个是原来入射的光子，哪个是受激辐射的光子。因此这样两束一模一样的光是相干光，相互叠加后使光的强度增加，即受激辐射引起光放大。受激辐射的连续进行，一个变两个，两个变四个，依此类推下去，就像雪崩一样可以得到很多的光子，这就是激光。

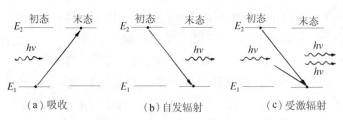

图 11-4   光辐射的三种过程

早在 1917 年爱因斯坦就从理论上证明了受激辐射是光与物质相互作用的一种过程；但直到 40 多年后，即 1960 年，梅曼的第一台红宝石激光器才问世，其主要原因是：激光不是很容易产生的，一般的物质很难引起连续的受激辐射，只有具备特殊能级结构的物质才能发出激光。在通常实验中只观察到光的吸收，观察不到光的放大现象，即光通过一般物质时光强减弱而不是光强增加。实验中观察不到受激辐射现象的根本原因是：一般的物质处于低能态的粒子数大于处于高能态的粒子数的状态，要产生激光必须实现这种状态反转。

2. 激光的产生   粒子具有若干分立的能级，根据能量最小原理，通常所有粒子处于基态。由于热运动可导致碰撞激发，某些粒子可因此处于激发态。实验证明，在热激发条件下，粒子处于不同能量状态的相对分布遵从玻尔兹曼定律，处在低能级的粒子数目比高能级的要多。能级越低越稳定，高能级寿命短。对单个粒子而言，它对外来的光子是吸收还是引起辐射的概率应该是相等的，即是从低能级吸收外来光子跃迁到高能级的概率与在外来光子的激发下从高能级跃迁到低能级的概率是相同的。但是，对粒子系统来说，处于低能级的粒子数量多，发生受激吸收的可能性就大，即吸收概率大于受激辐射概率。如果产生了微不足道的受激辐射的光子被大量的低能级粒子吸收掉，则不会产生光放大。为了使光得到放大，就要求受激辐射的概率大于吸收概率，关键是要求粒子数的分布不是正常分布。高能级的粒子数大于低能级的粒子数称为**粒子数反转分布**。总之，要产生激光，必须使受激辐射的概率大于吸收概率，即实现粒子数反转分布。

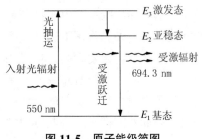

图 11-5   原子能级简图

要实现粒子数反转分布首先需要用外界能量将处于基态的粒子激发到高能级上去，即所谓"激励"或"泵浦"。激励过程是外界向激光工作物质提供能量的过程，激励的方式可分为光激励、电激励、化学激励等。但是，并不是任何物质在激励下都能实现粒子数反转分布，而是只有具有亚稳态这个特殊能级结构的物质才能产生粒子数反转分布。寿命比正常情况长的受激态称为**亚稳态**（metastable）。由于一般粒子的激发态寿命很短，只有 $10^{-8}\,s$，所以处在激发态的粒子在没有发生受激辐射之前就会自发地辐射光子返回基态。要使受激辐射大量进行，就需要亚稳态寿命（$10^{-3}\,s$）比正常情况长。具有亚稳态的三能级系统如图 11-5 所示，在泵浦源的激励下，基态 E_1 上的粒子被抽运到激发态 E_3 上（激发到 E_2 上的概率很小），使基态 E_1 上粒子数减少；由于 E_3 态的寿命很短，粒子将很快以"无辐射跃迁"方式跃迁到亚稳态 E_2 上；由于 E_2 的寿命长而积累大量粒子，形成了亚稳态与基态之间的粒子数反转分布。红宝石激光器就是一种三能级系统的激光器，红宝石是具有发射激光能力的铬原子掺和氧化铝制成的。抽运波长为 550.0 nm，发出激光波长为 694.3 nm。由于三能级系统是在亚稳态与基态之间实现粒子数反转分布，而基态粒子总是很多，因此需要强抽运，把半数以上的粒子激发上去，因而效率较低。四能级系统是在亚稳态与较低能态之间实现粒子数反转分布，因而容易得多（这里的能级只是指与粒子数反转分布直接有关的能级）。具有亚稳态能级结构的物质因能实现粒子数反转分布而产生激光，称为**激光工作物质**或**激活介**

质。例如，固体有红宝石、钕玻璃、掺钕钇铝石榴石晶体等；气体有氦、氖、氩、二氧化碳等；半导体有砷化镓、锑化铟等。实现了粒子数反转分布的激光工作物质也不一定就能发射激光，因为仅靠一次工作物质的光放大其放大能力是有限的，不足以弥补光损耗。1958年，汤斯等人把他们的微波量子放大推广到了光波，提出了"光学谐振腔"。

光学谐振腔是把激光放大器转变为激光振荡器（来回放大），从而把光的一部分作为正反馈来进一步将光放大形成激光。光学谐振腔的结构是在工作物质两端安置互相平行的两块反射镜，其中一块为全反射镜，另一块为部分反射镜，它们均垂直于工作物质的轴线，这两个反射面就构成了光学谐振腔，如图11-6所示。在理想情况下，全反射镜的反射率应为100%，部分反射镜的反射率通常大于90%，激光束就从后者输出。一般两反射面可以是平面，也可以是凹球面。随两反射镜的曲率半径和两镜间距离的关系不同而有不同型式的谐振腔。谐振腔对于光束方向具有选择性，如图11-7（a）所示。已处于粒子数反转分布的工作物质开始由于自发辐射，向各方向发射光子，其中不沿轴向运动的都逸出谐振腔而被淘汰，只有沿轴向运动的光子可以在工作物质中继续前进。因此只有沿着谐振腔轴线方向的光才可以发生振荡而产生激光，使受激辐射集中在轴线方向上，从而使发出的激光具有高方向性。此外，只有在谐振腔内才能实现光振荡，如图11-7（b）所示，使受激辐射的放大作用不是单次发生，而是多次地重复进行频率稳定的光振荡，从而保证了出射激光的单色性。图11-7（c）说明，谐振腔起着建立稳定的振荡状态作用：沿轴线传播的受激光子，一方面要受到受激辐射的放大作用；另一方面存在着各种损耗，包括输出激光、工作物质及反射镜的散射和吸收。当反射镜透过所引起腔内光子数减少正好可由受激辐射所引起光子数增加来弥补时，就可建立稳定、持续的受激辐射状态，这时谐振腔内就能保持一定的光强，同时又不断输出激光。可见，光学谐振腔是产生激光不可缺少的另一个重要条件。

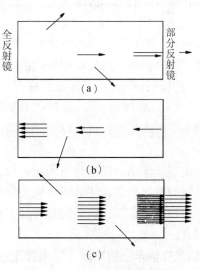

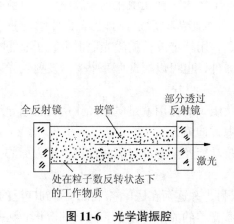

图 11-6　光学谐振腔　　　　　图 11-7　光学谐振腔的作用

综上所述，要产生激光需要两个条件：一个是为实现粒子数反转分布所需的激光工作物质和抽运装置；另一个是建立光学谐振腔。因此，通常激光器包括工作物质、抽运装置、光学谐振腔三个组成部分（图11-8）。如果将激光器按工作物质分类，则可分为固体激光器、气体激光器、半导体激光器、有机和液体激光器四种类型。

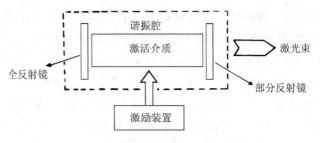

图 11-8　激光器结构原理图

三、激光的生物效应及在医学中的应用

激光和生物组织相互作用后所引起的生物组织的任何变化都称为**激光的生物效应**。激光的生物效应是激光应用于医学研究和临床实践的基础。激光的生物效应强弱也就是医学领域中所指激光的强弱，既与激光的性能有关，又与生物组织的某些性质有关。若激光照射生物组织后直接造成了该生物组织的不可逆性损伤，则此受照表面处的激光称为强激光；若不会直接造成不可逆性损伤，则称为弱激光。

1. 激光的生物效应　激光的生物效应主要包括五个方面：

（1）热作用：激光可使生物组织的温度升高，称为激光的热作用。激光的热作用可用于热敷、光灸、汽化治疗。由吸热触发的化学反应（热化反应）对代谢率、血液循环等都有影响。

（2）压强作用：激光照射处的光压即激光本身的辐射压强为一次压强，通常很小可忽略不计。激光的二次压强是激光照射产生的生物组织的热膨胀、超声波、冲击波、电致伸缩等引起的压强。在眼科，利用二次压强打孔可降低眼压，治疗青光眼、白内障等。

（3）光化作用：生物大分子吸收激光能量发生的化学反应叫光化作用。其主要类型有分解、光致氧化、光致聚合和光致敏化。光致敏化是生物系统所特有的在敏化剂帮助下所发生的一种化学反应。例如，激光血卟啉诊治肿瘤，血卟啉作为一种光敏化剂静脉注入后可被肿瘤细胞迅速吸收并较长时间潴留在细胞质内，而被正常细胞吸收后迅速排出；血卟啉的激光吸收峰在 405 nm，发射峰在 630 nm 处，根据这一特点，用特定波长的激光照射吸收了血卟啉的肿瘤，促使其发生光化反应就可以杀死肿瘤细胞；另外，也可以根据血卟啉受激发射荧光来诊断肿瘤。

（4）电磁场作用：激光是电磁波，激光与生物组织的作用就是电磁场作用，可以导致生物组织电系统的重新分布，使组织产生光学谐波、电致伸缩等。

（5）生物刺激作用：弱激光对神经、机体免疫功能及全身都有刺激作用。这方面的工作尚待深入研究。

2. 激光在医学上的应用　激光首先应用于眼科，并逐渐在医学各个领域得到广泛的应用。

（1）激光治疗：激光治疗主要是利用高功率激光器的凝固、止血、融合、汽化和切割作用以及弱激光的刺激作用。在眼科中，利用激光可以焊接视网膜，治疗眼底血管性疾病、糖尿病等视网膜病变、青光眼、视网膜裂孔等疾病。在显微外科中利用激光可以进行血管吻合、神经吻合及皮肤焊接，还可进行微切割。在外科手术中，利用激光手术刀（大功率激光器）不仅可以切开皮肉和切除病变组织，还可以封闭较细的血管，具有止血作用。在恶性肿瘤的治疗中，激光有独到之处，如前面提到的利用光化反应杀死肿瘤细胞。在中医方面，弱激光针灸疗法是现代激光技术与古老中医技术相结合的新方法。

（2）激光诊断：激光还可以用于某些疾病的诊断及相关医学研究。例如，激光荧光诊断技术，激光的荧光作用很强，利用癌变组织对某些荧光物质有较强亲和力的特征，将这类荧光物质引入患者体内并用激光照射癌变组织部位，滞留在癌变组织中的荧光物质便发出特定波长的荧光，通过对荧光的检测就可以诊断、定位肿瘤。

> ### ◉ 微整合
>
> **临床应用**
>
> #### 激光光动力治疗
>
> 激光光动力治疗（laser photodynamic therapy，LPDT）主要是利用激光对生物组织的光致敏化作用来治疗一些恶性肿瘤的方法，主要有体表、组织间、腔内照射和综合治疗四种方式。LPDT 的优点是可对肿瘤做选择性损伤，而对正常组织伤害少，可较好地保留正常组织器官的功能和外形，还可重复治疗。目前 LPDT 不但用于肿瘤的治疗，还用于钝化噬菌体和动物病毒，去除动脉粥样斑块，治疗牛皮癣、白癜风、皮肤基底细胞瘤等。

激光医学诊断技术还包括激光多普勒血流计、激光光纤内窥镜检查和激光**流式细胞光度术**（flow cytometry，FCM）。FCM 是将荧光色素染色的单个细胞依次通过样品细管，在激光定点照射下收集细胞的荧光和散射光，可以得到细胞的多种结构参数，如 DNA、RNA、蛋白质、细胞受体和抗原、细胞质中 Ca^{2+} 等的含量及信息。

> ### ◉ 微整合
>
> **临床应用**
>
> #### 激光显微成像技术
>
> 激光显微成像技术包括激光全息技术、激光显微荧光光度术和激光扫描共聚焦显微术。激光扫描共聚焦显微术是利用荧光探针对活细胞和组织进行共聚焦成像并进行研究的显微分析技术，它特别适合于单个细胞和组织的三维结构观测，研究细胞与细胞间的相互作用、生物分子的运动状态、药物进入肿瘤组织的过程、组织再生和物理因子的生物效应等。将光学干涉技术和激光扫描共聚焦显微术结合形成的光学相干层析技术可用于探测食管、宫颈、肠道、心脏和脑等组织或器官，无损观察 10 μm 大小的组织结构，被称为"光学活检"。

第三节　原子核的基本性质

一、原子核的组成

　　原子核（**atomic nucleus**）是原子的重要组成部分，研究原子核的特性、结构及其相互转变是了解放射性核素在医学中应用的基础。

原子核虽然非常小（直径仅在 $10^{-15} \sim 10^{-14}$ m 之间），但是是由**质子**和**中子**组成的。质子和中子统称**核子**。质子就是氢原子核，带有一个单位的正电荷（以电子的电荷 e 为单位），其质量约为电子质量的 1836.1 倍。中子不带电，其质量约为电子质量的 1838.6 倍，比质子的质量略大一些。自由中子不能长期存在于自然界，它是原子核发生变化时从核内释放出来的，放出后很快会转变成质子或其他粒子。在中性原子中，原子核内的质子数等于核外电子数，以 Z 表示。因为 Z 值决定了元素在周期表中的位置，所以 Z 也称该元素的**原子序数**。原子核中质子与中子的总数记作 A，称为**质量数**。A 值、Z 值和核能态都相同的原子属于同一种**核素**，可以用符号 $^A_Z X$ 来表示，其中 X 是原子的元素符号。由于 X 已经显示了 Z 的值，因此可以常常略去 Z，将某种核素写成 $^A X$。Z 值相同而 A 值不同的核素彼此称为**同位素**，因为它们在周期表中占有相同的位置，属于同一种元素。

质量和能量单位 在讨论原子、原子核以及质子、中子、电子等粒子时，以 g 为质量的单位时仍嫌太大，所以通常采用原子质量单位（u）。规定 1u = 1.6606×10^{-27} kg。根据质能关系 $E = mc^2$，与 1 u 相应的能量为 931 MeV。质子和中子的质量均近似为 1 u。

二、原子核的半径与密度

1. 原子核半径 原子核有一定的大小，可以近似看作球形。实验证明，各种原子核的半径约与质量数的立方根成正比，即：

$$R = R_0 A^{1/3} \tag{11-4}$$

式中 $R_0 = 1.2 \times 10^{-15}$ m。

设原子核的质量为 m，半径为 r，则密度 ρ 为

$$\rho = \frac{m}{\frac{4}{3}\pi R^3} = \frac{1.66 \times 10^{-27} \times A}{\frac{4}{3}\pi \left(1.2 \times 10^{-15} \times A^{1/3}\right)^3} = 2.3 \times 10^{17} \ (\text{kg} \cdot \text{m}^{-3})$$

它是水密度的 10^{14} 倍，铁密度的 10^{13} 倍，可见原子核的密度是非常大的。

2. 核力 究竟是什么力量使核子能够非常紧密地结合成原子核呢？很明显这不是静电力，因为核子包括带正电的质子和不带电的中子，静电力在它们之间只能起排斥作用或不起作用。万有引力又微不足道，也不能说明问题。可见在核子之间一定存在着另一种相互吸引的力，我们称为**核力**。

研究指出，核力具有引力性质，比质子间的静电斥力大得多，是一种强相互作用力；核力是短程力，只有在 10^{-15} m 的范围内才起作用；核力与电荷无关，对各种核子来说，核力的大小大致相等。

三、结合能和质量亏损

任何两个相互吸引的物体彼此靠近时都要由于势能的减少而放出能量。因此，当自由存在的单个核子相互靠近而结合成原子核时，有大量能量放出，这种能量称为原子核的**结合能**。根据质能关系 $\Delta E = \Delta mc^2$，原子核的静质量比组成它的核子的静质量要小一些，这样，减少的质量称为**质量亏损**。知道了质量亏损，就可以利用质能关系求出原子核的结合能的值。各种同位素的结合能的值是不同的。为了方便比较，引入**核子平均结合能**的概念。原子核的结合能除以

组成其的核子总数，就得到每个核子的平均结合能。研究表明，质量数小的核，核子平均结合能比较小，而且彼此差别很大；质量数中等的核，核子平均结合能较大；质量数大的重核，核子平均结合能又逐渐减小。因此，轻核聚变和重核裂变都可以释放出能量。

第四节　核衰变及规律

案例 11-2

　　1896 年法国物理学家贝可勒尔（Henry Becquerel）在研究铀矿时，发现铀矿能使包在黑纸内的感光胶片感光，这是人类第一次认识到放射现象。1898 年玛丽·居里夫妇（Pierre Curie and Marie Sklodowska Curie）发现了镭（Ra）和钋（Po）两种天然放射性元素，居里夫人将这种化合物放出的辐射现象取名为“放射性”，称铀的射线为贝可勒尔射线。1903 年居里和贝可勒尔共获诺贝尔物理学奖，1911 年居里夫人又获得诺贝尔化学奖。在此后 100 年内，有近 20 位科学家在与核医学有关的领域研究中获得诺贝尔奖。

　　问题：

　　1. 何为放射性？

　　2. 放射性核素在医学中有哪些应用？

一、核衰变

　　自从发现铀、镭等放射性元素后，首先引人注意的是它们所发出的射线。研究天然放射性元素发出的射线在电磁场中的性质时发现，它们可分成三种不同类型，即 α、β 和 γ 射线。进一步研究确定，α 射线是带 +2e 电荷的粒子流，这种粒子就是 ^{4}He 原子核，它对物质的电离作用最强而贯穿本领最弱，只能透过几厘米的空气层；β 射线是高速的电子流，它具有较弱的电离作用和较强的贯穿本领，可以透过一定厚度的铝片；γ 射线是波长比 X 射线更短的电磁波，即高能光子流，它对物质的电离作用最弱而贯穿本领最强，能够穿过相当厚的铅板。

　　放射性核素是不稳定的，它们可以自发地发出一定的射线转变成另一种核素，这个过程称为**核衰变**（nuclear decay）。核衰变过程严格遵守质量和能量守恒定律、动量守恒定律、电荷守恒定律和核子数守恒定律。按质能关系，核衰变前后的净质量的差值转变为核衰变时释放的能量，称为**衰变能**（decay energy），记作 Q。下面介绍几种主要衰变方式。

　　1. α 衰变　α 衰变是一个放射性原子核（母核 X）放出一个 α 粒子后变成另一种原子核（子核 Y）的过程，可用下列公式表示

$$_Z^A X \rightarrow {}_{Z-2}^{A-4}Y + {}_2^4He + Q \tag{11-5}$$

很容易看出，衰变前后的核子总数和电荷数都是守恒的。与母核比较，子核的质量数减少了 4，原子序数减少了 2，即在元素周期表中的位置从母核前移两位。

　　理论和实验都表明，在 α 衰变过程中所放出的衰变能 Q 主要是以 α 粒子的动能形式出现的，子核仅获得少量的反冲动能（约为 2%）。α 粒子大约以光速的几十分之一的高速度从核里飞出，在受到物质阻止而失去速度后，它将俘获两个电子而成为一个氦原子。

　　2. β 衰变　β 衰变是放射性原子核放出一个电子后变成另一种原子核的过程。现已证实，在一定条件下，核内某一个中子 n 转变为质子 p 并放出一个电子 e 和一个中微子 v，即

$$\,^1_0\text{n} \rightarrow \,^1_1\text{p} + \,^0_{-1}\text{e} + \,^0_0\nu \tag{11-6}$$

这个电子与一般电子并无不同，只是为了表明它是从核内释放出的才称为 β 粒子。中微子是中性不带电的一种粒子，静止质量非常小。

因此，β 衰变的实质是母核中的一个中子自发地转化为一个质子，同时把电子和中微子放出核外

$$\,^A_Z\text{X} \rightarrow \,^A_{Z+1}\text{Y} + \,^0_{-1}\text{e} + \,^0_0\nu + Q \tag{11-7}$$

这里，子核的质量数仍与母核相同，但原子序数增加 1，即在元素周期表中的位置从母核后移一位。

3. γ 跃迁　如同整个原子可处于不同的能级一样，原子核也具有不同能级。在正常状态下，核都处于基态；但是，在核衰变和核反应过程中，新形成的核就有可能处于激发态。处于激发态的核一般是不能久留的，它将很快地跃迁到基态（或先跃迁到较低能级后再到基态），同时把多余的能量以 γ 光子的形式放出。这种由于核能级跃迁而产生 γ 光子的过程称为 γ 跃迁。其过程为

$$\,^{Am}_Z\text{X} \rightarrow \,^A_Z\text{X} + \gamma \tag{11-8}$$

式中 $\,^{Am}_Z\text{X}$ 为激发态的原子核，$\,^A_Z\text{X}$ 为基态的原子核。

由 γ 光子组成的 γ 射线的波长大约为 $10^{-13} \sim 10^{-10}\,\text{m}$。从核衰变所得到的 γ 射线通常是伴随 α 射线、β 射线或其他射线一起产生的。

二、核衰变规律

放射性现象的本质是原子核趋于稳定状态的过程。不稳定的核素自发地进行衰变，衰变后的核素有的是稳定的，有的还是不稳定的，不稳定的将继续衰变直到成为稳定的核素为止。下面介绍衰变的基本规律。

1. 衰变定律　实验和理论证明，当原子核的个数为 N，时间为 t 时，不稳定核素的衰变率 dN/dt 与现有原子核的个数 N 成正比，即

$$\frac{\mathrm{d}N}{\mathrm{d}t} = -\lambda N \tag{11-9}$$

式中，负号表明衰变率是负值，即原子核数由于衰变而逐渐减少；比例系数 λ 又称为**衰变常数**（decay constant），它表征衰变的快慢，λ 值越大，衰变越快。λ 值仅由放射性核素本身的性质决定，不受任何外界因素（温度、压强的变化或者以不同化合物形式存在）的影响。

将式（11-9）积分，并利用初始条件：$t = 0$ 时 $N = N_0$，可得

$$N = N_0 \mathrm{e}^{-\lambda t} \tag{11-10}$$

式中 N 是在时刻 t 放射性核素的数目。这个公式指出，放射性物质是随时间按指数规律衰减的，这就是**放射性衰变定律**。

2. 放射性活度　核衰变时发出射线，在单位时间内发生衰变的原子核数目越多，放射源发出的射线也越多。因此，用单位时间内发生衰变的原子核数来表示**放射性活度**（radioactivity），记为 A。由式（11-9）得到

$$A = -\frac{\mathrm{d}N}{\mathrm{d}t} = \lambda N \tag{11-11}$$

将式（11-10）代入上式，得到

$$A = \lambda N_0 e^{-\lambda t} = A_0 e^{-\lambda t} \qquad (11\text{-}12)$$

式中 A_0 是 $t = 0$ 时的放射性活度。可见，放射性活度也是随时间按指数规律衰减的。

放射性活度的国际单位是贝可（Bq），$1 \text{ Bq} = 1$ 衰变·秒$^{-1}$。常用的旧单位是居里（Ci）。$1 \text{ Ci} = 3.7 \times 10^{10} \text{ Bq}$。居里是一很大的单位，在核医学中常用 mCi 和 μCi 等单位。

三、PET 及其融合技术

正电子发射断层成像（positron emission computed tomography，PECT）是利用能发生正电子（e^+）衰变的 ^{11}C、^{13}N、^{15}O、^{18}F 等放射性核素进行断层成像的。这些核素的稳定同位素在人体内丰度较高，因此用这些放射性核素的标记物可以参与人体生理、生化代谢过程所提供的影像能反映人体的生化、生理、病理及功能等方面的信息。在人体中引入这些核素后，其衰变时产生的正电子 e^+ 在体内移动大约 1.5 mm 后即与体内负电子发生湮灭辐射，产生一对飞行方向相反、能量各为 0.511 MeV 的光子，即双光子。PET 就是探测这一对光子来表征 e^+ 衰变的发生，进而确定放射性核素在体内的位置及浓度。

1. PET 技术优势   在目前各种医学影像设备中，就技术水平、应用价值而言，顶尖的当属 PET。PET 的最大优势是能定量评价在体组织的生理、生化功能。PET 与**单光子发射型计算机断层成像**（single photon emission computed tomography，SPECT）都是在体外测量 γ 光子，利用计算机重建断层图像，但它们在很多方面又有本质的不同。SPECT 多采用亚稳态的同位素 ^{99m}Tc、^{113m}In，它们在人体内的含量基本为零，因此由它们合成的放射性制剂所能显示的生理、生化过程就受到了极大地限制。而 PET 所用 ^{11}C、^{13}N、^{15}O、^{18}F 等核素的稳定同位素是人体组织的基本元素，在人体内丰度较高，这些核素的标记物可以直接参与人体生理、生化代谢过程。因此，和 SPECT 相比，PET 影像能够更好地提供人体的生化、生理、病理等功能信息。

PET 与其他影像技术比较有以下一些技术优势。

（1）PET 所用的放射性制剂中的核素是构成人体生物分子的主要元素，在理论上它可以显示人体组织的生理、生化过程，因此 PET 有生化断层、生命断层、活体分子断层之称。

（2）由于采用了贫中子核素，其半衰期极短，如 ^{11}C、^{12}N、^{15}O 和 ^{18}F 的半衰期都是以分钟计的，有"超短半衰期核素"之称，故对人体的放射性剂量很小，在临床上可以进行多次给药、重复成像检查。

（3）PET 采用了具有自准直的符合电路计数方法，省去了准直器，使探测效率即灵敏度大为提高。这带来的直接好处是：放射性制剂用量大为减少，成像信号的信噪比大为提高，相对 γ 照相和 SPECT 图像质量更高，患者的安全性更高。

（4）由于正电子发生电子对湮灭的距离为 1.5 mm 左右，所以 PET 图像空间分辨距离较 SPECT 提高近十倍，可有效检出 5 ～ 10 mm 的病灶。

（5）因为衰减校正更为精确，PET 便于做定量分析。

（6）PET 多环检测技术可以获得大量容积成像数据，从而可以进行三维图像重建。

（7）PET 图像是构建融合所必备的条件。PET 以功能及代谢显示为主，**X 射线计算机断层成像**（X-ray computed tomography，X-CT）、**磁共振成像**（magnetic resonance imaging，MRI）的形态学信息精确，故 PET/CT，PET/MRI 融合大大提高了图像诊断的综合技术水平。PET 所用的核素，如 ^{11}C、^{13}N、^{15}O、^{18}F 等，要在加速器中通过相关的核反应来产生，其特点是寿命很短，产生同位素之后马上就要合成放射性制剂，所以 PET 装置不但要配有小型回旋加速器，还得配有合成放射性制剂的热配室，这是 PET 设备昂贵的原因。

2. PET 融合技术   医学影像学是临床诊断信息的重要来源之一。根据医学图像所提供的信息内涵，可将医学影像分为两大类：解剖结构图像（X-CT，MRI，B 超等）和功能图像（SPECT，PET 等）。这两类图像各有其优缺点。解剖图像以高分辨率提供了脏器的解剖形态信息，但无法反映脏器的功能情况；功能图像分辨率较差，无法提供脏器或病灶的解剖细节，但它提供的脏器功能代谢信息是解剖图像所不能替代的。

目前这两类成像设备的研究都已取得了很大的进步。一方面，双方都在逐步弥补自身弱点，例如，MRI 的功能成像开发（以拓展其功能），SPECT 和 PET 新型晶体开发（以增强自身的空间分辨率）；另一方面，双方均在不断地增强自身强项，例如，MRI 开发不同新型成像序列，CT 的螺旋层数不断增加，PET 的晶体数目越来越多。这些研究使各自图像的空间分辨率和图像质量都有了很大的提高，但由于它们的成像原理不同各种图像信息均有其局限性，因此医学图像融合技术应运而生。

图像融合是指将多源信道所采集到的关于同一目标的图像经过一定的图像处理，提取各自信道的信息，最后综合成同一图像以供观察或进一步处理。简单来说，医学图像融合就是将解剖结构成像与功能成像两种医学成像的优点结合起来，为临床提供更多、更准确的信息。

20 世纪 90 年代以来，各种医学图像融合技术随着计算机技术、通讯技术、传感器技术、材料技术等的飞速发展获得重大进展。迄今为止，以 PET/CT 的融合代表了解剖与功能图像的最佳融合。

◎ 临床应用

质子放射治疗

质子放射治疗技术治疗恶性肿瘤是一种新兴的放射治疗方法。利用质子束优良的剂量分布特性可以使剂量区（即 Bragg 峰）集中丁肿瘤部位，周围组织照射量极少，从而减少正常组织放疗并发症的产生，提高肿瘤患者的治愈率及生活质量。

质子放射治疗技术是利用运动的中、低能质子通过组织时与生物介质的轨道电子碰撞，将能量传递给细胞体系，从而产生相应的生物化学反应，包括细胞 DNA 链断裂、水辐射分解、对关键的生物大分子造成损失的过程。单能质子的射程分散很小，在质子径迹终点处形成一个尖锐的 Bragg 剂量峰，根据肿瘤病灶大小调制质子能量可以调整 Bragg 峰宽度，使其与肿瘤形状相符合，从而减少对正常组织的伤害。

习 题

11-1   根据氢原子能级公式说明随着量子数 n 的增大，能级和能级间隔的变化情况。

11-2   求出氢原子光谱巴尔末系最长和最短波长。

11-3   原子光谱和分子光谱各有什么特点？

11-4   在 ^{12}C，^{13}C，^{14}C，^{14}N，^{15}N，^{16}O 和 ^{17}O 等核素中，哪些核素质子数相同？哪些核素中子数相同？哪些核素核子数相同？

11-5   两个氢原子结合成氢分子时释放的能量为 4.73 eV，试计算由此发生的质量亏损，并计算 1 mol 氢分子的结合能。

11-6　放射性核素减少一半所需的时间称为半衰期，以 T 表示。试根据衰变定律推出半衰期的表达式 $T = \ln2/\lambda$。

11-7　两种放射性核素的半衰期分别是 8 天和 6 小时，设这两种放射性药品的放射性活度相同，求两种放射性物质的摩尔数之比是多少？

11-8　如果正、负电子对湮没时产生两个 γ 射线光子，求每个光子的能量、频率和波长。

11-9　若放射性核素在 5 分钟内减少 43.2%，求它的衰变常量、半衰期。

11-10　^{32}P 的半衰期为 14.3 天，求它的衰变常量。1 μg 纯 ^{32}P 的放射性活度是多少？24 小时放出多少 β 粒子？

（贺　兵）

第十二章

X 射 线

    X 射线是德国物理学家伦琴（W. K. Rontgen）于 1895 年在研究稀薄气体放电时发现的，这种射线人眼看不见，但却有很强的穿透本领。由于当时对这种射线的本质还不清楚，伦琴称之为 X 射线。后来人们为了纪念伦琴，曾把它称为伦琴射线。X 射线的发现对物质微观结构理论的深入研究和技术上的应用都有重大意义。X 射线被发现后仅三个月就应用于医学了，现在 X 射线早已成为现代医学不可缺少的工具。

    本章主要介绍 X 射线的产生、X 射线的基本性质、X 射线谱、X 射线的衰减及医学应用、X-CT 等内容。

第一节　X 射线的产生

    理论和实验表明，高速带电粒子撞击物质受阻而突然减速时都能产生 **X 射线**（X-ray），即产生 X 射线的两个基本条件：一是有高速运动的电子流；二是有适当的障碍物——靶，用来阻止电子的运动，把电子的动能转变为 X 射线的能量。

    X 射线发生装置主要包括 X 射线管、低压电源和高压电源三个部分。X 射线管是把硬质玻璃管内部抽成高度真空并封入阴、阳两个电极制成的。阴极由钨丝卷绕成螺旋形，单独由低压电源（一般为 5～10 V）供给电流，使其炽热而发射电子。电流越大，灯丝温度越高，单位时间内发射的电子也越多。阳极正对着阴极，通常是铜制的圆柱体，在柱端斜面上嵌有小块钨板，作为接受高速电子冲击的靶。阴、阳两级间加上几十千伏到几百千伏的直流高压，称为**管电压**（tube voltage）。阴极发射的热电子在电场作用下高速奔向阳极，形成**管电流**（tube current）。这些高速电子突然被钨靶阻止时，就有 X 射线向四周辐射。

    实际的 X 射线发生装置都是用交流电供电的，结构比较复杂。图 12-1 是较典型的全波整流的 X 射线机的基本线路示意图。图中降压变压器 T_2 供给灯丝加热电流；变阻器 R 用来调节灯丝电流以改变发出的热电子的数量，从而控制管电流；升压变压器 T_1 用来获得所需的管电压；4 个二极管联成全波整流器，把 T_1 输出的高压交流电改变为直流电。

    高速电子轰击阳极时，只有不到 1% 的电子动能转变为 X 射线的能量，电子动能的 99% 以上都转变为热能，使阳极温度升高。因此，阳极上直接受到电子轰击的区域应当采用熔点高的物质。此外，理论和实验都表明，原子序数 Z 不同的物质做成的靶在同样速度和同样多的电子轰击下，发出 X 射线的光子总数和光子总能量近似地与 Z^2 成正比，因此 Z 越大产生 X 射线的效率越高。因此，在兼顾熔点高、原子序数大和其他一些技术要求时，钨（Z = 74）及其合金是最适当的材料。在需要波长较大的 X 射线的情况下，例如乳房 X 射线透射，采用的管电压较低，这时采用钼（Z = 42）作为靶更好一些。由于靶的发热量很大，阳极的整体材料用导热系数较大的铜，将受电子轰击的钨或钼靶镶嵌在阳极上，以便更好地导出和散发热量。根

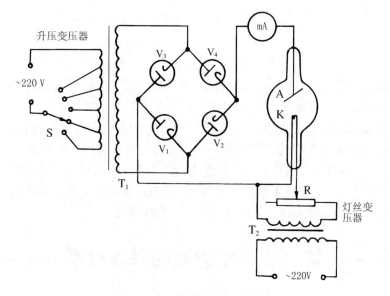

图 12-1　X 射线发生装置原理图

据 X 射线管的功率大小不同，采用不同的散热方法以降低阳极的温度。

　　电子流在靶面上的撞击面积称为**实际焦点**，实际焦点的大小和灯丝的形状有关。长灯丝所形成的焦点称为**大焦点**，短灯丝形成的焦点称为**小焦点**，可根据需要选择使用。一般 X 射线管的阳极靶面均做成斜面，钨靶为一矩形，如图 12-2（a）所示。图中实际焦点为 $ab \times cd$，θ 角是靶面与电子流方向的夹角。实际焦点的投影面积称为**有效焦点**，它的面积近似于正方形，大小为 $cd \times ab\sin\theta$，有效焦点与靶的倾斜度有关，只有实际焦点的 1/4 ～ 1/2。这样电子撞击靶上的面积较大，而 X 射线却像是从一个较小的面积上发射出来的。焦点越小，X 射线透视或照相时在荧光屏或照相底片上所成的像越清晰。一般诊断用的 X 射线管采用小焦点，而放射治疗用 X 射线管则采用大焦点。另一方面，为了降低阳极靶面的温度，大功率的 X 射线管多采用旋转阳极，使受撞击面不断改变，将热量分散到较大的面积上，如图 12-2（b）所示。

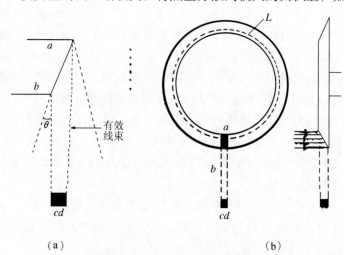

（a）　　　　　　　　　　　　（b）

图 12-2　有效焦点和旋转阳极

　　强度和硬度　　X 射线的强度和硬度可以通过管电压、管电流和照射时间来控制，以适应诊断和治疗的要求。

　　X 射线的强度是指单位时间内通过与射线方向垂直的单位面积的辐射能量，这与光强的定义是一致的。设用 I 表示强度，则有

$$I = \sum_{i=1}^{n} N_i h v_i = N_1 h v_1 + N_2 h v_2 + \cdots + N_n h v_n \qquad (12\text{-}1)$$

式中 N_1，N_2，……，N_n 分别表示单位时间通过垂直于射线方向单位面积上能量为 hv_1，hv_2，……，hv_n 的光子数。由（12-1）式可知，有两种办法可使强度增加：①增加管电流，使轰击阳极靶的高速电子数目增加，产生的光子数目 N 也增加。②增加管电压，使每个光子的能量 hv 增加。X 射线的强度通常是在一定的管电压下，用管电流的毫安数来表示。

　　X 射线的硬度是指 X 射线的贯穿本领。对于一定的吸收物质，X 射线被吸收越少，贯穿能力越强，X 射线就越硬。X 射线管的电压越高，轰击靶面上电子的动能越大，发射光子的能量也越大，而能量越大的光子越不易被物质吸收。因此，在医学上通常用管电压的千伏数来衡量 X 射线管发出的 X 射线的硬度，管电压越高，X 射线越硬。

第二节　X 射线的基本性质

案例 12-1

　　X 射线检查是临床常见的诊断方法。
问题：
孕妇做胸部 X 射线拍片检查，会影响胎儿吗？

　　X 射线本质上是一种波长较短、能量较高的电磁波。它的频率范围在 $3 \times 10^{16} \sim 3 \times 10^{20}$ Hz 之间，相应的波长在 $10^{-12} \sim 10^{-8}$ m。医学上常用的波长范围在 0.0125 ~ 0.08 nm 之间。X 射线除具有电磁波一系列共同特性外，还有如下特性：

　　（1）电离作用：物质受 X 射线照射时，可使核外电子脱离原子核束缚产生电离。利用电离电荷的多少可测定 X 射线的照射量，根据这个原理制成了 X 射线测量仪器，可以测量 X 射线的强度。在电离作用下，气体能够导电；某些物质可以发生化学反应；在有机体内可以诱发各种生物效应。

　　（2）荧光作用：X 射线照射某些物质，如磷、铂氰化钡、硫化锌镉、钨酸钙等时，可使物质发出荧光（可见光或紫外线），荧光的强弱与 X 射线强度成正比。医学中透视用的荧光屏、X 射线摄影用的增感屏、影像增强器中的输入屏都是利用荧光特性制成的。

　　（3）光化学作用：X 射线能使多种物质发生光化学反应。例如，X 射线能使照相底片感光，且感光的程度与 X 射线的硬度有关，医学上利用这一性质对人体需要检查的部位拍摄 X 射线片，使组织影像出现在胶片上。

　　（4）生物效应：X 射线照射生物有机体产生的电离或激发作用，能使组织细胞受到损害、抑制甚至坏死等，这种现象称为 X 射线的生物效应，它是放射治疗的基础，也是 X 射线工作者应注意防护的原因。

　　（5）贯穿本领：X 射线对各种物质具有一定程度的贯穿本领。研究表明，物质对 X 射线的吸收程度与 X 射线的波长有关，也与物质的原子序数或密度有关。X 射线波长越短，物质对它的吸收越少，它的贯穿本领越大。医学上利用 X 射线贯穿本领和不同物质对它吸收的程度不同进行 X 射线透视和摄影。

第三节　X 射线衍射和 X 射线谱

X 射线管产生的 X 射线通常包含各种不同的波长，按照波长的顺序将其强度排列开来的光谱，称为 **X 射线谱**。能够摄取 X 射线谱的仪器称为 **X 射线摄谱仪**。X 射线谱是由布拉格用晶体衍射获得的。

一、X 射线衍射

晶体是由有规律整齐排列的微粒（原子、离子、分子）构成的，是一种天然的三维衍射光栅，当 X 射线照射晶体时，构成晶体的每一个微粒相当于发射子波的中心，向各个方向发出子波，称为**散射**。来自晶体各散射中心的 X 射线会产生干涉而使得某些方向的线束加强，即 **X 射线衍射**（**diffraction of X-rays**）。图 12-3 是 X 射线在晶体上的衍射。图中黑点代表晶体中的微粒，它们按等距离 d 整齐地排列着。X 射线以 θ 角掠射到晶体上时，一部分

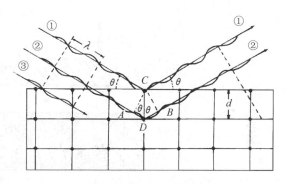

图 12-3　X 射线衍射原理

将为表面层原子散射，其余部分将为内部各原子层散射。在各原子层散射的射线中，只有按反射定律反射的射线强度最大。由图可见，上下两层发出的反射线①和②的光程差是 $AD + BD = 2AD = 2d\sin\theta$，因此相干加强的条件是

$$2d\sin\theta = k\lambda, \quad k = 1, 2, \cdots\cdots \tag{12-2}$$

如果入射的是单色 X 射线束，以任意掠射角 θ 投射到晶体上，一般不能满足式（12-2）的条件。但由于入射 X 射线的波长是连续的，则对于入射 X 射线束中波长值为

$$\lambda = \frac{2d\sin\theta}{k} \quad k = 1, 2, \cdots\cdots$$

就可以产生反射加强。

因此，如果采用结构已知的晶体作为光栅，式中 d 为已知，利用式（12-2）可以计算出用来照射的 X 射线的波长 λ。反之，如果采用已知波长的 X 射线，在实验中照射晶体，则可测出晶体各点阵微粒的位置和间隔。因此，X 射线衍射是研究晶体结构的主要方法之一。利用同样方法也可在生物医学上研究有机体（如细胞和蛋白质等）的精细结构。现在这种研究已经发展成一门独立学科，称为 **X 射线结构分析**。

二、X 射线谱

图 12-4 所示是 X 射线摄谱仪原理图。通过两个铅屏狭缝的 X 射线束射到晶体光栅上，转动晶体，改变 θ 角，就可以使不同波长的 X 射线在不同的方向上得到加强。波长越短的射线，掠射角 θ 越小。在适当距离处放一个圆弧形的底片，当晶体往复转动时，反射线束就在底片上从一端到另一端反复感光。取下底片冲洗后就可获得如图 12-5 所示的 **X 射线谱**（X-ray

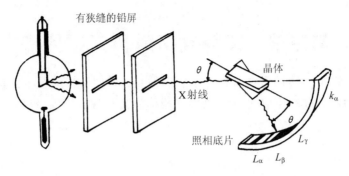

图 12-4   X 射线摄谱仪原理图

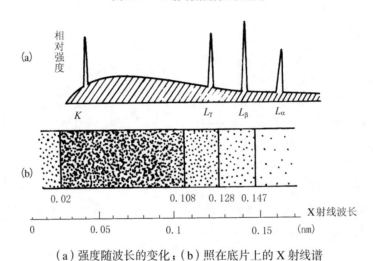

（a）强度随波长的变化；（b）照在底片上的 X 射线谱

图 12-5   X 射线谱示意图

spectrum）。

钨靶 X 射线管发射的 X 射线谱如图 12-5 所示，上部（a）是强度随波长变化的曲线，下部（b）是照在底片上的射线谱。从这个图可以看出，X 射线谱包含两个部分：一部分是曲线下划斜线的部分，对应于照片的背景，它包括各种不同波长的射线，称为**连续 X 射线**（continuous X-ray）；另一部分是曲线上凸出的尖端，具有较大的强度，对应于照片上的明显谱线，称为**标识 X 射线**（characteristic X-ray）。下面分别讨论这两部分。

1. 连续 X 射线谱   连续 X 射线的产生基于**韧致辐射**（bremsstrahlung）。当高速电子流撞击在阳极靶上受到制动时，电子在原子核的强电场作用下，速度的量值和方向都发生急剧变化，电子的一部分动能 ΔE 转化为光子的能量 $h\nu$ 发射出来。由于各个电子与原子核的距离不同，速度变化情况不一致，损失的动能 ΔE 有不同的数值，光子能量也不一致，这样就产生了连续 X 射线谱。

实验指出，当管电压较低时，X 射线管只发射连续 X 射线。如图 12-6 所示是实际钨靶 X 射线管在四种较低管电压下的 X 射线谱。由图可见，谱线的强度从长波开始随波长减小而逐渐上升，达到最大值后很快下降为零。强度为零的相应波长是 X 射线连续谱中的最短波长，称为**短波极限**（$\lambda_{\min}$）。在图中还可以看到，当管电压增大时，各波长的强度都增大，而且强度最大的波长和短波极限都向短波方向移动。

设管电压为 U，电子电量为 e，则电子具有的动能为 eU，这相当于光子可能具有的最大能量 $h\nu_{\max}$，其中 $\nu_{\max}$ 是与短波极限 $\lambda_{\min}$ 对应的最高频率，由此得到

$$h\nu_{\max} = \frac{hc}{\lambda_{\min}} = eU \tag{12-3}$$

上式表明，连续 X 射线谱最短波长与管电压成反比。管电压越高，则 λ_{min} 越短。这个结论与图 12-6 的实验结果完全一致。把 h、c、e 的值代入上式，并取 kV 为电压单位，nm 为波长单位，可得

$$\lambda_{min} = \frac{1.242}{U}$$

2. 标识 X 射线谱　钨靶 X 射线管在 50 kV 以下工作，最短波长在 0.025 nm 以上，这时只有连续 X 射线。当管电压升高到 70 kV 以上时，连续谱在 0.02 nm 附近叠加了四条谱线，在曲线上出现了四个峰值。当电压继续升高时，连续谱发生很大改变，但这四条谱线的位置却始终不变，即它们的波长不变，如图 12-7 所示。图中的四条谱线就是图 12-5 中未曾分开的 K 线。大量实验表明，这些谱线的波长决定于阳极靶的材料，不同元素制成的靶具有不同的线状 X 射线谱，可以作为这些元素的标识，这就是"标识 X 射线"名称的由来。近年来发展的微区分析技术就是用很细的电子束打在样品上，根据样品发出的标识 X 射线鉴定各个微区中的元素成分。

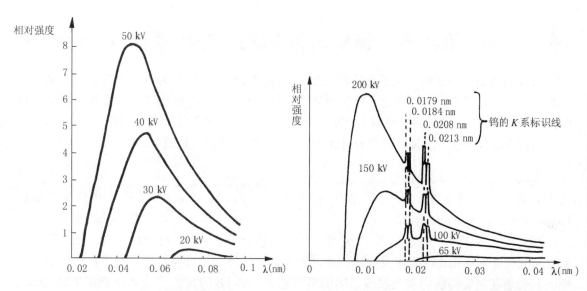

图 12-6　钨的连续 X 射线谱　　　　　图 12-7　钨在较高管电压下的 X 射线谱图

标识 X 射线是怎样产生的呢？当高速电子进入靶内时，如果它与某个原子的内层电子发生强烈相互作用，就有可能把一部分动能传递给这个电子，使它从原子中脱出，在原子的内层出现一个空位。如果被打出去的是 K 层电子，则空出来的位置就会被 L、M 或更外层的电子填补，外层电子在跃迁过程中发出一个光子，光子的能量等于两个能级的能量差。这样发出的几条谱线就组成 K 线系。如果空位出现在 L 层（这个空位可能是由于高速电子直接把一个 L 层电子轰击出去，也可能是由于 L 层电子跃迁到了 K 层留下的空位），那么这个空位就可能由 M、N、O 或更外层的电子来补充，并在跃迁过程中发出一个光子，形成 L 线系。由于离核越远的电子，能级越小，L 系各谱线的波长比 K 系的大些。同理，M 系的波长又更大些。图12-5（b）中画出了钨的 K 和 L 线系，图 12-7 中没有出现 L 线系，因为它已在图中的波长范围以外。图 12-8 画出了这种跃迁的示意图，当然这些跃迁并不是同时在同一个原子中发生的。

原子中各内层轨道的能量是随着原子序数增加的。因此，原子序数越高的元素，各标识 X 射线系的波长也越短。

应当指出，医用 X 射线管产出的 X 射线主要是连续 X 射线，标识 X 射线在全部 X 射线中所占的分量很少。但是，标识 X 射线的研究，对于认识原子的壳层结构及对于化学元素的

分析是非常有用的。

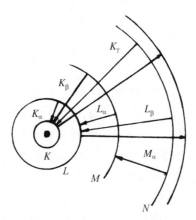

图 12-8 标识 X 射线发生原理

第四节 物质对 X 射线的吸收规律

当 X 射线通过物质时，光子与物质的原子发生相互作用，一部分光子被吸收，其能量转化为其他形式的能量，一部分光子被物质散射而改变了方向。因此在 X 射线原来方向上的强度减弱了，这种现象统称为 **X 射线的吸收**，下面讨论物质对 X 射线的吸收规律。

实验指出，单色平行 X 射线束通过物质时的衰减服从指数吸收规律，即

$$I = I_0 e^{-\mu x} \tag{12-4}$$

式中 I_0 是入射线的强度，I 是通过厚度为 x 的物质层后的射线强度，μ 称为**线性衰减系数**（linear attenuation coefficient）。如果厚度 x 的单位为 cm，则 μ 的单位为 cm^{-1}。显然，μ 越大，则射线强度在物体中衰减越快，μ 越小则衰减越慢。对于同一种物质来说，线性衰减系数 μ 与其密度 ρ 成正比，因为吸收体的密度越大，单位体积中可能与光子发生作用的原子就越多，光子在单位路程中被吸收或散射的概率越大。μ 与 ρ 的比值称为**质量衰减系数**（mass attenuation coefficient），记作 μ_m，即

$$\mu_m = \frac{\mu}{\rho} \tag{12-5}$$

质量衰减系数更便于用来比较各种物质对 X 射线的吸收本领。

一种物质由液态或固态转变为气态时，密度变化很大，但 μ_m 不会有明显改变。使用质量衰减系数时，式（12-4）改写成

$$I = I_0 e^{-\mu_m x_m} \tag{12-6}$$

式中 $x_m = x\rho$，称为**质量厚度**（mass thickness），它等于单位面积中厚度为 x 的吸收层的质量。x_m 的常用单位为 g·cm^{-2}，μ_m 的相应单位为 cm^2·g^{-1}。

X 射线在各种物质中强度被衰减为一半的厚度或质量厚度，称为该种物质的**半价层**（half-value layer）或**质量半价层**，由式（12-4）和式（12-6）可以得到半价层和质量半价层与衰减系数之间的关系式

$$x_{1/2} = \frac{\ln 2}{\mu} \ \text{或} \ x_{m1/2} = \frac{\ln 2}{\mu_m} \tag{12-7}$$

各种物质的衰减系数都与射线波长有关，因此，以上各式只适用于单色射线束。X 射线主

要是连续谱，因此射线的总强度并不是严格地按照指数规律衰减的。在实际应用中，我们经常近似地运用指数规律，式中的衰减系数应当用各种波长衰减系数的一个适当的平均值代替。

医学上常用的低能 X 射线，光子能量在数十到数百 keV 之间，有如下特点：

1. 原子序数越大的物质，吸收本领越大。人体肌肉组织的主要成分是 H、O、C 等，而骨的主要成分是 $Ca_3(PO_4)_2$，其中，Ca 和 P 的原子序数比肌肉组织中任何主要成分的原子序数都高，因此，骨骼的质量衰减系数比肌肉组织的大，在 X 射线照片或透视荧光屏上显示出明显的影像。在胃肠透视时服食钡盐也是因为钡的原子序数（$Z = 56$）较高，吸收本领较大，可以显示出胃肠的阴影。铅的原子序数很高（$Z = 82$），因此铅板和铅制品是应用最广泛的 X 射线防护材料。

2. 波长越长的 X 射线，越容易被吸收。这就是说，X 射线的波长越短，则贯穿本领越大，硬度越大。因此，在浅部治疗时应使用较低的管电压，在深部治疗时应使用较高的管电压。

根据上述结论可知，当 X 射线管发出的含有各种波长的射线进入吸收体后，长波成分比短波成分衰减得快，短波成分所占的比例越来越大，平均衰减系数则越来越小。也就是说，X 射线进入物体后越来越硬了。

利用这一原理，我们常常让 X 射线管产生的射线通过铜板或铝板，使软线成分被强烈吸收，这样得到的 X 射线不仅硬度较高，而且射线谱的范围也较窄。这种装置称为**滤线板**。具体的滤线板往往由铜板和铝板组合而成。在使用时，铝板应当放在 X 射线最后射出的一侧。这是因为各种物质在吸收 X 射线时都发出它自己的标识 X 射线，铝板可以吸收铜板发出的标识 X 射线，而铝板发出的标识 X 射线波长在 0.8 nm 以上，很容易被空气吸收。

第五节　X 射线的医学应用

X 射线在医学中的应用包括诊断和治疗两个方面。X 射线很早就应用于诊断方面。由于人体内不同组织或脏器对 X 射线的吸收本领不同，强度均匀的 X 射线透过身体不同部位后的强度是不同的。透过人体后的 X 射线投射到荧光屏上，就可以显示出明暗不同的荧光像，称为**X 射线透视**（X-ray fluoroscopy）。如果使透过人体的 X 射线投射到照相底片上，显像后就可以观察到由不同灰度构成的图像，称为**X 射线摄影**（X-ray radiography）。通过 X 射线透视或摄影可以清楚地观察到骨折的程度、肺结核病灶、体内肿瘤的位置和大小、脏器形状以及确定体内异物的位置等。

┃ 一、诊断方面的应用

1. 数字减影血管造影（digital subtraction angiography，DSA）　通常血管吸收的射线和周围的组织一样多，故难以在 X 射线图像中分辨出来。通过在血管中注入对比剂即可看到这些血管，因为对比剂含有能吸收 X 射线的碘。但当骨骼存在时，由于肉眼不能分辨小于 3% 的反差，血管中的对比剂引起的反差在骨骼存在的部位很难分清，因此，在这种部位有必要利用 DSA 增强反差。

在此过程中，首先拍摄注入对比剂前的 X 射线图像，将其数字化后存储在计算机中，作为**掩模**（mask）。接着将对比剂从静脉或动脉注入，再一次获得图像并数字化后存储。通过图像处理器将注射对比剂后的图像减去掩模，则生成的图像仅包含掩模中没有的信息，也就是对比剂位置的信息。由于对比剂充满血管，最终的图像中只显示血管；骨骼影像的干扰则在减影过程中被去除了。

2. 数字 X 射线摄影   数字 X 射线摄影包括**计算机 X 射线摄影**（computed radiography，CR）和**直接数字化 X 射线摄影**（direct digitized radiography，DDR）。

（1）计算机 X 射线摄影：CR 成像过程是先用成像板进行影像信息的采集，然后通过读取装置将成像板中的影像原始信息读出后，由计算机图像处理系统进行处理，再经显示、储存。CR 系统不仅具有可与传统 X 射线照片相比拟的成像质量和信息量，还在曝光量较少和宽容度较大等方面优于传统 X 射线片。CR 系统使用的是数字化成像技术，可以将所得的信息按照诊断的要求进行图像处理，为 X 射线影像的长期保存和高效率检索提供了可能性。

（2）直接数字化 X 射线摄影：DDR 是指在具有图像处理功能的计算机控制下，采用二维 X 射线探测器直接把 X 射线信息影像转化为数字图像的技术。20 世纪 90 年代中期出现的二维平板探测器是 DDR 技术的核心。DDR 的图像具有较高的细节可见度，能够满足临床常规 X 射线摄影诊断的需要。同时 DDR 还具有放射剂量小，曝光宽容度大，曝光条件易于掌握等特点。

二、治疗方面的应用

X 射线在临床上除可应用于诊断之外，还可用于治疗，特别是对恶性肿瘤的治疗。其治疗机制是 X 射线经过人体组织时能产生电离作用而诱发一系列生物效应。研究表明，X 射线对生物组织有破坏作用，尤其是对于分裂活动旺盛或正在分裂的细胞，其破坏能力更强。用于治疗的 X 射线设备有两种，即普通 X 射线治疗机和"X-刀"。普通治疗机与常规 X 射线机的结构基本相同，只是 X 射线管采取了大焦点，常用来治疗皮肤肿瘤。"X-刀"是利用直线加速器产生的高能 X 射线和电子线作为放射源，围绕等中心做 270°~360° 旋转，依其垂直旋转与操作台 180° 范围内的水平旋转。在靶区形成多个非共面的聚焦照射弧，使照射集中于某中心点上以获得最大的辐射量。"X-刀"可用于各器官、组织肿瘤的放射治疗。由于 X 射线能引起基因突变等生物效应，人体组织受到过量的 X 射线照射会导致某些疾病。因此，经常从事 X 射线工作的人员要注意防护，应定期做健康检查。常用的防护物品有铅板、含铅玻璃、含铅胶皮裙和手套等。

另外，利用 X 射线的衍射特性能分析物质成分结构，这在中草药研究工作中有广泛的作用，可以用来分析中草药的有效成分的结构，寻求代用品，在保护自然生态环境方面，发挥了重大作用。

知识拓展

X 射线的广泛应用

大家都熟悉 X 射线在医学诊断和治疗上的应用，其实它在其他领域也有广泛的应用。在机场，X 射线被用于检查乘客的行李中是否携带危险品。在文物研究中，在研究古埃及木乃伊时，科学家可以通过由不同灰度构成射线观察到布条包裹的尸体内部；在研究青铜器时，由不同灰度构成射线可以检测到青铜器的内部结构，拍摄出铜器的铭文和装饰物。在工业上，X 射线可以用来对产品做无损检查。工业铸件局部有缺陷，会改变物体对 X 射线的衰减，引起透射强度的变化。这样，利用一定的检测方法，就可以判断工件是否有缺陷，以及缺陷的位置和大小。结果准确且不会损坏检查对象。

第六节　X 射线计算机断层成像装置

案例 12-2

　　患者 A 无明显诱因出现咳嗽，痰中带血，伴胸痛。患者 B 咳嗽，咳少量黄痰，痰液浓稠，不易咳出。医生建议患者 A 做 CT 检查，患者 B 做普通 X 射线检查（DR）。

　　问题：

　　1. DR 与 CT 的影像最大的不同是什么？

　　2. 哪种检查的辐射大？

　　1972 年，英国 EMI 公司研制成第一台**计算机断层成像**（computed tomography，CT）装置并应用于临床，它的问世是继伦琴发现 X 射线以来，在医学诊断领域的又一次重大突破。为此，发明者英国工程师亨斯菲尔德（G. N. Hounsfield）与创立影像重建理论的美国物理学家科马克（A. M. Cormack）共同获得了 1979 年诺贝尔生理学及医学奖。

　　普通 X 射线成像是将强度均匀的 X 射线投射到人体上，由于人体组织结构存在着密度和厚度的差异，因而经人体吸收后透射出来的 X 射线是不均匀的，这个不均匀的 X 射线作用于显像物质可以产生具有不同灰度差异的 X 射线影像，从而可对某些使人体组织发生解剖学改变的疾病进行诊断。但是，人体组织和器官都是立体结构，普通 X 射线透视和摄影是 X 射线穿透某一部位各层不同密度和厚度组织结构后的总和投影，因而显示的是人体组织结构互相重叠的平面像，使诊断受到一定的限制和影响。

　　X 射线 CT 影像的形成与普通 X 射线摄影相比存在着本质不同。X-CT 是将 X 射线高度准直后围绕患者身体某一部位做横断层扫描，用灵敏的探测器接收透过的 X 射线，用计算机计算出该层面各点的 X 射线衰减系数值，再由图像显示器将不同的衰减系数数据用不同的灰度等级显示出来，即得到该层面的解剖结构图像。由此可见，CT 仅从人体某一较薄的断层面中采集建立影像所必需的信息，从根本上排除了影像重叠，使密度分辨力大为提高。普通 X 射线摄影仅能测出 5% ~ 7% 的密度差异，CT 成像能够探测出人体组织密度差为 0.5% 的变化，可以明显地分辨出 X 射线衰减系数相差很小的软组织和水。此外，CT 检查中所得到的数据反映横断面上各点密度值，这使人们可以定量了解各脏器的密度，便于与正常组织进行比较。CT 是由投影重建图像，因此利用计算机的各种软件功能进行图像处理可以明显改善图像的对比度，便于观察细节；此外，CT 还可以由横断面的图像资料合成其他面的图像并能把病变轮廓突出出来。

　　X-CT 数字影像的另一个优势是便于存储、管理及传输，可实现数据共享。数字影像可以通过**图像存档与传输系统**（picture archiving communicating system，PACS）与医院信息系统、放射学信息系统及个人健康档案等联网，还可通过网络实现影像的远距离传送，进行远程会诊。

一、图像重建原理

　　某一断层的 X 射线图像取决于这一层面上各点的 X 射线吸收系数。因此，图像重建的任务就是求出某层面上各点的衰减系数，并在荧光屏上按坐标以不同灰度值显示出来。

现使一束 X 射线平行通过某一层面，将该层面划分为若干个小体元，每个小体元称为一个体素，设原入射线强度为 I_0，透过射线强度为 I，其总吸收值为

$$\ln \frac{I_0}{I} = \sum_{i=1}^{n} \mu_i \Delta x_i \tag{12-8}$$

此吸收值称为投影数据，μ_i 是体素的衰减系数，Δx_i 是体素的线度，每个体素的线度 Δx_i 都相同，因而上式是一个含有多个未知数 μ_i 的方程。显然，从一个方程不可能计算出每个体素的 μ 值，必须用 X 射线多向投射收集大量数据，列出大量方程，使方程个数多于体素个数，才能将每个体素的 μ 值算出，然后重建图像。

由投影数据来计算 μ 值，重建图像的方法称为算法。算法有许多种，如迭代法、滤波反投影法、傅立叶变换法。

二、CT 变换与 CT 值

CT 图像在荧光屏上用由黑到白的不同灰度表示，黑表示低密度区，白表示高密度区。计算机对 X 射线从多个方向扫描所得到的信息进行处理，得出每个体素的衰减系数（μ 值），然后将衰减系数换算成 CT 值，以作为表达组织密度的统一单位。

所谓 CT 值是取各组织对 X 射线的衰减系数与水的衰减系数的相对值来定义的，即

$$\text{CT 值} = \frac{\mu_x - \mu_水}{\mu_水} K \tag{12-9}$$

现在，CT 值多以亨斯菲尔德（Hu）为单位，取 K 为 1 000，规定能量为 73 keV 的 X 射线在水中的线性衰减系数 $\mu_水$ 为 19.5 m^{-1}，经计算，空气的 CT 值为 –1 000 Hu，骨的 CT 值为 +1 000 Hu。这样 CT 可把人体组织的密度分成 2000 个密度等级，CT 值每变化 1 Hu，相当于 0.1% 衰减系数的变化。但是一般人的眼睛只能分辨 16 个灰度级，即使受过训练的医生，最多也只能分辨 64 个灰度级。**灰度级**是指由最暗到最亮之间不同亮度的层次级别。如果在 CT 图像上用 64 个灰度级来反映 2000 个分度的 CT 值，则所能分辨的 CT 值跨度约为 31 Hu，即两种组织的 CT 值的差别小于 31 Hu 时，则不能分辨。为了解决这一问题，可采用窗口技术。即将 CT 值的某一段提取出来，用显示器的全部灰阶显示。例如，观察某一组织结构细节时，应以该组织 CT 值为中心进行观察，此 CT 值即为窗位，窗宽为在 CT 图像上可观察的 CT 值范围。例如，脑质 CT 值约为 +35 Hu，观察其精细结构时，窗位应选 +35 Hu，窗宽可选 100 Hu，这样在 CT 图像上反映的 CT 值范围为 –15 Hu ~ +85 Hu，这 100 个 CT 值的分度用 64 级灰阶度显示，CT 值 > +85 Hu 的组织的影像全白，CT 值 < –15 Hu 的组织的影像全黑，每级灰度相当于 1.5 Hu，即当组织的 CT 值相差 1.5 Hu 时，人眼就可以分辨。因此，利用窗口技术可以大大提高对细节的分辨能力。

三、CT 的分辨率

CT 分辨率分为空间分辨率、密度分辨率和时间分辨率。

CT 空间分辨率是指区分距离很近的两个微小物体的能力。普通 X 射线摄影的空间分辨率为 0.1 ~ 0.2 mm。CT 的空间分辨率为 1 ~ 2 mm，CT 的空间分辨率受显示器件、重建算法及像素数目的限制。像素大，则数目少，CT 的空间分辨率低；反之，则图像细致、清楚、分辨

率高。但是，像素小，每个像素所得的 X 光子数也少，引起噪声增加、密度分辨率降低。为了抑制噪声，势必延长曝光时间或增大 X 射线剂量，这就降低了时间分辨率，且患者所受辐射剂量增大。

CT 的密度分辨率指影像系统能够显示出 X 射线对物体透射度的微小差别的能力。普通 X 射线摄影能显示 5% 的密度差别，而 CT 可分辨密度区别在 0.5% ～ 1% 的组织。CT 具有较高的密度的原因是 CT 扫描仅从人体的某一薄层获取信息，没有重叠干扰；X 射线高度准直，散射线少；探测器对 X 射线较胶片灵敏。

时间分辨率是衡量图像质量好坏的一个重要参数，它的作用是间接的，不能从图像中直接阅读。只有缩短扫描时间，才能克服运动伪像。在对运动器官进行 CT 系列摄影时，扫描时间具有特殊的意义。

四、CT 的临床应用

CT 扫描首先应用于脑部，被公认为是一种准确可靠的无创检查方法。脑部所有组织均为脑骨所覆盖，常规 X 射线摄影不能显示其细节。CT 对脑瘤的定位与诊断迅速准确，对脑出血、脑梗死、颅内血肿、脑挫伤等的诊断与鉴别也很有效，几乎已全部替代了脑血流图、空气脑摄影术和血管摄影等有创检查方法。

CT 扫描应用目前已扩展到了全身，其优于常规的 X 射线摄影之处在于其能够显示出微小密度差别。CT 扫描已改变了过去对肝、胆、胰的疾病的检查程序，成为这些脏器首先考虑的检查方法。因为 CT 扫描可详细、清晰地显示这些脏器的解剖形态和器官实质。

21 世纪，人们将 CT 引入放射治疗领域，通过 CT 可以定量地确定肿瘤的位置、大小、密度和与周围组织的几何关系等，确定最佳放疗照射区和等剂量曲线，从而最大限度地杀死肿瘤细胞和尽量减少正常组织的损伤。

从 1972 年第一台 CT 机问世至今，CT 机已经发展到第五代，扫描方式及图像重建方法都有了重大革新。第一代 CT 机将 X 射线束准直成笔状束，采用平移 - 旋转的扫描方式，重建一幅图像需 4 ～ 5 min 时间，只能用于脑组织检查。第二代 CT 机采用小角度扇形束，探测器按直线排列，仍采用平移 - 旋转的扫描方式，每次扫描旋转角为 10°，做 180° 扫描仅需旋转 17 次，扫描时间缩短为 20 s，第三代 CT 机的 X 射线源和探测器采用 21° ～ 45° 扇形角排列系统，探测器多达 500 个，X 射线管和探测器围绕患者做同心旋转扫描，扫描时间可缩短至 2.5 s，可获得快速运动器官的图像。第四代 CT 机探测器多达 700 个，排列成固定圆环形，扫描时 X 射线管旋转而探测器静止，扫描速度快至 1 ～ 2 s。第五代 CT 为超高速 CT，采用多射线源及多排探测器，射线源和探测器按一定方式固定排列，扫描时间缩短到 100 ms，可得到心脏搏动的断层图像；此外，断层厚度可缩小到 1 mm，像点面积可缩小到 0.5 mm×0.5 mm，空间分辨力大为提高。在图像处理方面，软件程序可以在很短的时间内从连续横断面的图像数据合成冠状面、矢状面、斜面和曲面的断层图像。

四维 CT 是在三维基础上增加时间轴，从而实现对患者病灶的立体、动态的观察。在兼顾多排 CT 的同时，四维 CT 新的临床应用包括以下几个方面：动态脏器的研究，血流动力学的研究，关节的运动功能，大范围的薄层高速扫描。就技术发展而言，CT 主要有两个发展方向：一是超宽探测器的多排面螺旋 CT，已有 320 排超宽探测器的产品面市，旋转一周的覆盖范围为 160 mm，可直接覆盖人体某一脏器（如心脏），连续扫描即可采集到器官 0.5 mm 层厚的高分辨率容积数据，从而重建出动态的三维图像；二是微平板 CT，通过 "微平板" 探测器和 "微辐射" 成像技术实现图像质量的飞跃，将 CT 检查引入全新的 "微辐射" 时代，这对提升诊断水平及患者安全而言是一大进步。同时利用智能流程技术可以为医生简化操作流程，自动优化扫描条件和注射方案，提高操作的便利性。另外，新推出的双源螺旋 CT，以炫速扫描技术为核心，实现了以毫秒级的速度完成整个部位的数据采集，实现了双能成像，图像质量更高。采用尖端的辐射减低技术，辐射剂量更低，真正实现了"绿色 CT 检查"。

习 题

12-1   X 射线有哪些基本性质？这些基本性质在 X 射线的应用上各有何意义？

12-2   设某 X 射线连续谱的短波极限为 0.1 nm，求加于 X 射线管的管电压。

12-3   为什么诊断和治疗用的 X 射线管的焦点大小不同？

12-4   管电压不同或靶物质不同，但管电流相同时，X 射线的强度是否相同？

12-5   X 射线的强度通过多少个半价层后减少为入射强度的 1 %？

12-6   滤线板对 X 射线能起到什么作用？当同时使用两种不同物质作为滤线板时，应按什么顺序放置？为什么？

12-7   X 射线被衰减和吸收两个概念有什么差别？在什么情况下这两个概念基本相同？

12-8   对波长为 0.154 nm 的射线，铝的衰减系数为 132 cm^{-1}，铅的衰减系数为 2 610 cm^{-1}。要和 1 mm 厚的铅取得相同的防护效果，铝板的厚度应为多大？

12-9   某 X 射线管工作电压是 250 kV，管电流是 40 mA，产生 X 射线的效率是 0.7%。假定该管连续工作，问靶上每分钟产生的热量是多少焦耳？

12-10   要得到最短波长为 0.05 nm 的 X 射线，至少要加多大的电压于 X 射线管？在此情况下，电子到达阳极时具有多大动能？

（郭   凯）

参考文献

[1] 王晨光. 物理学. 8版. 北京：人民卫生出版社，2022.

[2] 仇惠，王亚平. 医学物理学：案例版. 3版. 北京：科学出版社，2020.

[3] 李宾中，张淑丽. 医学物理学. 北京：人民卫生出版社，2020.

[4] 陈熙谋. 大学物理通用教程：光学. 2版. 北京：北京大学出版社，2011.

[5] 陈熙谋. 大学物理通用教程：近代物理. 2版. 北京：北京大学出版社，2011.

[6] 喀蔚波. 医用物理学. 3版. 北京：高等教育出版社，2012.

[7] Hobson A. 物理学的概念与文化素养：第4版. 秦克诚，刘培森，周国荣，译. 北京：高等教育出版社，2008.

[8] 王磊，冀敏. 医学物理学. 8版. 北京：人民卫生出版社，2013.

[9] 潘志达，盖立平. 医学物理学. 北京：科学出版社，2013.

[10] 喀蔚波，魏杰. 医用物理学. 5版. 北京：北京大学医学出版社，2019.

[11] 张三慧. 大学物理学：量子力学. 2版. 北京：清华大学出版社，2000.

[12] 王磊，冀敏. 医学物理学. 9版. 北京：人民卫生出版社，2018.

[13] 吉强，洪洋. 医学影像物理学. 4版. 北京：人民卫生出版社，2016.

[14] 李甲科. 大学物理. 西安：西安交通大学出版社，2010.

[15] 武宏. 物理学. 6版. 北京：人民卫生出版社，2011.

[16] 童家明. 医学影像物理学. 5版. 北京：人民卫生出版社，2022.

[17] 胡新珉. 医学物理学. 北京：人民卫生出版社，2001.

[18] 漆安慎，杜婵英. 力学. 北京：高等教育出版社，1998.

[19] 曾骏文. 眼视光应用光学. 2版. 北京：人民卫生出版社，2017.

[20] 顾晓虹. 中国光学仪器制造业奠基人孙云球. 江苏地方志，2011（6）：43-44.

[21] 王立书，邢秀丽，陈如利，等. 主观验光步骤分解与案例分析. 中国眼镜科技杂志，2022（2）：92-100.

[21] 张梅. 基于个性化眼光学结构的人眼色差的研究. 南开大学学报，2011（7）：110.

中英文专业词汇索引